Eleonore Michaele Hild
Klaus Herkommer

# BUDDHA KOCHT
## Heilkunst vom Dach der Welt

Reutlingen 2015

Inhalt .................. 2

Vorwort .................. 6

## Kapitel 1
Die Ziele der Tibetischen Medizin ........ 12

## Kapitel 2
Einführung in die Traditionelle
Tibetische Medizin .................. 14
Übersicht über das ganzheitliche Heilsystem ......... 14
5 Elemente und 3 Energien .................. 14
Energiebahnen und 5 Chakras .................. 16
3 Störgefühle & 3 Grundtypen & 7 Konstitutionen ..... 16

## Kapitel 3
Welcher Konstitutionstyp bin ich? ......... 18
Auswertung .................. 20
Die Wind-Konstitution .................. 21
Die Galle-Konstitution .................. 22
Die Schleim-Konstitution .................. 23
Die Wind-Galle-Konstitution .................. 24
Die Wind-Schleim-Konstitution .................. 24
Die Galle-Schleim-Konstitution .................. 25
Die Wind-Galle-Schleim-Konstitution .................. 25

## Kapitel 4
Der Verdauungsvorgang .................. 26

## Kapitel 5
Der Einfluss der Nahrungsmittel .......... 28
Der Geschmack der Nahrungsmittel .................. 28
Die Qualitäten der Nahrungsmittel .................. 30

## Kapitel 6
Ernährung für die verschiedenen
Konstitutionen .................. 31
Ernährung für die Wind-Konstitution .................. 32
Ernährung für die Galle-Konstitution .................. 32
Ernährung für die Schleim-Konstitution .................. 33
Ernährung für gemischte Konstitutionen ........... 34

## Kapitel 7
Allgemeines zur Ernährung ................ 36
Das Kochen .................. 36
Die Bedeutung von Öl bei der Ernährung ........... 36
Ghee .................. 38

## Kapitel 8
Die Verwendung von Gewürzen ........... 40

## Kapitel 9
### Rezepte für Wind .......................... 46
Suppen ................................................. 48
Hauptgerichte ....................................... 58
Frühstück .............................................. 86
Desserts ................................................ 91
Getränke ............................................... 95

### Rezepte für Galle .......................... 98
Suppen ................................................. 100
Hauptgerichte ....................................... 110
Frühstück .............................................. 132
Desserts ................................................ 136
Getränke ............................................... 139

### Rezepte für Schleim ...................... 142
Suppen ................................................. 144
Hauptgerichte ....................................... 156
Frühstück .............................................. 184
Desserts ................................................ 188
Getränke ............................................... 191

## Anhang
Nahrungsmittelliste der Tibetischen Medizin ......... 194
Geschichte der Tibetischen Medizin ................. 198
Tibetische Kräuterrezepturen der Padma AG ......... 202
Spezialitätengeschäft „Safran" ..................... 203
Danksagung ......................................... 203
Praxis für Tibetische Medizin - Seminare & Vorträge .. 204
Rezeptregister ..................................... 206
Impressum, Bildnachweis ......................... 208

# Die Heilkunst vom

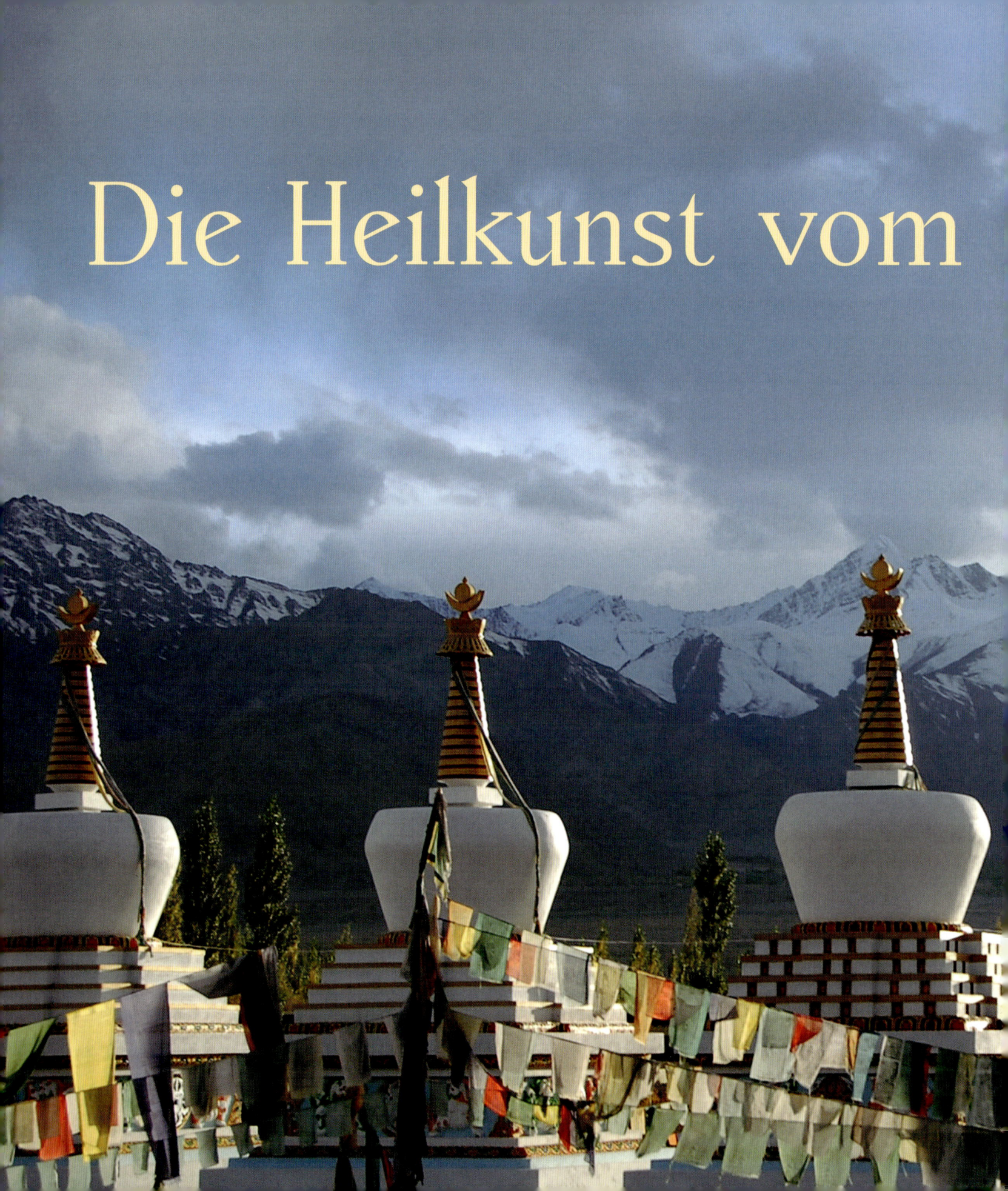

# Dach der Welt

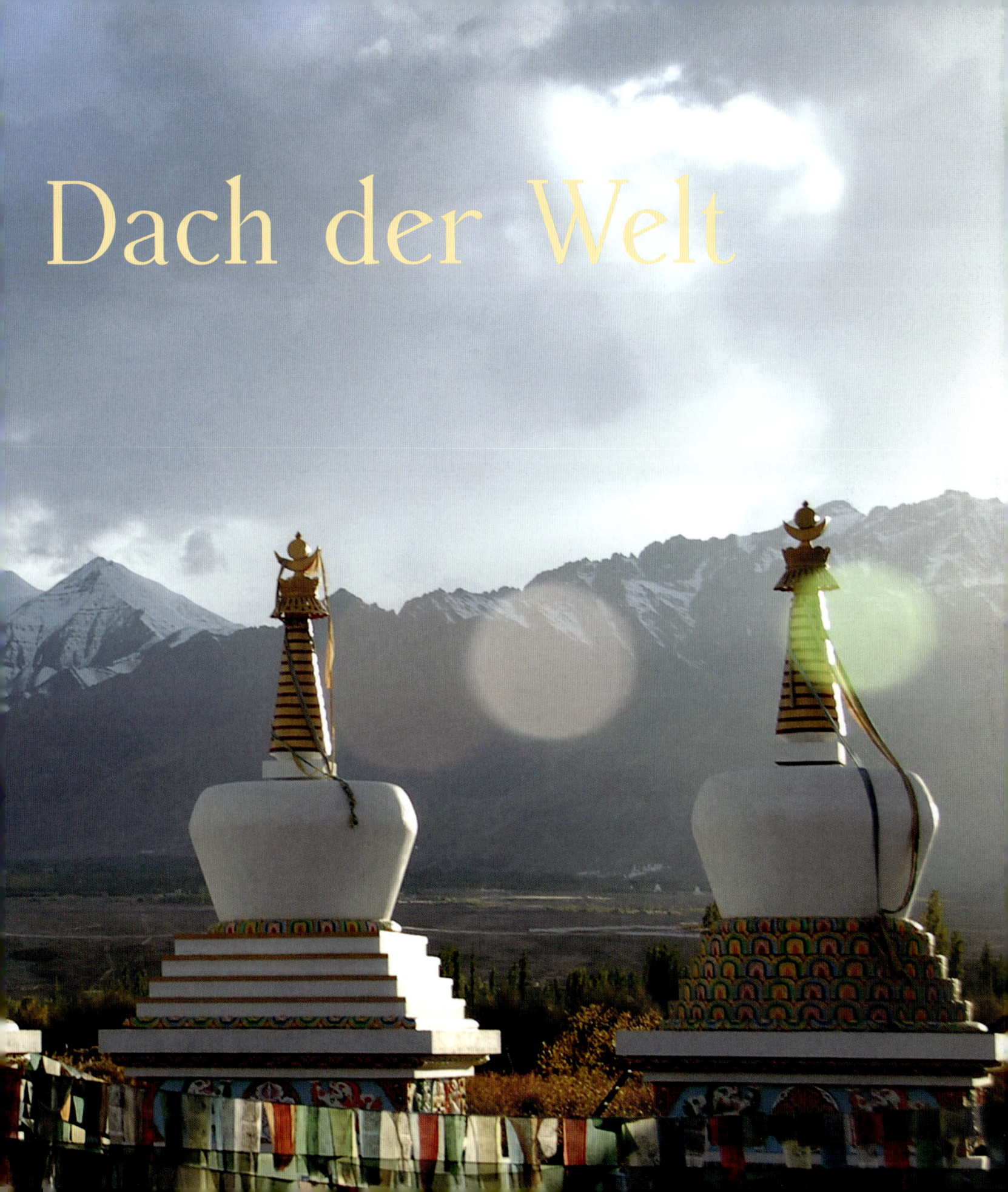

# Vorwort

„Wenn der Eisenvogel fliegt und die Reitpferde auf Rädern rollen, wird der Mann aus dem Schneeland (Tibet) seine Heimat verlassen müssen und die buddhistische Lehre wird die Länder des rotwangigen Mannes erreichen."

Diese Prophezeiung stammt von dem Tibetischen Meister und Arzt Guru Rinpoche (Padmasambhava) Ende des 8. Jahrhunderts. Sie bedeutet, dass wenn die Flugzeuge am Himmel fliegen und die Eisenbahn übers Land fährt, der Buddhismus sich von Tibet aus über die ganze Welt und vor allem im Westen ausbreiten wird.
Aber nicht nur der Tibetische Buddhismus, sondern damit auch die Tibetische Medizin werden seit den 1950er Jahren im Westen immer bekannter. Was können uns der Buddhismus und die Tibetische Medizin bieten?
Der Tibetische Buddhismus kann uns Einsicht in unseren Geist vermitteln und zur Entfaltung unserer höchsten Qualitäten und zu einem Zustand von dauerhaftem, unbedingtem Glück führen!
Die Traditionelle Tibetische Medizin ist eine ganzheitliche, energetische Medizin, welche körperliche, psychische und geistige Gesundheit, ein langes Leben, Wohlbefinden, Glück und Zufriedenheit zum Ziel hat.
„Ich denke, dass die Tibetische Medizin entscheidend dazu beiträgt, einen gesunden Geist und einen gesunden Körper zu erhalten", sagt der Dalai Lama.
Die mehrere tausend Jahre alte Traditionelle Tibetische Medizin wurde ursprünglich von Buddha Shakyamuni ca. 500 v. Chr. gelehrt. Das so genannte „Wissen vom Heilen" ist ein riesiger Schatz voller Weisheit. Sie ist ein komplettes, ganzheitliches Heilsystem.
Die Vorbeugung vor Krankheiten ist dabei mindestens genauso wichtig wie die Behandlung von Krankheiten.
Neben vielen anderen Methoden wie Tibetischem Yoga, Tibetischer Massage, Meditation und richtiger Lebensführung spielt die typgerechte richtige Ernährung die zentrale Rolle in der Tibetischen Medizin.
Im Westen gibt es so viele unterschiedliche Ernährungskonzepte und jedes behauptet natürlich von sich, das Richtige zu sein. Die Ernährung nach Tibetischer Medizin hat jedoch eine ganz andere Herangehensweise. Hier gibt es nicht ein Ernährungskonzept, welches für jeden passen muss, sondern zuerst werden verschiedene Menschentypen untersucht und dann für diese unterschiedliche Typen die individuell am besten passende Nahrung zusammengestellt.
Dieses faszinierende, durch und durch logische und vor allem direkt am eigenen Körper nachvollziehbare Ernährungssystem soll durch dieses Buch vorgestellt, erklärt und verbreitet werden. Möge es zum Nutzen möglichst vieler Menschen sein und ihre Gesundheit erhalten und verbessern!
Die traditionelle Vorgehensweise eines Tibetischen Arztes war bisher so, dass dem Patienten nach der gründlichen Untersuchung ein paar Ernährungstipps gegeben wurden, meist in Form einer kleinen individuellen Liste mit Nahrungsmitteln, welche besonders vorteilhaft und welche zu vermeiden sind. Unsere praktische Erfahrung in unserer Arbeit mit den Patienten hat nun gezeigt, dass dies bei uns im Westen meist nicht

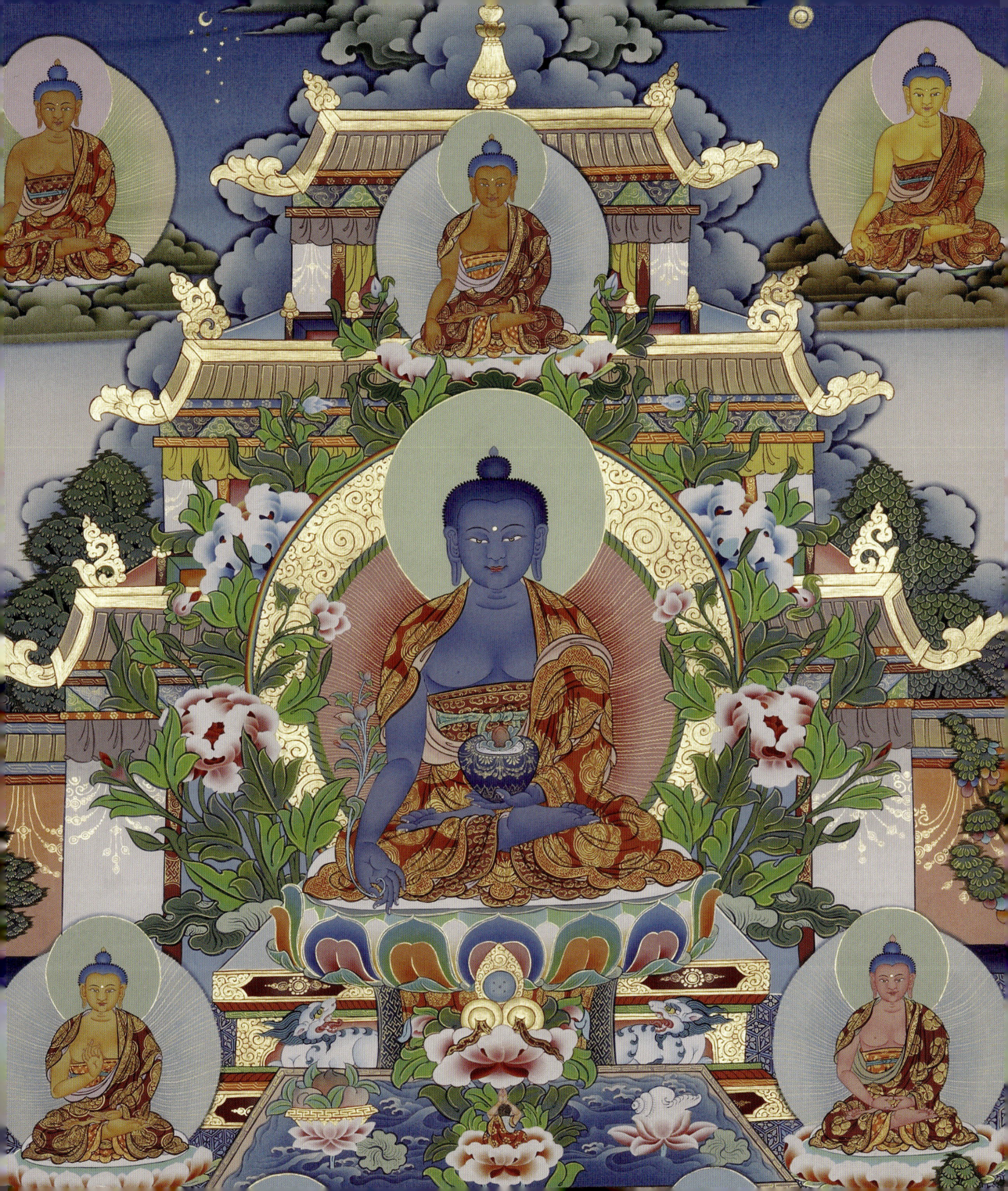

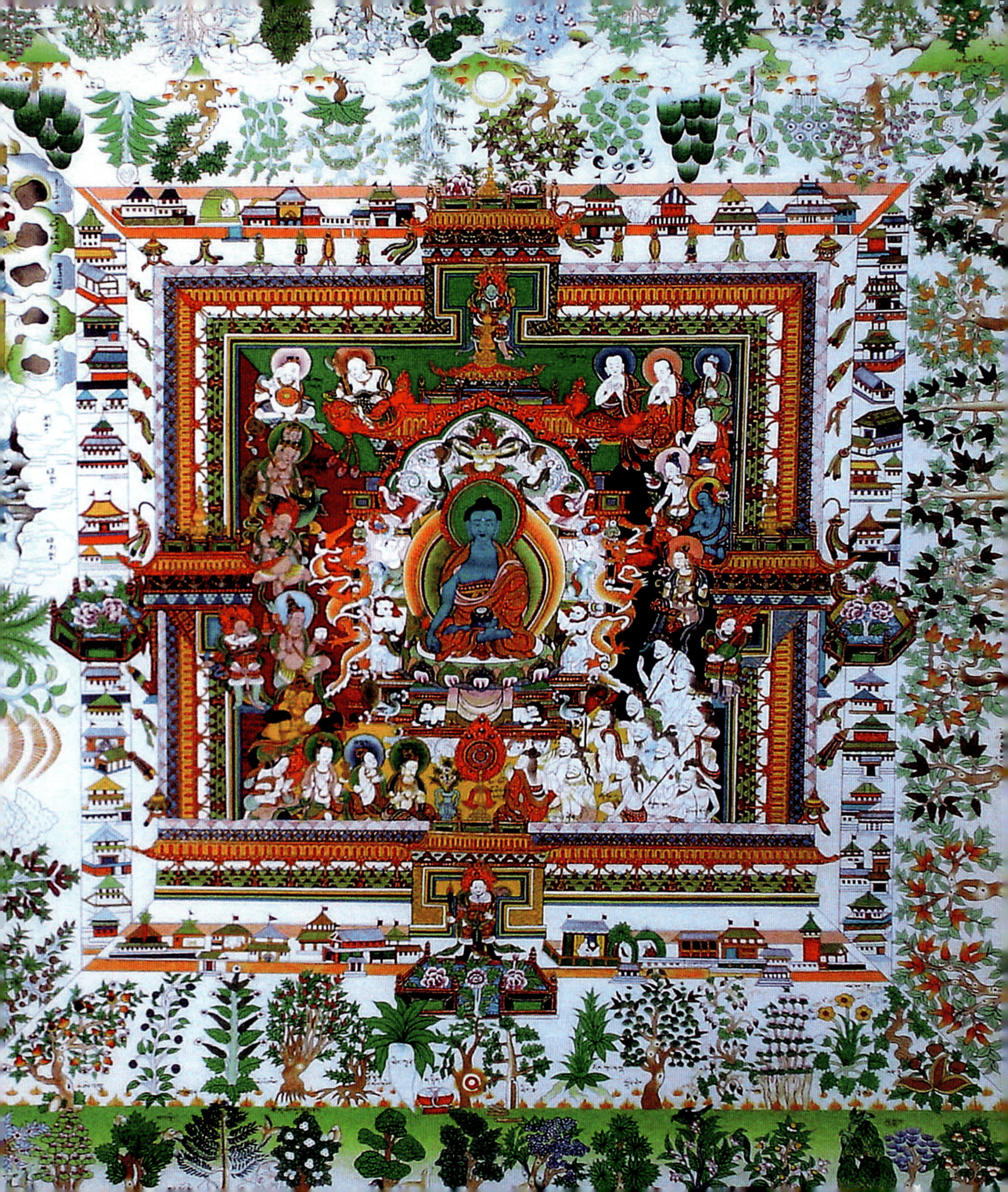

ausreichend ist. Wir wollen alles verstehen, nachvollziehen und brauchen auch viel mehr praktische Anregungen, wie wir die Ernährung nach Tibetischer Medizin in unserem Alltag umsetzen können.

Daher ist nun dieses praktische Kochbuch entstanden, welches zum einen sämtliche wichtigen Grundlagen zur Ernährung nach Tibetischer Medizin erklärt und zum anderen viele leckere wohlschmeckende Rezepte aus aller Welt für verschiedene Menschentypen als Einstieg in gesundes Kochen nach Tibetischer Medizin liefert. Jeder der 3 Haupttypen kann sich mit Hilfe dieses Kochbuches ein für ihn gesundes Frühstück, einige Suppen, viele leckere Hauptspeisen sowie feine Desserts kochen. Dadurch versteht man sehr bald die Grundprinzipien, fühlt, schmeckt und spürt am eigenen Körper, wie das richtige Essen den Körper und Geist ins Gleichgewicht bringt und stärkt.

Dieses Grundverständnis und die ausführlichen Nahrungsmittellisten mit Beschreibungen der Qualitäten der Nahrungsmittel führen schließlich dazu, dass man selbstständig sein Repertoire an Speisen erweitern kann und bekannte Speisen einfach anpassen kann.

Dieses Buch ist echte Pionierarbeit. Grundlage waren ein paar wenige Bücher oder Kapitel über Ernährung nach Tibetischer Medizin, insbesondere die direkten Belehrungen unseres Lehrers und Tibetischen Arztes Prof. Dr. Arya Pasang, sowie vor allem die eigene praktische Auseinandersetzung mit dem Thema.

Alle Rezepte wurden selbst gekocht und selbst gegessen. Die Nahrungsmittelliste wurde in akribischer Kleinarbeit zusammengestellt. Es ist die ausführlichste Liste, die es derzeit gibt! Ergänzungen und Verbesserungen werden sicherlich in den nächsten Jahren noch folgen.

Grundsätzlich werden in der Tibetischen Medizin alle Nahrungsmittel aufgrund ihres Geschmackes, ihrer Qualitäten, ihrer energetischen Wirkung und nach der Zusammensetzung der Elemente untersucht.

Alle Menschen sind unterschiedlich, daher kann man die Menschen vereinfachend in 7 Konstitutionstypen einteilen. Jeder dieser Typen braucht eine etwas unterschiedliche Nahrung, um gesund und vital zu bleiben bzw. wieder gesund zu werden. Die Ernährung muss also typgemäß nach Geschmack und Qualität, nach Energien und Elementen ausgesucht werden.

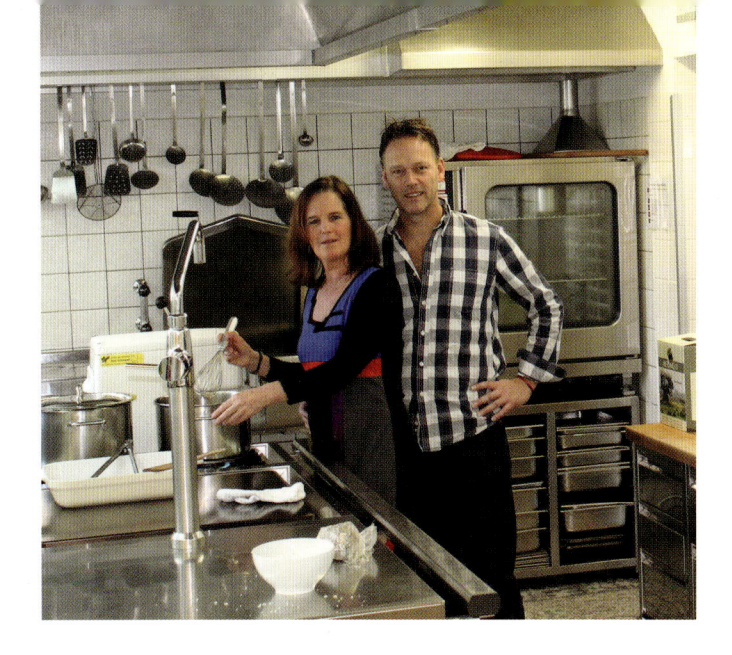

Ist jemand ein „kalter, unruhiger", sogenannter WIND-TYP, so braucht er vor allem warme und schwere Nahrung, wie eine heiße Fleischsuppe. Er sollte aber Rohkost vermeiden.

Ist jemand ein „warmer", sogenannter GALLE-TYP, so benötigt er insbesondere kühlende und milde Nahrung. Hier wären z.B. Rohkost und vor allem Bittersalate anzuraten, da diese die Körperenergien abkühlt.

Man kann also hier schon sehen, dass nach Tibetischer Medizin Rohkost für den einen schädlich sein kann, während sie für den anderen sehr gesund ist. Dieses Buch soll daher durch die richtige Ernährung den Menschen helfen, gesund zu bleiben und bei Krankheiten die Therapie unterstützen.

Darüber hinaus bietet es Hilfe, seinen eigenen Konstitutionstyp und den der Mitmenschen zu erkennen. Neben der richtigen Ernährung erhält man dadurch Hinweise auf geschicktes Verhalten, seine Qualitäten und Neigungen, seine Schwachstellen und Charakteristika und erhält praktische Lebenshilfe für jeden Tag.

Wir wünschen Ihnen viel Freude beim Lesen, Lernen, Kochen, Essen und Ausprobieren. Bleiben Sie gesund!

Eleonore Michaele Hild & Klaus Herkommer

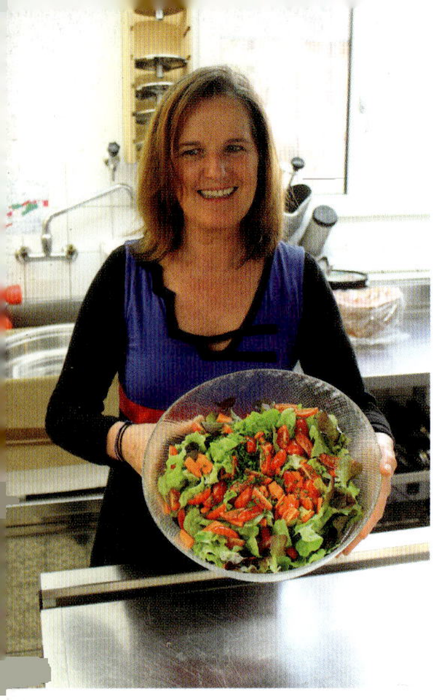

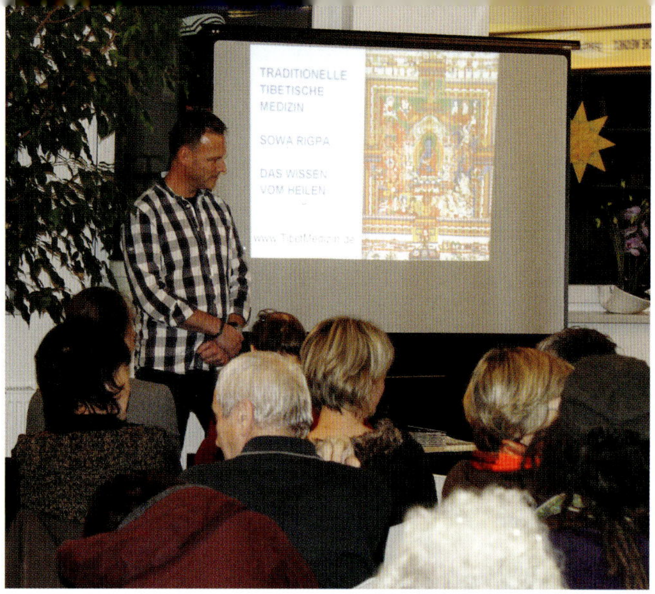
TRADITIONELLE
TIBETISCHE
MEDIZIN
SOWA RIGPA
DAS WISSEN
VOM HEILEN

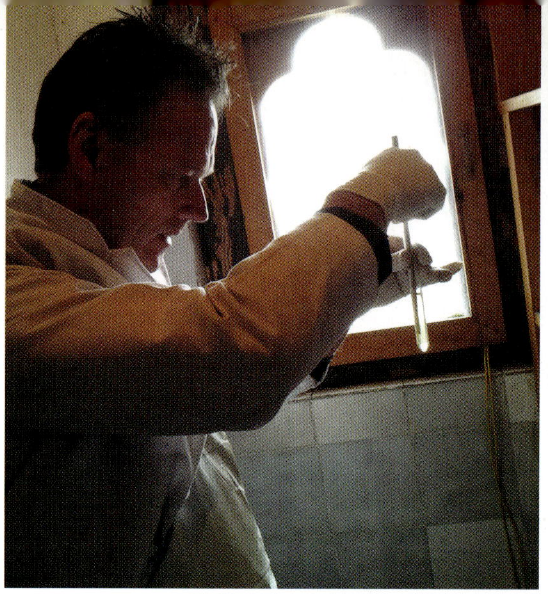

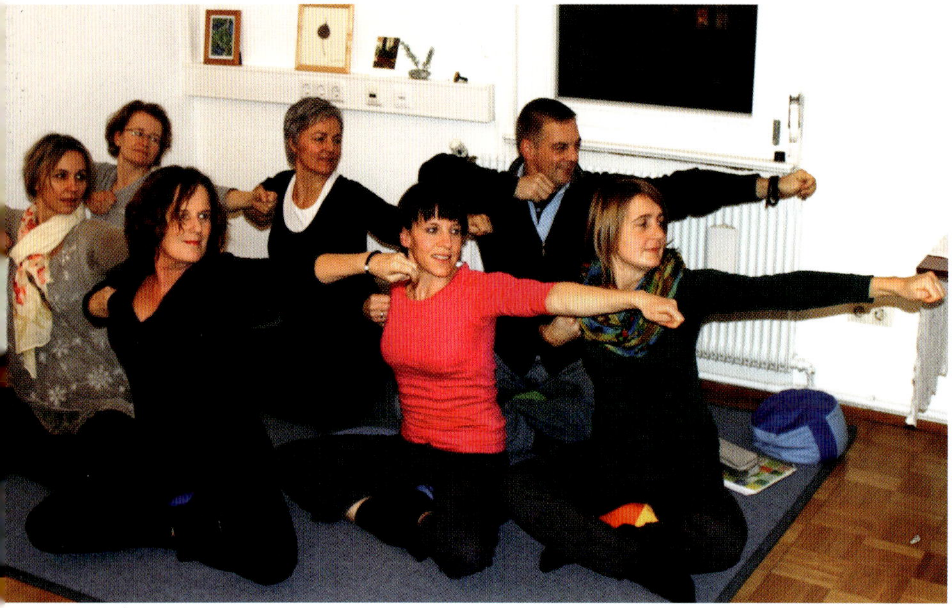

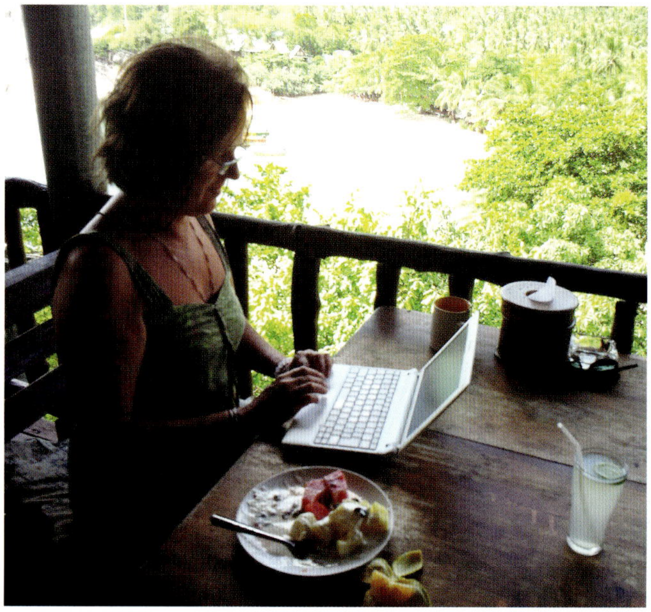

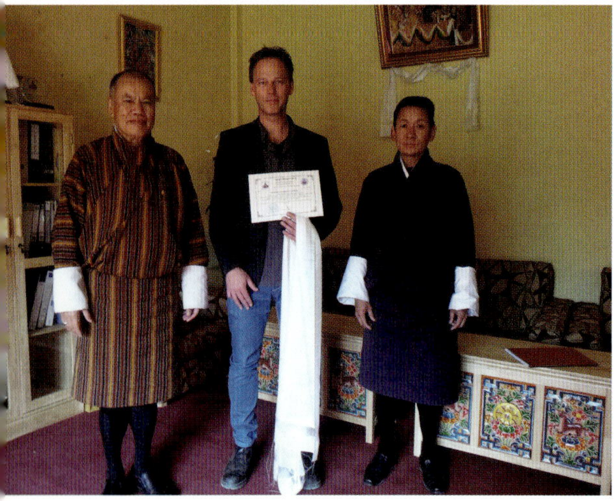

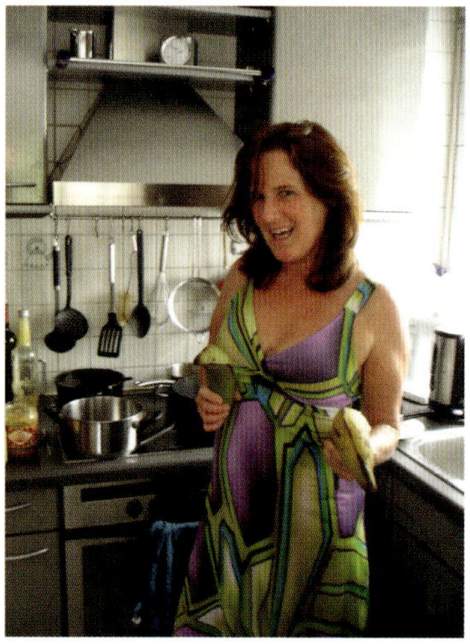

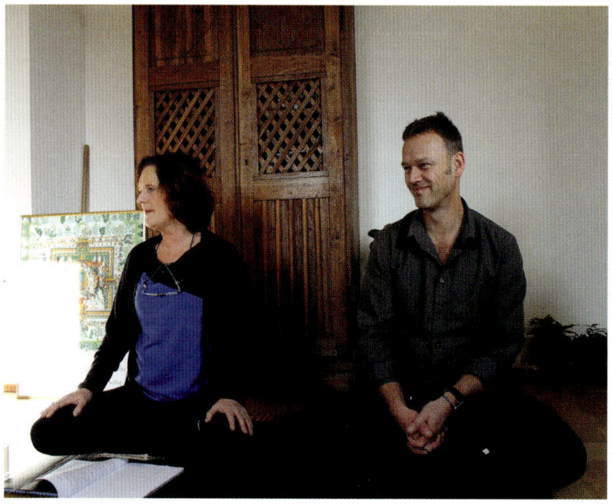

11

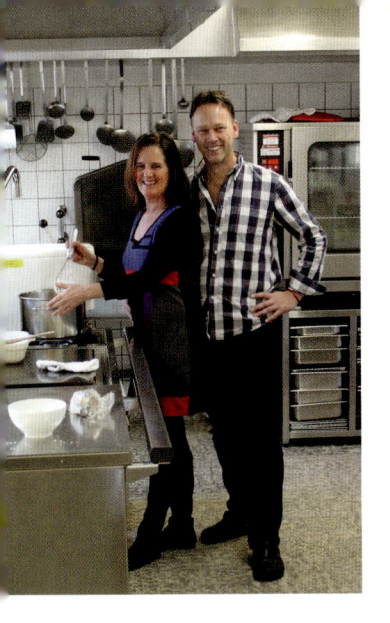

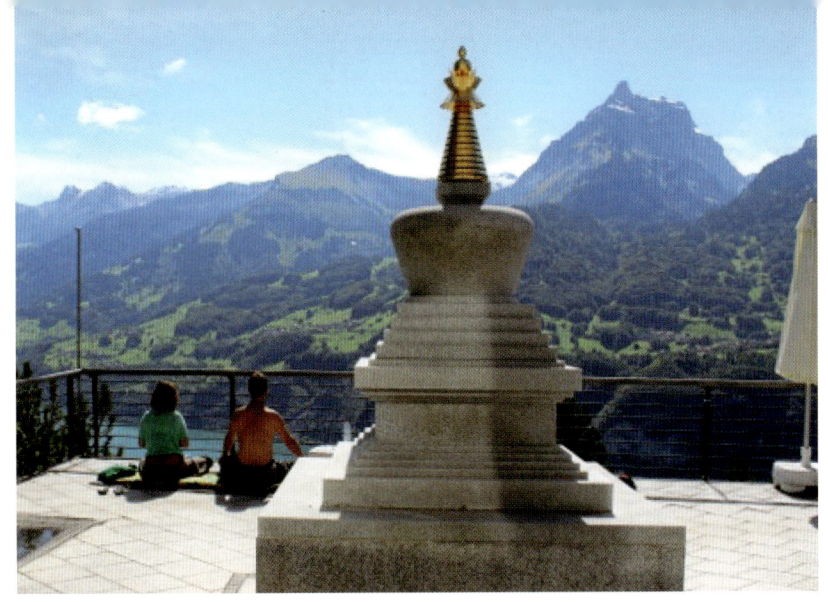

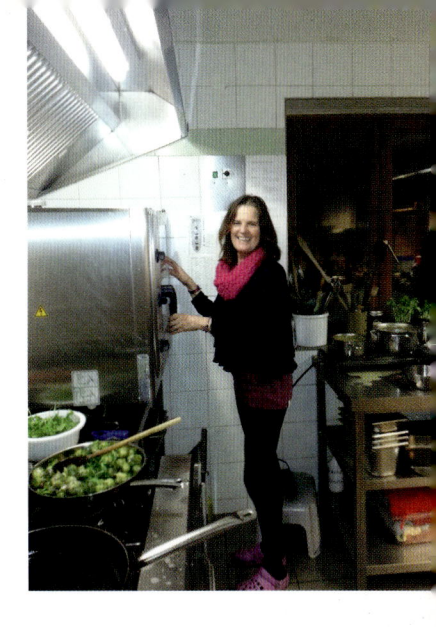

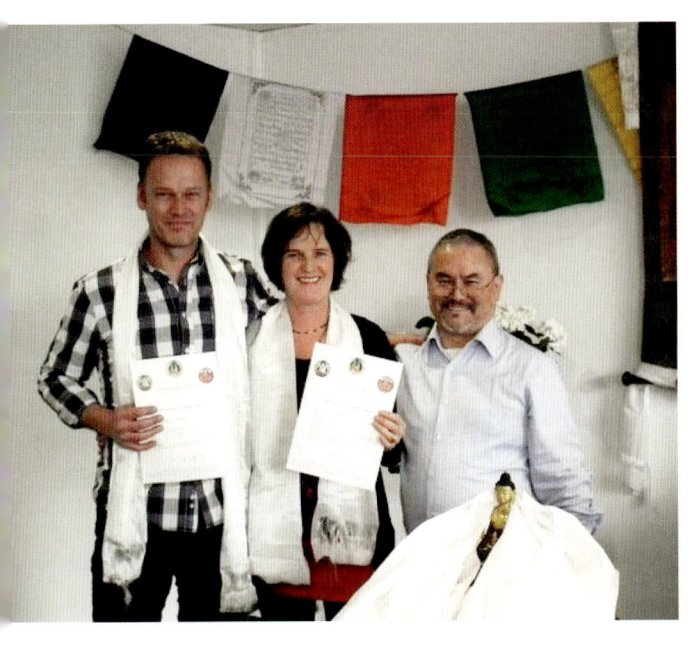

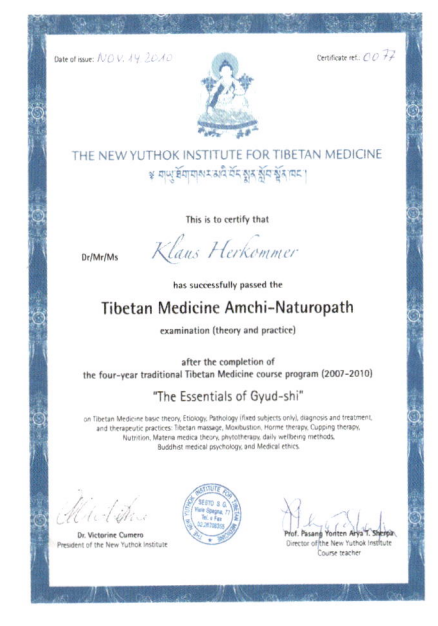

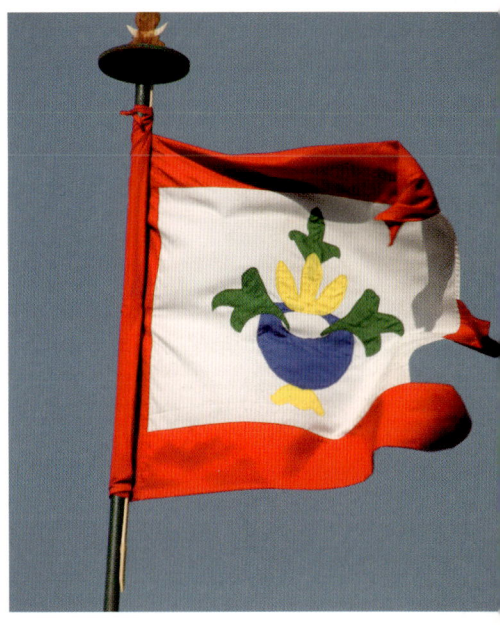

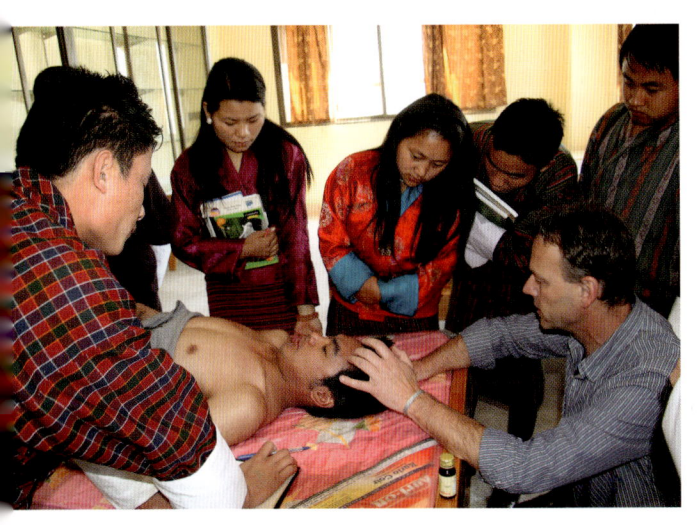

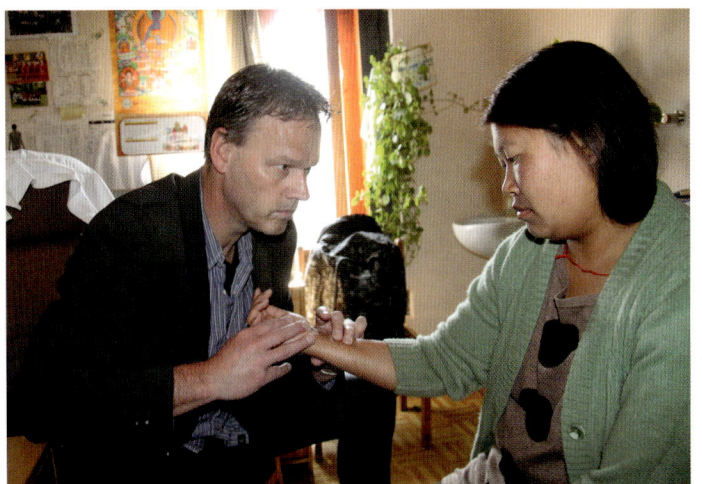

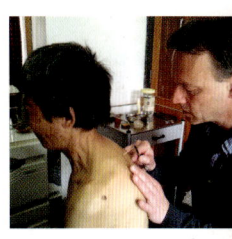

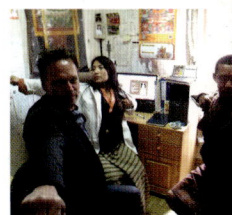

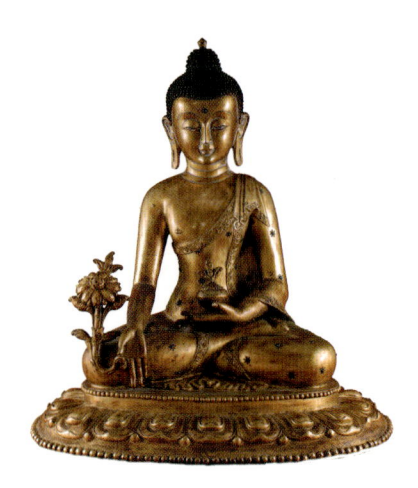

# Die Ziele der Tibetischen Medizin

Die aufeinander aufbauenden Ziele der Tibetischen Medizin werden folgendermaßen beschrieben: (2 Blüten und 3 Früchte)

### 1. Ziel: Gesundheit
Durch richtige Ernährung und Verhalten ist man stark und gesund und kann dadurch körperliche und geistige Arbeit, Ausbildung, Kunst und Sport ausüben.

### 2. Ziel: Langes Leben
Ziel dabei ist es, ein langes Leben mit einem klaren Verstand und Geist zu erreichen. Durch Gesundheit und ein langes Leben lassen sich drei weitere Ziele erreichen:

### 3. Ziel: Spirituelle Entwicklung
…ist dadurch leichter möglich.

### 4. Ziel: Materieller und geistiger Wohlstand
…und ein freudvolles Leben sind dadurch einfacher zu erreichen.

### 5. Ziel: Erleuchtung
Die Frucht der Früchte, das letztendliche Ziel, ist dauerhaftes Glück.

Wir können also sehen, dass die Gesundheit und ein langes Leben eine hervorragende Basis für spirituelle Entwicklung, materiellen und geistigen Wohlstand darstellen, um schließlich das letztendliche Ziel, die Erleuchtung, leichter zu erreichen.

Daher beschäftigt sich die Tibetische Medizin mit allen verschiedenen Ebenen des Menschseins, da sich Körper, Psyche und Geist gegenseitig beeinflussen.

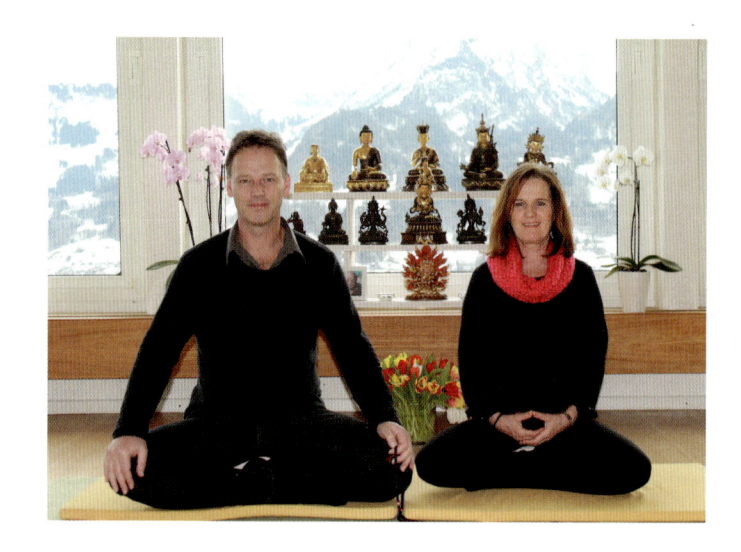

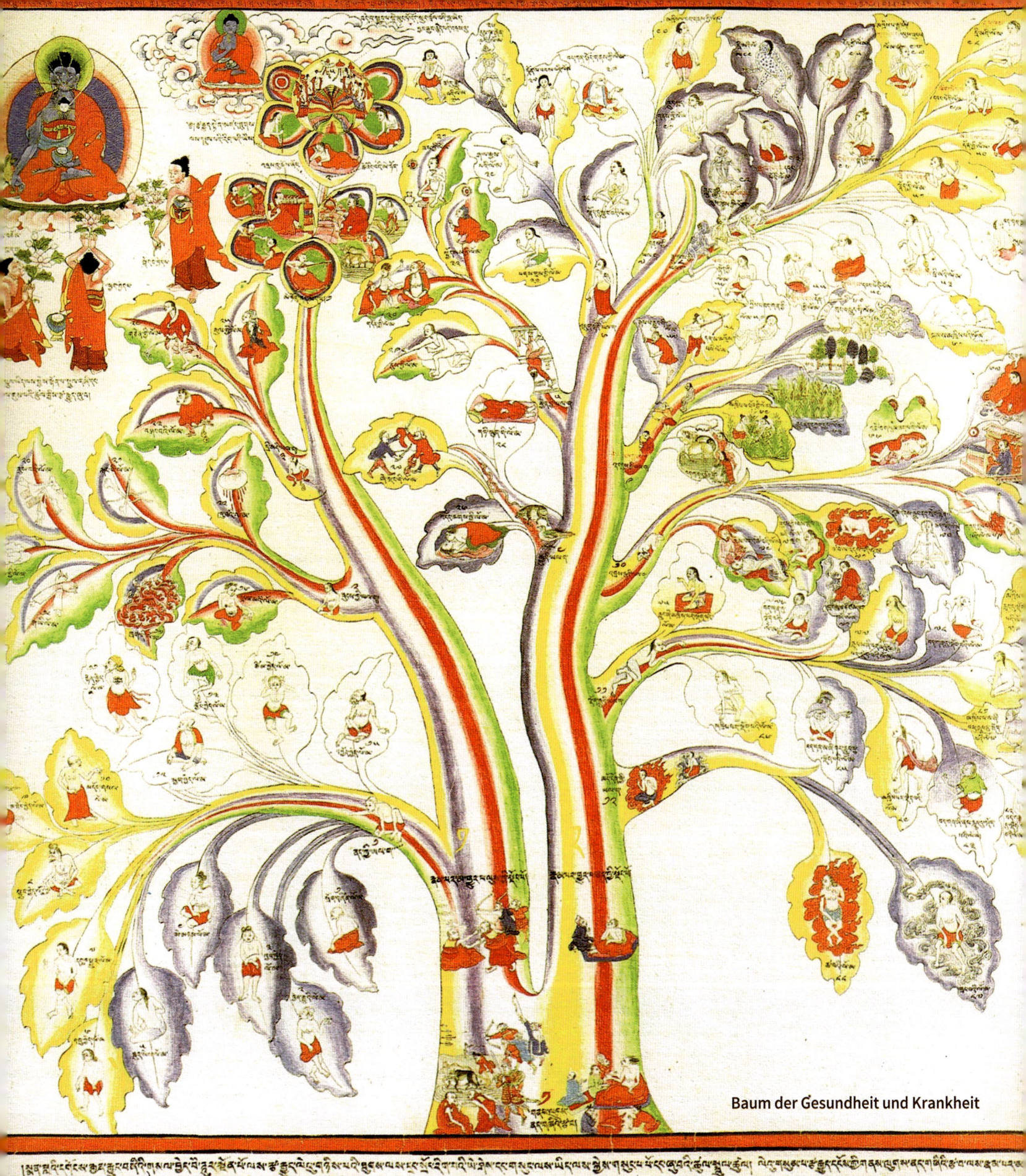

Baum der Gesundheit und Krankheit

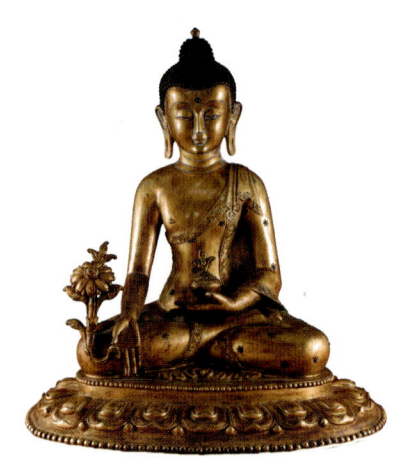

# Einführung in die Traditionelle Tibetische Medizin

Die Traditionelle Tibetische Medizin und die Buddhistische Lehre enthalten einzigartiges tiefgründigstes Wissen über den Menschen, dessen Entstehung, Funktionsweise, den Zusammenhang von Körper und Geist, über Gesundheit und Krankheit, die Elemente und Energien und vieles mehr. Wir möchten in diesem Buch auch Einblicke in diese Zusammenhänge geben, da sie das Rückgrat der Tibetischen Medizin bilden.

## Übersicht über das ganzheitliche Heilsystem der Tibetischen Medizin

Die Tibetische Medizin („Das Wissen vom Heilen") ist auf die ganzheitliche Gesundheit des Menschen ausgerichtet. Dies geschieht durch die individuelle Harmonisierung von Energien, Körper, Emotionen und Geist.
Ein Ungleichgewicht der Energien wird mittels Puls, Urin, Zunge und Befragung diagnostiziert.
Die individuelle Wiederherstellung und Erhaltung des Gleichgewichts erfolgt auf verschiedenen Ebenen durch die **typgerechte Ernährung**, Lebensführung (Coaching), spezielle Heilkräutermischungen, Massage, Moxibustion, Goldene Nadel, Schröpfen, Reinigungen, Tibetisches Yoga sowie Mantras und Meditation. Ziel ist es, ein gesundes, langes, glückliches, reiches und nutzbringendes Leben zu führen.

## Die 5 Elemente und die 3 Energien

Aus Sicht der TTM verbindet sich der Geist (Erleber) bei der Empfängnis mit einem Körper. Dabei verbindet sich unser Bewusstsein mit dem Ei der Mutter und damit mit der weiblichen Energie, sowie mit dem Samen des Vaters und damit mit der männlichen Energie.
Insbesondere unser Karma (die gespeicherten Eindrücke aus den letzten Leben) bestimmt über die jetzige Körperkonstitution, die Eltern, die Lebensumstände, das Glück und über die jetzigen geistigen Tendenzen. So kann es z.B. sein, dass man mit einem gesunden oder kranken Körper auf die Welt kommt, oder dass man ganz friedlich und fröhlich oder ganz ängstlich und unruhig ist.
Unser Körper besteht aus 5 Elementen und wird von 3 Energien reguliert.

**Die 5 Elemente, aus denen alles zusammengesetzt ist, sind: Raum, Luft, Feuer, Wasser, Erde.**

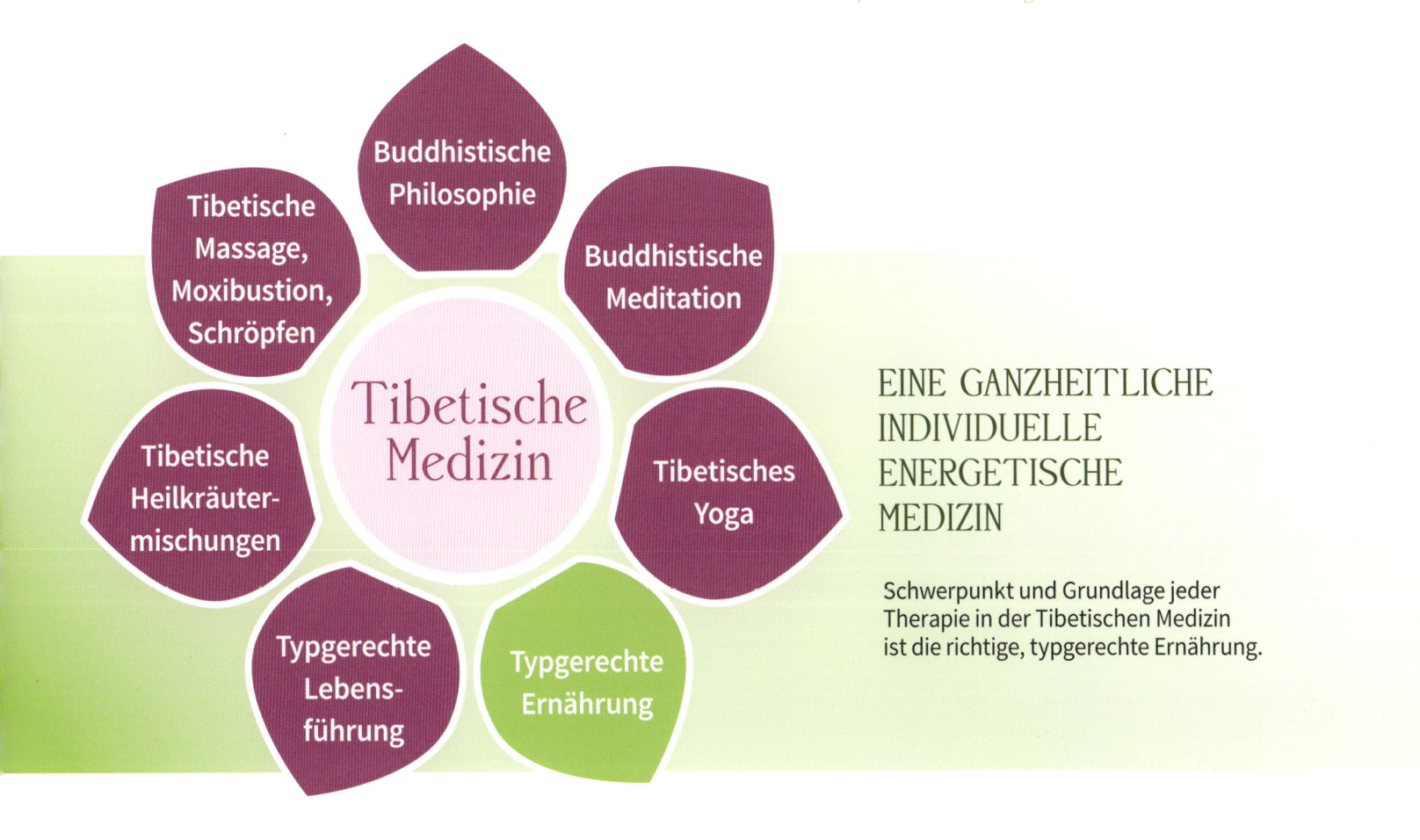

## Tibetische Medizin

- Buddhistische Philosophie
- Buddhistische Meditation
- Tibetisches Yoga
- Typgerechte Ernährung
- Typgerechte Lebensführung
- Tibetische Heilkräutermischungen
- Tibetische Massage, Moxibustion, Schröpfen

### EINE GANZHEITLICHE INDIVIDUELLE ENERGETISCHE MEDIZIN

Schwerpunkt und Grundlage jeder Therapie in der Tibetischen Medizin ist die richtige, typgerechte Ernährung.

---

Das Raum-Element (entsteht aus Unwissenheit) ist das Element, welches alles beinhaltet und die Hohlräume und Öffnungen bildet. Das Erd-Element (entsteht aus Stolz) bildet dann alles Feste, also Knochen, Muskeln, Fett usw.. Das Wasser-Element (entsteht aus Eifersucht) bildet alles Flüssige, wie Blut, Lymphe und Liquor. Das Feuer-Element (entsteht aus Zorn) ist für die Körperwärme zuständig und das Luft-Element (entsteht aus Anhaftung) für die Bewegung und die Verbindungen im Körper.

**Die 3 Energien, welche unseren Körper, Geist und Psyche regulieren, werden Wind, Galle und Schleim genannt:**
Die Wind-Energie besteht aus dem Luft-Element und sorgt für die Bewegung im Körper, für das Nervensystem und die Psyche. Die Galle-Energie besteht aus dem Feuer-Element und sorgt für die Körperwärme und das Blut. Die Schleim-Energie besteht aus den Elementen Erde und Wasser und sorgt für die Körpersubstanz, für Knochen, Fett und Muskeln und fürs Lymphsystem.

Jede dieser Energien besteht wiederum aus jeweils 5 weiteren (Unter-) Energien, welche für das Funktionieren unseres Körpers und unserer Psyche sorgen.

### 5 Wind-Energien

- **Lebenserhaltender Wind:**
  Für die Sinne und das Gedächtnis, Klarheit, Lebensenergie
- **Aufsteigender Wind:**
  Für Brust und Hals, Sprache und Gedächtnis
- **Alles durchdringender Wind:**
  Fürs Herz, innere Ruhe und Muskelbewegungen
- **Feuer-gleicher Wind:**
  Für die Verdauung
- **Absteigender Wind:**
  Reguliert Stuhlgang und Wasserlassen

## 5 Galle-Energien

- **Verdauende Galle:**
  Trennt die Nahrung, Verdauung
- **Farben regulierende Galle:**
  Für die Blutbestandteile, Farbe der Körpergewebe
- **Verwirklichende Galle:**
  Fördert Intellekt und Entschlusskraft
- **Sehend machende Galle:**
  Für die Sehfähigkeit
- **Haut tönende Galle:**
  Beeinflusst die Hautfarbe und Ausstrahlung

## 5 Schleim-Energien

- **Unterstützender Schleim:**
  Reguliert die Körperflüssigkeiten und Atmung
- **Zersetzender Schleim:**
  Verdauung, mischt die Nahrung
- **Erfahrender Schleim:**
  Zur Erfahrung der Geschmacksrichtungen
- **Zufriedenstellender Schleim:**
  Stellt die Sinne zufrieden
- **Verbindender Schleim:**
  Für die Beweglichkeit der Gelenke

Diese 3 Haupt- und 5 Unter-Energien sowie die 5 Elemente regulieren unseren Körper, unsere Psyche und beeinflussen unseren Geist.

## Energiebahnen und 5 Chakras

Ebenso bestimmen sie den Zustand der **7 Körperbestandteile des Menschen: Nahrungsessenz, Blut, Muskeln, Fett, Knochen, Knochenmark, Reproduktive Flüssigkeiten.**
Schließlich beeinflussen sie auch noch die **3 Körperhauptausscheidungen Harn, Stuhl und Schweiß.**

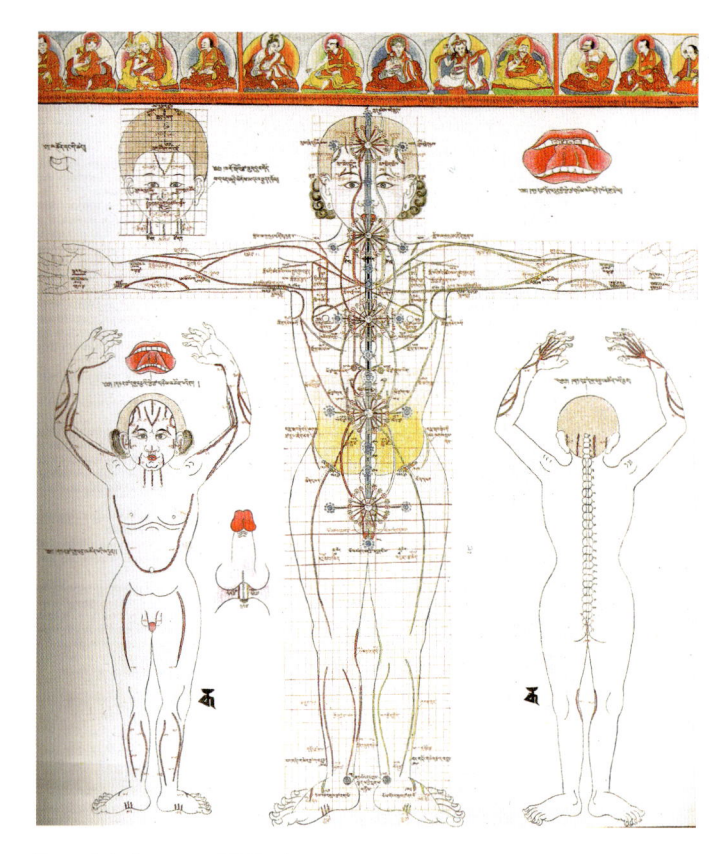

Energiebahnen und 5 Chakras

**Gesundheit** bedeutet in der Tibetischen Medizin, dass unsere Energien, die Körperbestandteile und die Ausscheidungen im Gleichgewicht sind.

Ist dieses Gleichgewicht jedoch gestört, so führt dies zu **Krankheit** und zu Symptomen als Ausdruck dieses Ungleichgewichtes.

## Die 3 Hauptstörgefühle, die 3 Grundtypen und die 7 Konstitutions-Typen

Da wir aus Gewohnheit eine dualistische Wahrnehmung von einem ICH und der ÄUSSEREN WELT haben, nehmen wir alles durch 3 sogenannte Störgefühle wahr.
Entweder wir wollen Angenehmes haben, was Anhaftung genannt wird. Oder wir wollen Unangenehmes vermeiden, was Abneigung genannt wird. Oder wir haben einen gleichgültigen Geisteszustand, welcher Dumpfheit genannt wird.
Diese drei Störgefühle sind die ursprünglichen Ursachen für die 3 Energien, welche unsere Körpervorgänge regulieren.

**Anhaftung** führt zur Wind-Energie, **Abneigung** zur Galle-Energie und **Dumpfheit** zur Schleim-Energie.

Man unterscheidet in der TTM insgesamt 7 Konstitutionstypen, denn diese 3 Energien sind bei verschiedenen Menschen unterschiedlich verteilt.

Es gibt zum einen die **3 Einzel-Typen**, dabei ist entweder die Wind-, Galle- oder Schleim-Energie besonders stark ausgeprägt und die jeweils anderen beiden Energien sehr schwach ausgeprägt.

- Wind-Typ
- Galle-Typ
- Schleim-Typ

Zum andern gibt es die **3 Kombinations-Typen**. Dabei sind jeweils 2 Energien recht stark und eine Energie relativ schwach ausgeprägt.

- Wind-Galle-Typ
- Wind-Schleim-Typ
- Galle-Schleim-Typ

Schließlich gibt es noch den ausgeglichenen Typ. Alle 3 Energien sind dabei gleichmäßig ausgeprägt.

- Wind-Galle-Schleim-Typ

Die Verteilung der Energien und Elemente hängt mit den geistigen Tendenzen zusammen:

Ist Anhaftung sehr stark ausgeprägt, bekommen wir einen Körper mit viel Wind-Energie, es dominiert also das Luft-Element. Wir sind dann ein Wind-Typ.

Ist Zorn besonders ausgeprägt, so bekommen wir einen Körper mit viel Galle-Energie, es dominiert das Feuer-Element. Wir sind dann ein Galle-Typ.

Sind Gleichgültigkeit und Dumpfheit besonders stark, so bekommen wir einen Körper mit mehr Schleim-Energie. Dabei dominieren die Elemente Erde und Wasser. Wir sind dann ein sogenannter Schleim-Typ.

Dementsprechend verhält es sich bei den Mischtypen.

Die Konstitution bleibt normalerweise für das ganze Leben dieselbe. Je nach Konstitutionstyp zeigen sich daher bestimmte geistige Tendenzen und Emotionen, bestimmte Qualitäten und Fähigkeiten, bestimmte Neigungen und einen Körper mit bestimmtem Aussehen und Eigenschaften sowie Stärken und Schwachstellen.

Um gesund zu bleiben, ist es zumeist wichtig, dass die Energien, welche durch die Konstitution sowieso schon stark ausgeprägt sind, nicht zu stark werden.

Nehmen wir exemplarisch die Wind-Konstitution. Der „kalte, leichte und unruhige" Wind-Typ sollte z.B. vor Kälte und Unruhe bewahrt werden und stattdessen auf Wärme, Schwere und Ruhe achten, um nicht aus dem Gleichgewicht zu kommen. Neben einigen anderen Bedingungen, wie das Verhalten und das Klima, spielt die Ernährung für dieses Gleichgewicht eine zentrale, grundlegende Rolle. Prinzipiell sollte die Ernährung für den Wind-Typ warm und schwer, sowie süß, sauer und salzig sein.

(Näheres ist im Kapitel 5 zu den Geschmäckern und Qualitäten der Nahrungsmittel für die verschiedenen Typen beschrieben.)

Diese Art der Ernährung balanciert die Wind-Energie.

Bei falscher Ernährung kann dieses Gleichgewicht gestört werden und es kann zu Symptomen wie Unruhe, Angst, Schlaflosigkeit, Konzentrationsproblemen, Schwindel, Herzrasen, Tinnitus, Nervenproblemen, Neurodermitis, Blähungen, Verstopfung und vielem mehr führen.

Dies ist für jeden der 7 Konstitutionstypen unterschiedlich. Daher ist es zunächst elementar wichtig seinen Konstitutionstyp zu bestimmen, um dann die richtige Ernährung herausfinden zu können. Um das Ernährungskonzept einfach zu halten und leichter verstehen zu können, wurde in diesem Buch der Schwerpunkt auf die 3 Einzel-Typen gelegt, die im folgenden Kapitel ausführlich dargestellt werden. Die anderen 4 Typen werden etwas kürzer beschrieben.

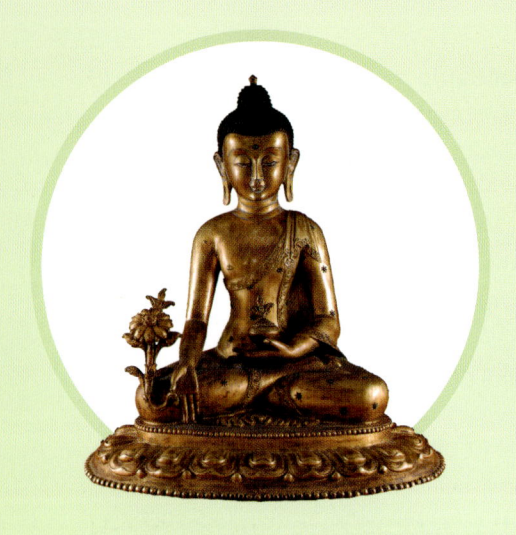

# Welcher Konstitutionstyp bin ich?

1. **Wie ist der Charakter und das Temperament Ihrer Mutter?**
   a Nervös, aufgeregt, ängstlich, lebhaft
   b Ungeduldig, aggressiv, organisiert
   c Ruhig, friedlich, gemütlich

2. **Wie ist der Charakter und das Temperament Ihres Vaters?**
   a Nervös, aufgeregt, ängstlich, lebhaft
   b Ungeduldig, aggressiv, organisiert
   c Ruhig, friedlich, gemütlich

3. **Welche Verdauungsbeschwerden haben Sie am ehesten?**
   a Blähungen, Verstopfung
   b Übersäuerung, Durchfall
   c Schlechte Verdauung, langsame Verdauung

4. **Wann treten Beschwerden hauptsächlich auf?**
   a Wenn der Magen leer ist
   b Während der Verdauung (1/2 Stunde nach dem Essen)
   c Gleich nach dem Essen

5. **Welchen Geschmack mögen Sie am liebsten?**
   a Scharf und stark gewürzt
   b Bitter und süß
   c Süß und salzig

6. **Welche Bedingungen verbessern Ihre Symptome?**
   a Wärme, Ruhe, Entspannung, angenehme Menschen
   b Kühle, kalte Getränke
   c Wärme, Bewegung, scharfes Essen

7. **Welches Essen vertragen Sie nicht oder verursacht Probleme?**
   a Kaffee, grüner Paprika, Bohnen
   b Milch, Knoblauch, Alkohol, Glutamat, fettiges Essen
   c Kohlenhydrate, Gurke, Rohkost

8. **Welche Organe oder Körperteile sind schwach oder empfindlich und neigen zu Problemen?**
   a Herz, Dickdarm, Haut, Brust, linke Schulter
   b Leber, Augen, Gallenblase, Dünndarm, Zahnfleisch, rechte Schulter, Kopfweh
   c Niere, Blase, Milz, Magen, Schmerzen im unteren Rücken, schwere Beine

**9. Welche Sinnesorgane neigen zu Problemen?**
- a Ohren, Zunge, Haut, Heiserkeit
- b Augen, Haut, innerer Hals, Halsentzündung
- c Nase, Lippen, Schnupfen

**10. Wie ist Ihre Körpertemperatur?**
- a Kalt
- b Heiß
- c Kalt und feucht

**11. Wie ist Ihr Körperbau?**
- a Dünn, hager und klein oder dünn, hager und groß
- b Mittlerer, muskulöser Körperbau mit breiten Schultern
- c Neigung zu Übergewicht und breiten Hüften

**12. Wie ist die Haut und das Haar?**
- a Dunkle oder graue Haare, gesplittet, trockene und raue Haut
- b Fettiges Haar, rote und lockige Haare; fettige und dunkle Haut
- c Starke und glatte Haare, schwarz; feuchte und weiche, helle Haut

**13. Welches Klima macht Ihnen Probleme?**
- a Kalter Wind
- b Hitze
- c Feuchtes und feuchtkaltes Klima

**14. Wie ist es mit Schweiß?**
- a Selten, wenig und nicht riechender Schweiß
- b Oft und leichtes Schwitzen mit starkem Geruch
- c Manchmal und eher feucht-kalter Schweiß

**15. Wie ist Ihr Schlaf?**
- a Kurzer Schlaf, Schlafstörungen, Schlaflosigkeit
- b Schläfrig am Tag und weniger in der Nacht
- c Tiefer und langer Schlaf, Aufstehen fällt schwer

**16. Wie ist es mit Träumen?**
- a Viele Alpträume; vom Fliegen; blaue und schwarze Farben
- b Selten Träume; von Feuer und Gewalt; rote oder gelbe Farben
- c Fast nie Träume; von Wasser, vom Fallen und Hinuntergehen; grüne Farben

**17. Was für ein Gefühlsmensch/Typ sind Sie?**
- a Emotional, sentimental, nervös, unruhig, ängstlich, sensitiv
- b Aggressiv, ungeduldig, Furcht, impulsiv, stark
- c Depressiv, melancholisch, ruhig, friedvoll, gleichmütig

**18. Welche psychologischen/ physischen Probleme treten am ehesten auf?**
- a Überempfindlichkeit, Angst, Nervosität, Unruhe
- a Kopfschmerzen, Durchfall, Fieber, Entzündung, Infektionen
- c Verdauungsschwäche, Wassereinlagerungen, nicht-entzündliche chronische Krankheiten, Schwäche

**19. Wie ist Ihre Zunge?**
- a Rot und trocken
- b Gelblich und stark belegt
- c Blass, weißlich mit dickem Speichel

**20. Wie ist Ihre Kommunikation?**
- a Tendenz viel zu reden, über sich, über Gefühle und Sorgen, was man gerne mag
- b Ausdrucksstarke, genaue Sprache, kann gut argumentieren, kritisiert gerne, sieht genau die Fehler und Schwachstellen
- c Redet eher wenig; ist tolerant und friedlich, guter Zuhörer

*Auswertung umseitig*

## Auswertung

**Zählen Sie bitte alle angekreuzten Antworten a, b und c jeweils zusammen!**

**a** steht für Ihren Anteil an Wind-Energie, **b** für den Galle-Energie-Anteil und **c** für den Anteil an Schleim-Energie Ihrer Konstitution. Haben Sie von einer dieser Energien deutlich mehr als von den anderen beiden, dann sind Sie ein Einzeltyp (Beispielwerte):

- **Wind-Typ:**     14 - 3 - 3
- **Galle-Typ:**    3 - 14 - 3
- **Schleim-Typ:**  3 - 3 - 14

Sind 2 Energien deutlich stärker und eine Energie schwach ausgeprägt, so sind Sie ein gemischter Typ (Beispielwerte):

- **Wind-Galle-Typ:**    9 - 9 - 2
- **Wind-Schleim-Typ:**  9 - 2 - 9
- **Galle-Schleim-Typ:** 2 - 9 - 9

Sind alle 3 Energien sehr gleichmäßig, dann haben Sie eine ausgeglichene Konstitution:

- **Wind-Galle-Schleim-Typ:**  7 - 7 - 6

Wie oben schon erwähnt, ist diese Konstitution für dieses Leben meist festgelegt. Die unterschiedlichen Konstitutionstypen zeigen bestimmte geistige Tendenzen und Emotionen, bestimmte Qualitäten und Fähigkeiten, bestimmte Neigungen und einen Körper mit bestimmtem Aussehen, Eigenschaften sowie Stärken und Schwachstellen und benötigen eine unterschiedliche Ernährung.
Die Konstitution sollte am besten von einem tibetischen Arzt durch eine gründliche Diagnose bestimmt werden.

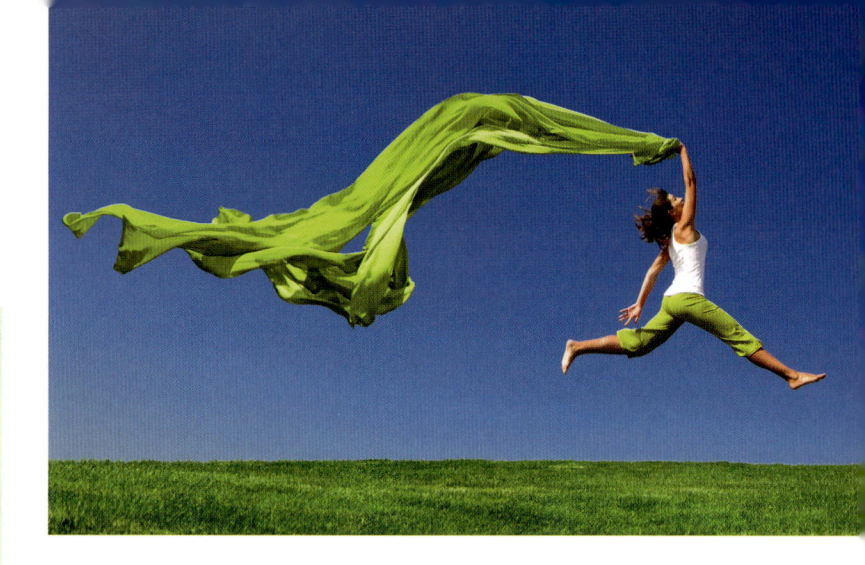

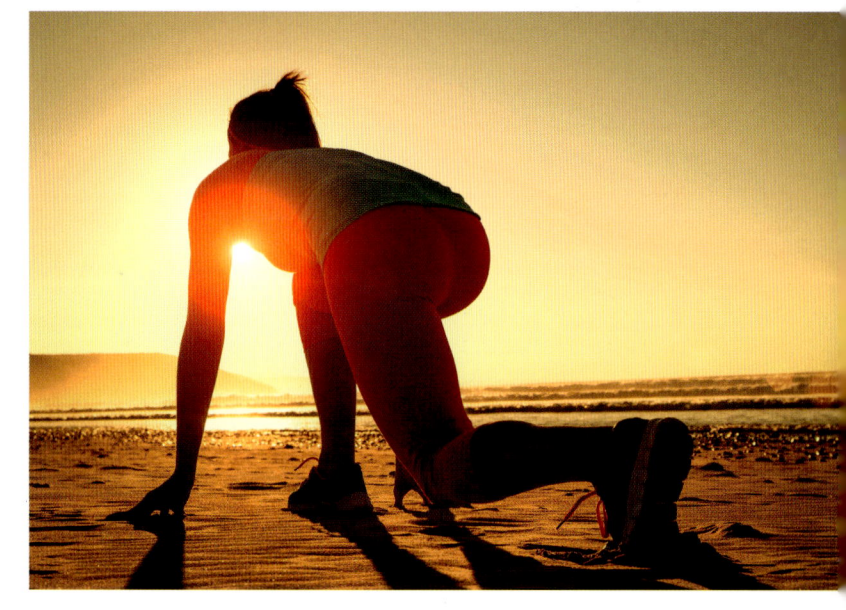

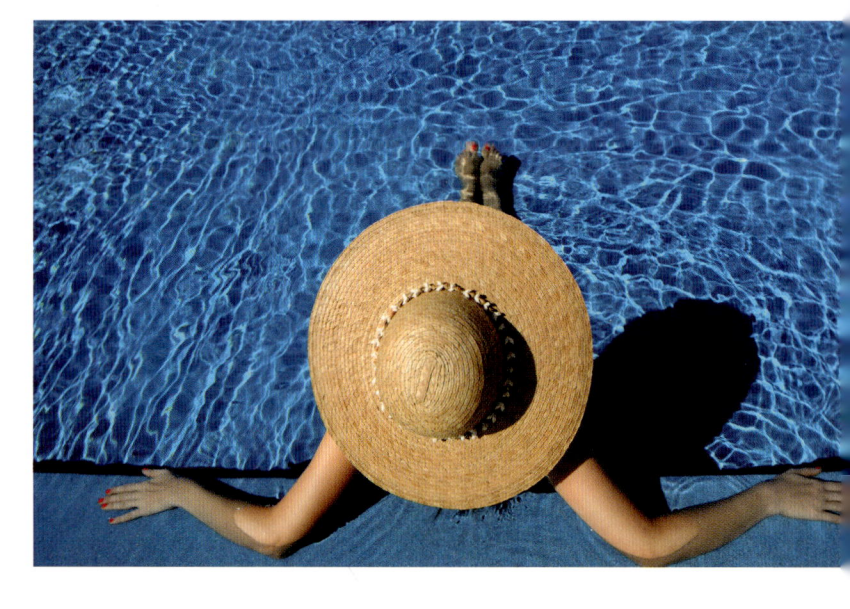

## DIE WIND-KONSTITUTION (TIBETISCH: LUNG)

**Die Wind-Energie reguliert insbesondere das Nervensystem, die Bewegungen und die Psyche.**

**Der Sitz** der Wind-Energie ist im Beckenbereich.

**Die Ursachen** für die dominante Wind-Konstitution sind die Störgefühle Anhaftung und Begierde.

**Das dazugehörige Element** ist das Luft-Element.

**Der Geist und die Psyche der Wind-dominanten Menschentypen haben folgende Eigenschaften:**
Der Wind-Typ hat viele Ideen, Gedanken und ist kreativ. Er ist neugierig, am Leben sehr interessiert, möchte überall dabei sein und reist gerne. Geistig und körperlich ist er besonders beweglich und sensitiv. Dazu ist er äußerst kommunikativ und tauscht sich gerne mit seinen Mitmenschen aus. Er ist meist gesprächig, da er seine Gedanken und Gefühle mitteilen und sich austauschen möchte.
Durch die starke Anhaftung neigt er dazu zu viel zu machen, zu viele Dinge zu besitzen und er kann auch schlecht „Nein" sagen. Seine Sensitivität lässt ihn Stimmungen und was mit seinen Mitmenschen los ist, genau spüren. Er macht sich viele Gedanken und Sorgen über sich und andere.
Auch auf äußere Einflüsse zeigt sich seine Empfindlichkeit. Er kann z.B. leicht schreckhaft oder empfindlich auf den feinsten Luftzug sein.

Wenn die Wind-Energie zu stark wird, ist der Geist eher unruhig, instabil und neigt zu Ängstlichkeit. Er macht sich schnell Sorgen, es kann sogar zu Angst und Panik kommen.
Dann kann er keinen klaren Gedanken mehr fassen, wird sehr unruhig und kann nur schwer abschalten. Er verliert leicht seine Mitte und kann dann vergesslich, aufgeregt und ungeschickt sein. Er ist dann wie „durch den Wind".

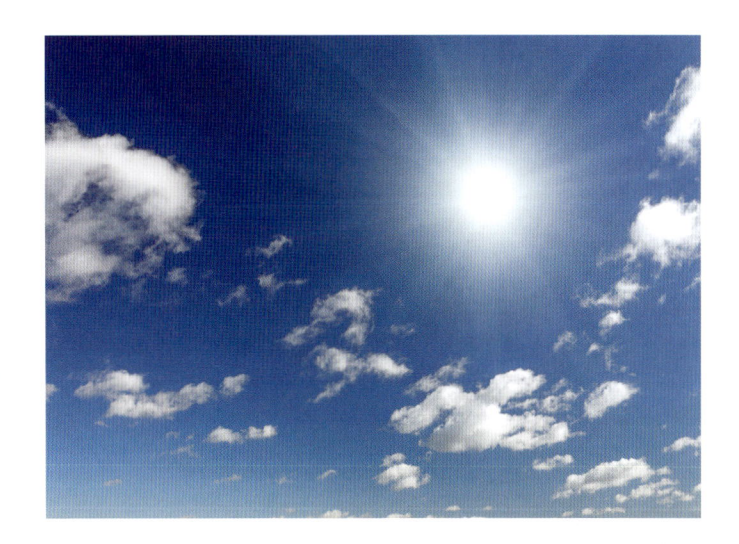

**Der Körperbau** ist in der Regel dünn und hager. Auch die Finger sind feingliedrig, lang und dünn. Sie haben eine relativ schwache Muskulatur. Daher erscheinen die Gelenke groß und hervortretend. Entweder sie sind sehr klein oder besonders groß, dabei aber immer hager. Die Haare sind dünn und trocken, ebenso neigt die Haut zu Trockenheit.
Das Herz, der Dickdarm, die Ohren, die Knochen und die Haut sind die Organe, welche von der Windenergie besonders leicht beeinflusst werden und die zur Schwäche neigen.
So neigen Windtypen zu Herzrhythmusstörungen, zu Blähungen und Verstopfung, zu Tinnitus, Osteoporose sowie zu trockener Haut und Neurodermitis.
Kälte, Wind und Unruhe verschlimmern alle Symptome.

**Die Sprache** ist auch auffallend. Grundsätzlich tragen sie das Herz auf der Zunge. Sie reden sehr viel, dabei oft besonders laut oder besonders leise.

Durch die allgemeine Unruhe ist auch der Schlaf unruhig. Oftmals fällt das Einschlafen durch den starken Gedankenandrang und durch die Ängste und Sorgen schwer. Wind-Typen haben nachts viele Alpträume, schlafen oberflächlich; sehr typisch ist das frühzeitige Erwachen in der Zeit zwischen 3 und 5 Uhr morgens.

## DIE GALLE-KONSTITUTION (TIBETISCH: TRIPA)

**Die Galle-Energie reguliert das Blutkreislaufsystem, die Körperwärme und das Blut.**

**Der Sitz** der Galle-Energie ist in der Körpermitte auf Höhe des Oberbauchs.

**Die Ursachen** für die dominante Galle-Konstitution sind die Störgefühle Abneigung, Hass und Zorn.

**Das dazugehörige Element** ist das Feuer-Element.

**Der Geist und die Psyche der Galle-dominanten Typen weisen folgende Eigenschaften auf:**

Der Galle-Typ hat sein Leben gut organisiert und strukturiert. Er hat einen relativ genauen Plan und ist sehr ordentlich, genau und zuverlässig. Er ist in der Regel intelligent und hat einen scharfen Verstand, kann hervorragend Zusammenhänge logisch erkennen, Dinge planen und organisieren. Er hat viel Energie, macht viele Dinge, übernimmt Verantwortung und erwartet von den anderen auch dasselbe. Die hohen Ansprüche und die Ungeduld machen ihm manchmal einen Strich durch die Rechnung und er kann durch Ungeduld, Zornausbrüche, cholerische Anfälle und Pedanterie auch sehr unangenehm werden.
Ehrgeiz und hohes Arbeitspensum können sogar bis zum Burnout führen. Ärger, Übergenauigkeit, Druck und Hitze können alles verschlechtern oder Krankheiten auslösen.
Dieser Typ hat auch Angst, aber dies ist eine versteckte tiefere Angst, die nicht an der Oberfläche liegt.

**Der Körperbau** des Galle-Typs ist meist muskulös. Seine Konstitution ist von mittlerer Körpergröße mit breiten Schultern und starkem Nacken. Er hat von Natur aus einen kräftigen Körperbau.

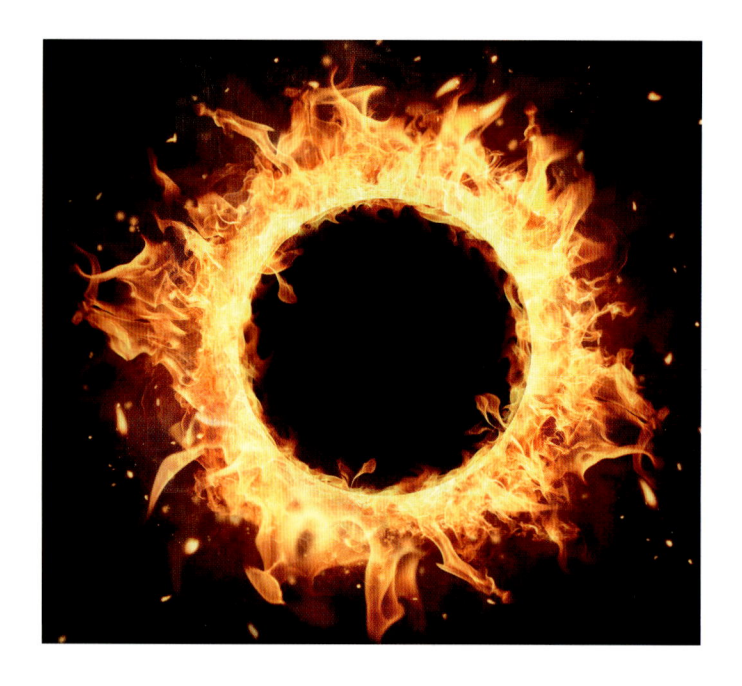

Die Haare sind häufig lockig und neigen dazu, schnell fettig zu werden.
Galle-Typen wird es schnell zu heiß, sie kommen leicht ins Schwitzen und die Körperausdünstungen sind stark riechend. Die Organe, die von der Galle-Energie stark beeinflusst werden und die zur Schwäche neigen, sind die Leber und die Gallenblase, der Dünndarm, bei den Sinnesorganen die Augen, außerdem das Blut und der Schweiß.
So neigen Galle-Typen zu Bluthochdruck, zu Migräne und Übelkeit, zu Gastritis, Kolitis und Durchfall, zu Augenproblemen, Akne und zu verstärktem Schwitzen.
Hitze und Ärger verschlimmern alle Symptome.

**Die Sprache** ist dem Geisteszustand entsprechend klar, eloquent und kontrolliert. Die Ungeduld kann jedoch auch zu Zornausbrüchen führen.

Galle-Typen haben in der Regel keine Schlafprobleme.

## DIE SCHLEIM-KONSTITUTION (TIBETISCH: BEKEN)

**Die Schleimenergie reguliert das Lymphsystem und den Wasserhaushalt.**

**Der Sitz** der Schleim-Energie ist im Kopfbereich.

**Die Ursachen** für die dominante Schleim-Konstitution sind die Störgefühle Unwissenheit und Dumpfheit.

**Die dazugehörigen Elemente** sind das Erd- und das Wasserelement.

**Der Geist und die Psyche der Schleim-dominanten Typen weisen folgende Eigenschaften auf:**

Der Schleim-Typ lässt es ruhig angehen. Ruhe und Gemütlichkeit sind hohe Werte für ihn. Er ist sehr ausdauernd und geduldig mit sich und anderen, ist ruhig, friedvoll und ein echter Fels in der Brandung. Er ist ein guter Zuhörer und kann andere Menschen gut beruhigen und befrieden.
Aufgaben werden mit Geduld, Ausdauer und hoher Beständigkeit erledigt. Veränderungen und hohes Tempo sind ihm eher unangenehm. Er möchte die Welt eher so bewahren, wie sie ist, er ist also eher konservativ und traditionsbewusst.
Er neigt aber auch dazu zu träge, zu ruhig und zu gleichgültig zu sein. Dann werden der Körper und der Geist immer schwerfälliger und es kann zu starkem Übergewicht und zu Dumpfheit und Depressionen führen.
Bewegung und geistige wie körperliche Aktivität sind also sehr wichtig für Schleim-Typen.

**Vom Aussehen her** ist er groß, körperlich kräftig und neigt zu Übergewicht. Der Körperbau ist oft birnenförmig.
Er ist etwas schlaff und hat wenig Körperspannung, neigt zu Schwerfälligkeit, ist gemütlich, langsam und hat mit Trägheit und Faulheit zu kämpfen.

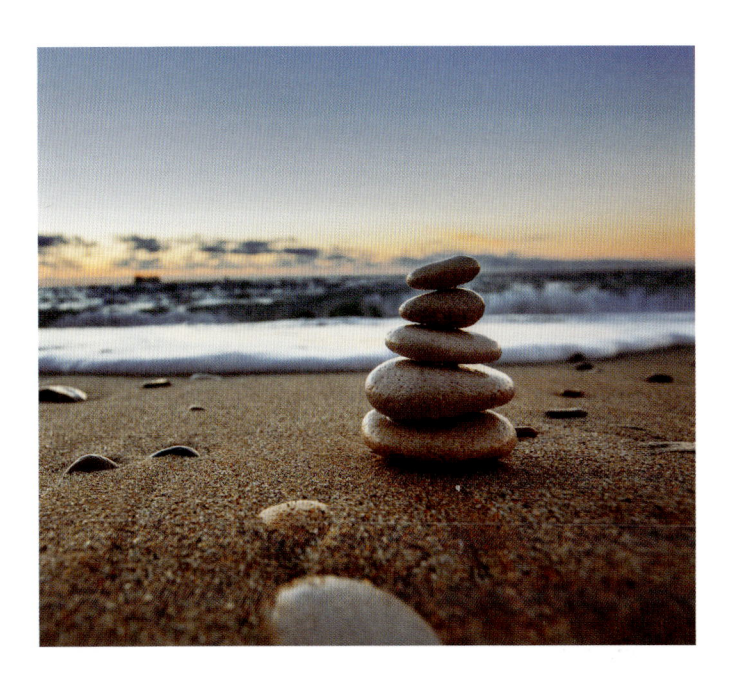

Die Organe, die von der Schleimenergie stark beeinflusst werden und die zur Schwäche neigen, sind die Organe des Wasserelements Niere und Blase, die Organe des Erdelements Magen und Milz, bei den Sinnesorganen die Nase und Zunge, außerdem die Ausscheidungen Stuhl und Urin sowie die Körperbestandteile Muskeln und Fett.
So neigen Schleim-Typen zu Nieren- und Blasenentzündungen, zu Verdauungsschwäche, Diabetes, Schnupfen und Asthma sowie zu Übergewicht.
Die Haare sind häufig dick und kräftig.

Die geistige Ruhe und Schwerfälligkeit zeigen sich auch in der **Sprache**. Der Schleim-Typ spricht wenig und langsam.

Der Schlaf ist tief und fest. Er schläft problemlos ein, hat ein großes Schlafbedürfnis, braucht mehr Schlaf als die anderen Typen und tut sich schwer mit dem Aufstehen am Morgen. Er schläft eher zu lange und zu viel.

Andauernde Kälte, ständige Feuchtigkeit und langfristige Trägheit verschlimmern alle Symptome.

## DIE WIND-GALLE-KONSTITUTION

**Die Ursache** für diese Kombination ist eine Mischung aus Anhaftung und Abneigung.

**Die dazugehörigen Elemente** sind Luft und Feuer.

**Der Geist und die Psyche dieses Typs weisen folgende Eigenschaften auf:**

Diese Menschen sind impulsiv. Dies ergibt sich durch die interessante Mischung von Wind und Feuer.

Die Wind-Energie liefert die Kreativität und die Galle-Energie das Durchsetzungsvermögen. Sie haben viele Ideen und sind dazu noch ehrgeizig. In gesunder Form sind diese Menschen sehr produktiv und tatkräftig.

Der Wind facht das Feuer an und macht es aber auch unberechenbar. Diese impulsive Mischung mit hoher Energie birgt daher auch die Gefahr des Perfektionismus und des Workaholics. Diese Menschen sind immer in Bewegung und können auch eine gewisse Unruhe verbreiten. Daher brauchen sie zum Ausgleich immer wieder Erdung und Ruhe, durch Tibetisches Yoga, Entspannung, meditatives Laufen und Meditation.

Die Organe, die von dieser Energiekombination stark beeinflusst werden und die zur Schwäche neigen, sind die Organe Herz und Leber, bei den Sinnesorganen die Ohren und die Augen.

Dieser Typ neigt zu Stress, Schwindel, Spannungskopfschmerzen, Verspannungen, Tics und Gastritis.

## DIE WIND-SCHLEIM-KONSTITUTION

**Die Ursache** für diese Kombination ist eine Mischung aus Anhaftung und Unwissenheit.

**Die dazugehörigen Elemente** sind Luft sowie Erde und Wasser. Beide Energien sind von kühler Natur.

**Der Geist und die Psyche dieses Typs weisen folgende Eigenschaften auf:**

Diese Menschen sind oft philosophisch und nachdenklich, sie wirken kühl und etwas unnahbar. Der Wind sorgt für die Ideen, diese sind aber tiefgründig und eher nach innen gerichtet. Sie sind außerdem zuverlässig und gründlich, haben auch eine sanfte und verbindende Art.
Ist die Windenergie zu stark, kann dies zu Nervosität führen, nimmt die Schleimenergie überhand, so führt dies zu Passivität und Selbstmitleid.
Insgesamt fehlt die Feuerenergie und damit auch oft die Kraft nach außen zu gehen und die Dinge umzusetzen. Es bleibt öfters bei inneren philosophischen Gedankengängen ohne äußere Umsetzung. Es fehlt häufig der Mut, die Ideen auszuführen.
Die Organe, die von dieser Energiekombination stark beeinflusst werden und die zur Schwäche neigen, sind die Niere, der Magen und die Atemwege. Eine geschwächte Verdauungshitze kann zu Verdauungsschwäche und Stoffwechselschwäche führen. Ödeme und Übergewicht sind keine Seltenheit. Ebenso besteht eine Neigung zu verschleimten Atemwegen und überhaupt zu Kälte. Wind und Schleim sind beides kalte Energien, daher spielen kalte Hände und Füße und ständiges Frieren und die Neigung zu Erkältungen eine große Rolle. Es fehlt insgesamt an Feuer und Hitze.
Dieser Typ neigt zu Erschöpfung, Selbstmitleid und Depressionen. Wärme und Bewegung in jeglicher Form tun gut.

## DIE GALLE-SCHLEIM-KONSTITUTION

**Die Ursache** für diese Kombination ist eine Mischung aus Abneigung und Unwissenheit.

**Die dazugehörigen Elemente** sind Feuer sowie Erde und Wasser.
Die Mischung der Energien ist von heiß-kühler Natur. Dadurch sind die beiden Gegenpole heiß und kalt vereint, gleichen sich aus und ergeben eine günstige Mischung.

**Der Geist und die Psyche dieses Typs weisen folgende Eigenschaften auf:**

Diese Menschen vereinen die klare, vitale Seite der Galle-Energie mit der ausdauernden, friedlichen Seite der Schleim-Energie. Somit sind Energie und Ausdauer vereint.
Sie sind daher sehr belastbar und recht ausgeglichen. Einzig fehlt ihnen die Empfindsamkeit und das Einfühlungsvermögen der Wind-Energie. Daher sollten sie ihr Mitgefühl schulen, indem sie üben, sich in andere hineinzuversetzen.
Der Körperbau des Galle-Schleim-Typs ist recht kräftig und muskulös. Er hat eine Konstitution von großer Körpergröße mit breiten Schultern und starkem Nacken, entweder sie haben von Natur aus kräftige Muskeln oder sind etwas korpulent.
Die Haare sind kräftig und neigen dazu, schnell fettig zu werden.
Diese Typen haben insgesamt eine ausdrucksstarke Ausstrahlung. Öfters sind sie resistent gegen Kritik.
Die Organe, die von diesen beiden Energien beeinflusst werden und die zur Schwäche neigen, sind die Leber und die Gallenblase sowie der Magen.
So neigen Galle-Schleim-Typen zu Arteriosklerose, Infektionen, Gallensteinen, Migräne und Kopfschmerzen und zu Verdauungsstörungen.

## WIND-GALLE-SCHLEIM-KONSTITUTION

Diese Menschen sind sehr ausgeglichen, körperlich als auch psychisch. Die 3 Energien sind gleichmäßig verteilt und können sich dadurch sehr gut selbst ausgleichen.
Sie haben eine sehr stabile Konstitution. Diese günstige Mischung ist aber relativ selten.
Sie können sich äußeren und inneren Einflüssen sehr gut anpassen und haben auch eine sehr ausgeglichene Ausstrahlung, ohne Extreme.
Die Unruhe der Wind-Energie wird durch die Geduld der Schleim-Energie ausgeglichen, die Hitze der Galle-Energie durch die Kälte von Wind- und Schleim-Energie, die Trägheit der Schleim-Energie wiederum durch die Bewegung der Wind-Energie und Kraft der Galle-Energie. Auch körperlich sind keine besonderen Schwachstellen zu finden.

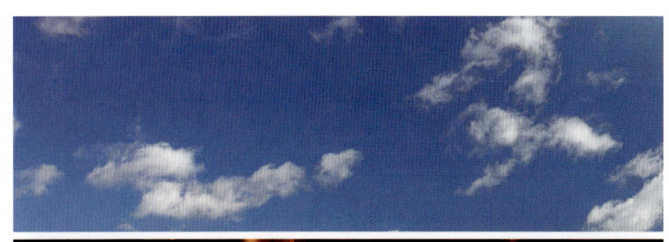

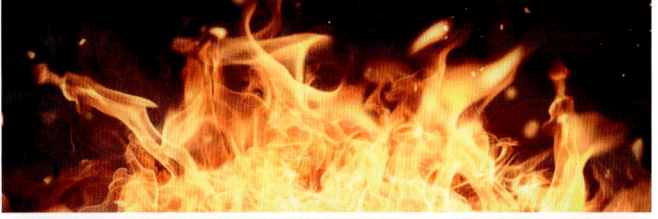

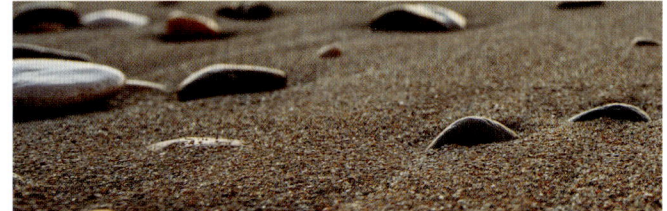

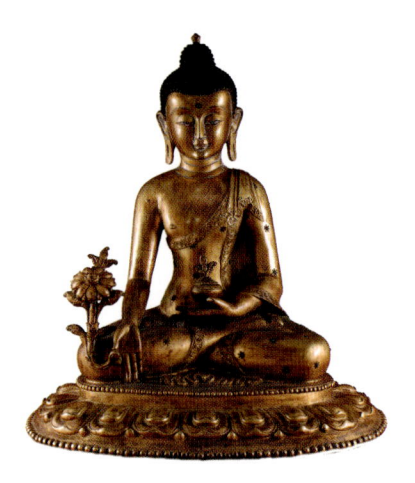

# Der Verdauungsvorgang

In der Tibetischen Medizin spielt die Ernährung und die Verdauung eine entscheidende Rolle für die Gesundheit des Menschen

Dies ist sehr gut nachvollziehbar, wenn man zum einen die Nahrung und zum anderen den Verdauungsvorgang genauer betrachtet: In der Tibetischen Medizin werden dabei der **Geschmack** und die **Qualitäten** der Nahrungsmittel näher betrachtet.

Zunächst ist festzuhalten, dass auch unsere Nahrungsmittel immer aus den 5 verschiedenen **Elementen** Luft, Erde, Wasser, Feuer und Raum zusammengesetzt sind, aus denen auch unser Körper zusammengesetzt ist. So enthält z.B. Chili viel vom Feuer-Element oder eine Birne viel vom Wasser-Element. Das bedeutet wiederum, dass wir durch die Elemente der Nahrungsmittel immer auch unsere Körper-Elemente und unsere Körper-Energien beeinflussen:
Chili vermehrt daher das Feuerelement in unserem Körper und dadurch die Galle-Energie. Er reduziert dagegen das Wasser-Element und die Schleim-Energie. Bei der Birne haben wir die gegenteilige Wirkung. Sie vermehrt das Wasser-Element in unserem Körper und damit die Schleim-Energie. Sie reduziert dagegen das Feuer-Element und daher die Galle-Energie.

Dieses Prinzip spiegelt sich auch grundsätzlich in dem **Geschmack** aller Nahrungsmittel wieder. So ist der Chili „scharf" und alle scharfen Nahrungsmittel haben grundsätzlich einen großen Anteil vom Feuerelement. Eine Birne schmeckt „süß" und alle süßen Nahrungsmittel haben einen großen Anteil vom Erd- und Wasser-Element. Deswegen werden in der Tibetischen Medizin die Nahrungsmittel aufgrund ihres unterschiedlichen Geschmacks und den entsprechenden Wirkungen auf die Körper-Elemente und Körper-Energien betrachtet. Man unterscheidet dabei die Geschmäcker süß, sauer, salzig, bitter, scharf und zusammenziehend. **Dies ist das erste Grundprinzip!**

Außerdem haben die Nahrungsmittel verschiedene **Qualitäten**, welche bestimmte Auswirkungen auf die 5 Elemente und die 3 Energien (Wind, Galle, Schleim) in unserem Körper haben. Diese Qualitäten sind die Gegensatzpaare: Schwer - leicht, ölig - trocken, kalt - heiß, mild – scharf. Schwere Nahrungsmittel wie z.B. Salz reduzieren das Luft-Element und dadurch die Wind-Energie in unserem Körper. Kalte Nahrungsmittel wie z.B. die Gurke reduzieren das Feuer-Element und dadurch die Galle-Energie in unserem Körper.

Daher werden in der Tibetischen Medizin auch alle Nahrungsmittel aufgrund ihrer Qualitäten unterschieden und deren Wirkung auf unsere Körper-Elemente und Körper-Energien betrachtet. **Dies ist das zweite Grundprinzip!**

Alle Nahrungsmittel haben also bestimmte Geschmäcker und Qualitäten und beeinflussen unseren Körper, unsere Elemente und Energien. Daher ist es so wichtig, dass die Nahrung auch unserer Konstitution entspricht, damit wir langfristig gesund bleiben oder wieder gesund werden.

**Das dritte Grundprinzip** ist, dass wir biologisch **hochwertige Nahrung** zu uns nehmen. Nur aus hochwertigen Nahrungsmitteln kann auch Hochwertiges „herausgezogen" werden.

Schließlich müssen noch unsere **Körperenergien**, welche für die Verdauung zuständig sind, in gutem Zustand sein. Im Magen und Darm sind 3 Energien dafür zuständig: Die „Feuergleiche Wind-Energie", die „Zersetzende Schleim-Energie" und die „Verdauende Galle-Energie".

Wir können uns nun diesen Verdauungsvorgang wie das Kochen von Fleisch auf einem Gasherd vorstellen: Zuerst brauchen wir ein qualitativ gutes Stück Fleisch, dazu noch einen Kochtopf mit Wasser, außerdem noch Gas und Feuer. Das Stück Fleisch entspricht der Nahrung, die wir zu uns nehmen und sie sollte 2 Bedingungen erfüllen: Zum einen sollte es von guter (Bio-) Qualität sein und zum anderen sollte es unserem Konstitutionstyp entsprechen.

Im Magen und Darm werden die 3 Körper-Energien aktiv, um dieses Stück Fleisch zu verdauen und dessen Elemente und Energie „herauszuziehen":
- Der „Feuergleiche Wind" entspricht dem Gas.
- Der „Zersetzende Schleim" entspricht dem Kochtopf mit Wasser.
- Die „Verdauende Galle" entspricht dem Feuer.

Sind diese 3 Energien gut ausgebildet, kann die Nahrung gut zersetzt und aufgenommen werden und es wird dadurch die sogenannte „Nahrungsessenz" mit den Elementen und Energien gebildet. Diese Nahrungsessenz durchläuft nun eine Umwandlung in die 7 Körperbestandteile.

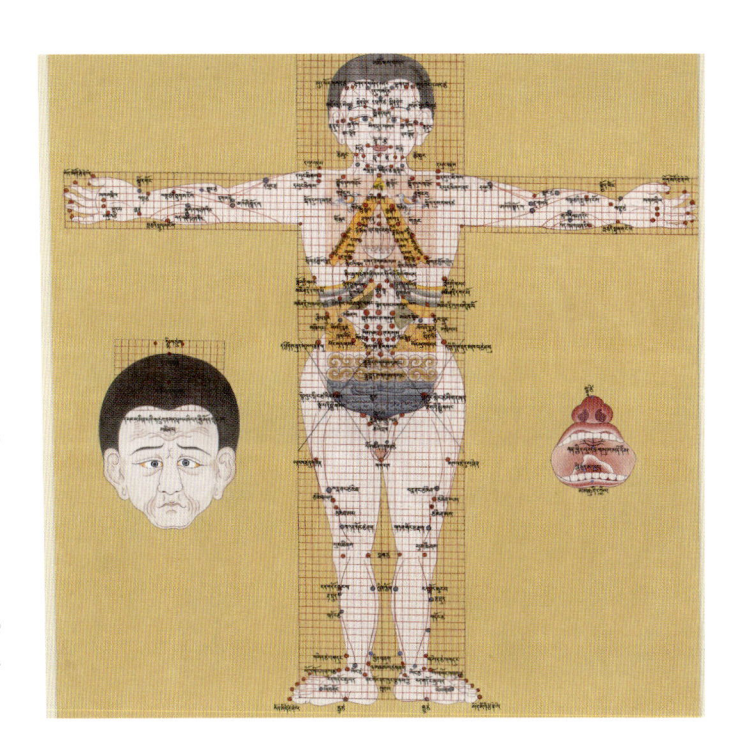

Unsere 7 Körperbestandteile, die nacheinander aus der Nahrungsessenz aufgebaut werden, sind:
1. Blut
2. Muskulatur
3. Fett und Knorpel
4. Knochen
5. Knochenmark
6. Samen und Ovum
7. Lebensflüssigkeit (Thigle)

Nach Tibetischer Medizin versorgt die Nahrungsessenz das Blut, dann die Muskulatur, danach Fett und Knorpel, dann Knochen, Knochenmark, schließlich Samen und Eizelle und zuletzt bildet sich noch die Lebensflüssigkeit, auf Tibetisch „Thigle" genannt, welche über unsere Ausstrahlung bestimmt.

Um unseren Körper und alle unsere Körperbestandteile optimal zu versorgen, brauchen wir vor allem die zu unserem Konstitutionstyp passenden Elemente und Energien der Nahrungsmittel, die wir aufgrund des Geschmacks und der Qualitäten entsprechend auswählen können.

Dadurch wird klar, welche entscheidende Rolle die Ernährung und die Nahrungsmittelauswahl für die Prävention und für die Therapie in der Tibetischen Medizin spielt. Sie ist die Grundlage, auf der alles andere aufbaut!

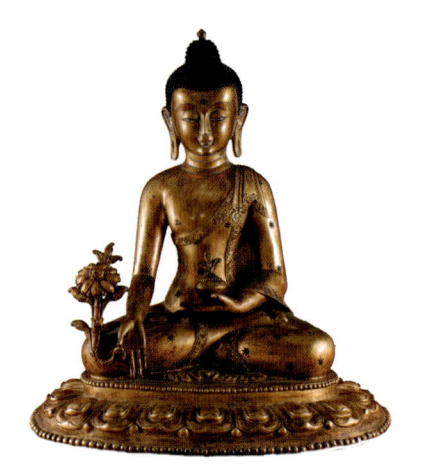

# Der Einfluss der Nahrungsmittel auf die Energien

## Der Geschmack der Nahrungsmittel

Die Grundlage des Geschmacks ist auf die 5 Elemente zurückzuführen, da alle Nahrung, Pflanzen, Kräuter und Medizin aus diesen 5 Elementen besteht.

Das Erdelement bildet die materielle Grundlage, das Wasserelement sorgt für die Feuchtigkeit, das Feuerelement verursacht die Wärme und das Wachstum, das Luftelement verursacht die Bewegung und unterstützt das Wachstum und das Raumelement erbringt den notwendigen Raum bzw. Platz für das Wachstum.

Obwohl alle Pflanzen, Kräuter und Nahrungsmittel aus diesen 5 Elementen zusammengesetzt sind, unterscheiden sie sich in der einzelnen Zusammensetzung, Stärke und im Geschmack.

**Aus welchen Elementen setzen sich die Geschmäcker zusammen?**

- Sind das Wasser- und das Erd-Element dominant, so schmecken die Nahrungsmittel **süß**.
- Sind das Feuer- und Erd-Element dominant, so schmecken sie **sauer**.
- Sind das Wasser- und das Feuer-Element dominant, so schmecken sie **salzig**.
- Sind das Wasser- und Luft-Element dominant, so schmecken sie **bitter**.
- Sind das Feuer- und Luft-Element dominant, so schmecken sie **scharf**.
- Sind das Erd- und das Luft-Element dominant, so schmecken sie **zusammenziehend**.

**Welche Wirkungen haben die 5 Elemente?**

- Das Erdelement entwickelt den Körper, macht ihn fest und heilt Wind-Erkrankungen.
- Das Wasserelement befeuchtet den Körper, macht ihn weich und heilt Galle-Erkrankungen.
- Das Feuerelement stärkt die Körperhitze, entwickelt die Körperbestandteile und heilt Schleim-Erkrankungen.
- Das Windelement stärkt und verbindet den Körper, lässt die Nahrungsstoffe im Körper sich ausbreiten und heilt Galle- und Schleim-Erkrankungen.
- Das Raumelement gibt allem Platz und heilt alle 3 Energie-Erkrankungen.

| GESCHMACK | ELEMENTE | HEILT | MEHRT |
|---|---|---|---|
| SÜSS | ERDE + WASSER | WIND + GALLE | SCHLEIM |
| SAUER | FEUER + ERDE | SCHLEIM + WIND | GALLE |
| SALZIG | WASSER + FEUER | WIND | GALLE + SCHLEIM |
| BITTER | WASSER + LUFT | GALLE + SCHLEIM | WIND |
| SCHARF | FEUER + LUFT | SCHLEIM | WIND + GALLE |
| ZUSAMMENZIEHEND | ERDE + LUFT | GALLE + SCHLEIM | WIND |

| | | | |
|---|---|---|---|
| GUT FÜR WIND | Süß, sauer, salzig | SCHLECHT FÜR WIND | Bitter, zusammenziehend |
| GUT FÜR GALLE | Bitter, süß, zusammenziehend | SCHLECHT FÜR GALLE | Sauer, scharf, salzig |
| GUT FÜR SCHLEIM | Bitter, scharf, sauer, zusammenziehend | SCHLECHT FÜR SCHLEIM | Süß, salzig |

**Wie werden die Geschmäcker unterschieden?**

- Der süße Geschmack wird erfahren durch ein bleibendes Gefühl auf der Zunge, ist geschmacksintensiv und vermehrt das Verlangen.
- Der saure Geschmack lässt einen das Gesicht verziehen und das Wasser im Mund zusammenlaufen.
- Der salzige Geschmack ist wärmend und vermehrt den Speichelfluss im Mund.
- Der bittere Geschmack verringert den Appetit und beseitigt Mundgeruch.
- Der scharfe Geschmack verursacht ein Brennen im Mund und Tränen in den Augen.
- Der zusammenziehende Geschmack hinterlässt einen bleibenden Geschmack am Gaumen.

## Die Qualitäten der Nahrungsmittel

Es gibt außerdem 8 Qualitäten bzw. Kräfte, welche ebenso wie der Geschmack Einfluss auf die Energien haben:

| | |
|---|---|
| Schwer | Gut für Wind |
| Leicht | Gut für Schleim |
| Ölig | Gut für Wind |
| Trocken | Gut für Schleim |
| Kalt | Gut für Galle |
| Heiß | Gut für Schleim |
| Mild | Gut für Galle |
| Scharf | Gut für Schleim |

- Ungünstig für die Wind-Energie sind kalte, leichte und trockene Nahrungsmittel.
- Ungünstig für die Galle-Energie sind ölige, heiße und scharfe Nahrungsmittel.
- Ungünstig für die Schleim-Energie sind schwere, ölige, kalte und milde Nahrungsmittel.

- Schwere Nahrungsmittel sind in der Regel kompakt. Rotes Fleisch, Getreide und Hülsenfrüchte sind schwer.
- Öliges beruhigt, verbessert die Gleitfähigkeit und erleichtert die Transportvorgänge im Körper.
- Kalte Nahrungsmittel sind Joghurt, Obst und Getreide.
- Mild sind Cremes, leichte Saucen, Broccoli und Kopfsalat.
- Leichte Nahrungsmittel sind Spinat, Pilze oder Sellerie.
- Trocken wirken Sanddorn und Hasenfleisch.
- Heiß sind viele Gewürze wie Pfeffer und Ingwer, aber auch Rettich und Zwiebeln. Sie stärken die Verdauungshitze.
- Scharf wird sehr deutlich bei Chili. Es hinterlässt ein brennendes Gefühl auf der Zunge und im Mund.

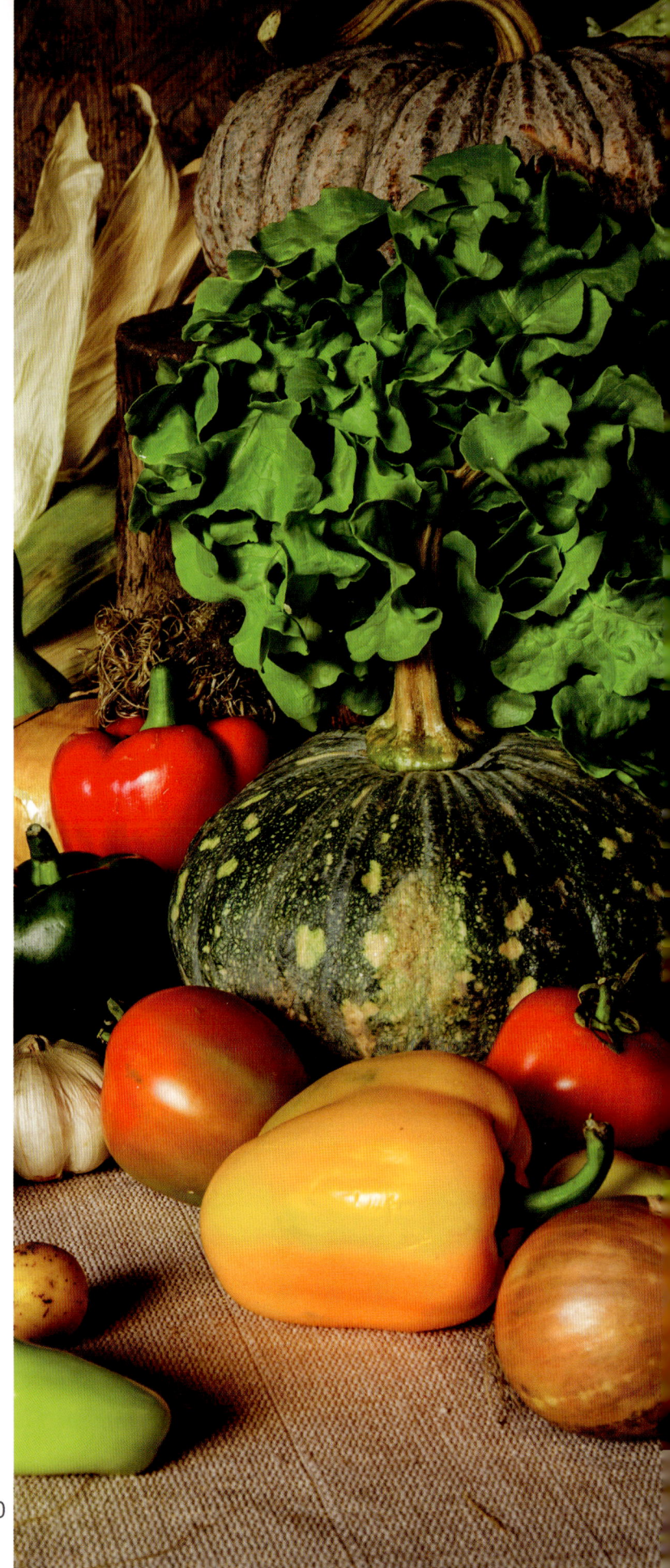

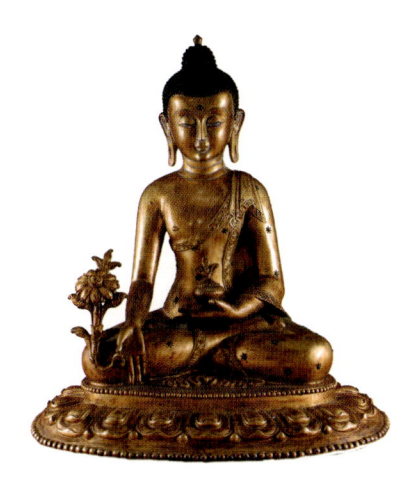

# Die Ernährung für die verschiedenen Konstitutionstypen

Daraus lässt sich schließen, dass es für jeden Konstitutionstyp Nahrungsmittel gibt, welche heilsam sind und Krankheiten vorbeugen, und Nahrungsmittel, welche unvorteilhaft sind und Krankheiten hervorrufen oder verschlechtern können. Entscheidend sind dabei der Geschmack und die Qualität der Nahrungsmittel, welche die Elemente und Energien beeinflussen.

Wind-Konstitutions-Typen sollten Nahrungsmittel zu sich nehmen, welche die Wind-Energie heilen und nicht vermehren. Gut ist schwere, ölige, warme Nahrung, also Fleisch statt Rohkost.
Der Geschmack sollte süß, sauer oder salzig sein.

Galle-Konstitutions-Typen sollten Nahrungsmittel zu sich nehmen, welche die Galle-Energie heilen und nicht vermehren. Gut ist kühlende, milde Nahrung, also Rucola statt Chili.
Der Geschmack sollte bitter, süß oder zusammenziehend sein.

Schleim-Konstitutions-Typen sollten Nahrungsmittel zu sich nehmen, welche die Schleim-Energie heilen und nicht vermehren.
Gut ist leichte, trockene, heiße und scharfe Nahrung, also Suppe statt Salat.

Der Geschmack sollte bitter, scharf, sauer oder zusammenziehend sein.

**Bei gemischten Konstitutionen** müssen die Nahrungsmittel kombiniert werden und es muss beachtet werden, welche Energie gerade zum Übergewicht neigt.

Auf den folgenden Seiten sind zuerst die genaueren Ernährungsanweisungen für die 3 Einzelkonstitutionen und weitere Hinweise für die 4 Mischtypen zu finden.

Am Ende des Rezeptteils werden alle Nahrungsmittel einzeln aufgeführt. Aufgrund ihres Geschmacks und ihrer Qualität werden sie danach eingeteilt, für welche Energien sie förderlich sind und bei welchen sie zu vermeiden sind.

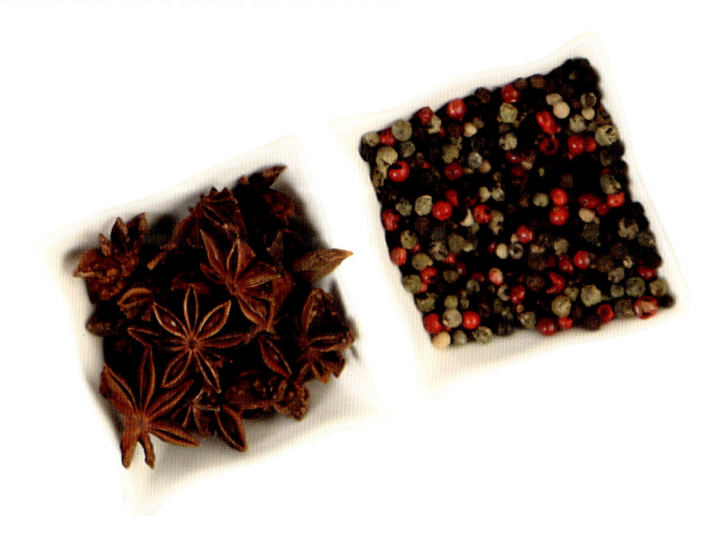

## ERNÄHRUNG FÜR DIE WIND-KONSTITUTION

**Allgemein**
Der Wind muss durch die Nahrung beruhigt werden. Das geschieht durch warme, schwere und ölige Nahrungsmittel.
Der Geschmack sollte süß, sauer oder salzig sein.

**Folgende Nahrungsmittel sind hervorragend für den Wind**
- Schaf-, Lamm- und Hühnerfleisch
- Getrocknetes Rinder- und Schaffleisch, Rauchfleisch, Räucherfisch, Prosciutto Crudo
- Knochensuppe, Fleischsuppe
- Gekochtes Gemüse
- Süßes Obst
- Samenöle, Sesamöl
- Rohrzucker, Melasse, Honig
- Knoblauch, Zwiebel, Brennnessel
- Gekochtes heißes Wasser mit Ingwer, Zitrone und Honig
- Warme frische Biomilch auch mit Honig, Dickmilch
- Japanischer Sake oder Rotwein (mind. 1 Jahr alt)
- Ghee (geklärte Butter)
- Trockenfrüchte, Schokolade
- Avocado, Kastanien, Butter, Reis, Brot, Eier, Grünkern
- Getreidebrei mit Sahne und warmen Gewürzen
- Muskat, Zimt, Ingwer, Kardamon, Nelke, Steinsalz, Black Salt, Asafoetida, Gomasio

**Besonders zu vermeiden sind dagegen folgende Nahrungsmittel, da sie den Wind verstärken**
- Reines vegetarisches Essen, Rohkost
- Kohlensäure, Kaffee, Schwarztee
- Schweinefleisch
- Hülsenfrüchte, Spinat, Rucola, Paprika, Endivie, Chicorée, Artischocke
- Apfel, Birne, Papaya, Wassermelone
- Petersilie, Oregano

Grundsätzlich sollten Wind-Typen nicht fasten, sondern regelmäßig Nahrung zu sich nehmen. Zwischendurch ein paar Nüsse oder Trockenfrüchte sind hervorragend. Es sollte möglichst Gekochtes statt Rohkost auf dem Speiseplan stehen. Es ist sehr zu empfehlen, immer wieder Fleisch und auch Fleisch- und Knochensuppen an mehreren aufeinanderfolgenden Tagen zu essen. Nach Möglichkeit sollte zum Backen, Braten und Kochen Ghee verwendet werden.

**Folgende Gewürze sollten im Gewürzregal stehen:**
Muskat, Nelke, Steinsalz, Black Salt, Asafoetida, Rohrzucker, Pfeffer, Anis, Zimt, Ingwer, Galgant, Kardamon, Gomasio.

## ERNÄHRUNG FÜR DIE GALLE-KONSTITUTION

**Allgemein**
Die Galle-Energie muss durch die Nahrung gekühlt werden. Dies geschieht durch kühle, milde Nahrungsmittel.
Der Geschmack sollte bitter, zusammenziehend oder süß sein.

**Folgende Nahrungsmittel sind hervorragend für die Galle-Energie**
- Mageres Fleisch, Wildfleisch (Hirsch, Reh, Bergziege), Ziegenfleisch, Geflügel
- Brot, Reis, Getreideflocken, Haferbrei
- Löwenzahn, Rucola, Endivie, Chicorée
- Paprika, Tomate, Karotte, Gurke, Sprossen
- Hülsenfrüchte, Bohnen, Linsen, Spinat, Broccoli, Blumenkohl, Pilze, Artischocke, Kartoffel, Kürbis, Birne, Ananas, Kiwi, Banane, Grapefruit
- Quark, Molke, Buttermilch, Joghurt (von Kuh oder Ziege), frische Butter
- Soja- und Reismilch
- Bergwasser, abgekochtes kaltes Wasser, abgekochtes warmes Wasser
- Grüntee, leichter Schwarztee

**Besonders zu vermeiden sind dagegen folgende Nahrungsmittel, da sie die Galle-Energie verstärken**
- Scharfes, öliges, fettes, saures Essen
- Lamm-, Pferde-, Rind-, Hasenfleisch
- Rauchfleisch, getrocknetes Fleisch
- Fisch, Meerestiere
- Salami, Schinken, Dosenwurst
- Käse, (fette) Milch, Öl, Zitrone
- Alkohol, Bier, Weißwein, Rotwein, Kohlensäure
- Schokolade, Rohrzucker, Trockenfrüchte
- Aubergine, Avocado, Sellerie, Rettich, Grünkern, Heidelbeere, Aprikose, Pflaume, Walnuss, Kastanie
- Knoblauch, Chili, Pfeffer, Glutamat

Für den Galle-Typ gilt das Prinzip „all-natural", d.h. er sollte die Nahrungsmittel nicht zu stark verändern und nur mild würzen. Hervorragend ist Gemüse, roh oder im Wok kurz angebraten, Salat, Obst und mageres Fleisch. Glutamat und scharfe Gewürze sind unbedingt zu vermeiden. Auch Milch und Alkohol sollte man nur in geringen Mengen zu sich nehmen.
Ab und zu einen Tag fasten ist förderlich. Sehr gut ist eine tibetische Fasten-Reinigungs-Kur jeden Herbst und evtl. auch noch im Frühjahr.

**Folgende Gewürze können vom Galle-Typ verwendet werden:**
Safran, Kurkuma, Minze, Salbei, Bockshornklee, Estragon, Lorbeerblatt.

# ERNÄHRUNG FÜR DIE SCHLEIM-KONSTITUTION

**Allgemein**
Die Schleim-Energie muss durch die Nahrung erwärmt werden. Das geschieht durch heiße, scharfe, trockene und leichte Nahrungsmittel.

Der Geschmack sollte scharf, zusammenziehend oder sauer sein.

**Folgende Nahrungsmittel sind hervorragend für die Schleim-Energie**
- Hammel-, Lamm- und Schaffleisch, Wildschwein, Hasenfleisch, Pferdefleisch
- Großer Seefisch, Paella, Fischsuppe, Eintopf
- Reis, Tsampa, Grünkern, Polenta aus Mais oder Getreide
- Hülsenfrüchte, Linsen, Knoblauch, Zwiebel, Kastanien, Sellerie, Spargel, Sprossen
- Granatapfel, Trockenfrüchte, Aprikosen, Kirschen, Pflaumen, Zitrone
- Honig, Sanddorn
- Miso, Kardamon, Pfeffer, Chili, Nelke, Muskat
- Mindestens 1 Jahr alter Rotwein, Grappa
- Gekochtes heißes Wasser mit Ingwer, Zitrone und Honig
- Reismilch, Sojamilch

**Besonders zu vermeiden sind dagegen folgende Nahrungsmittel, da sie die Schleim-Energie verstärken**
- Vorgekochtes, öliges, fettes, süßes Essen
- Süßigkeiten, Zucker, Desserts, Cremes
- Milch, Milchprodukte, Joghurt
- Weißmehl
- Rohkost, Kartoffel, Hirse, Kürbis, rohe Tomaten, Gurke, Karotte
- Spinat, Brennnessel, Mais, Bananen, Feigen, Wassermelone, Kiwi, Ananas, Papaya, Trauben, Orangen, Äpfel, Birnen
- Landjäger, Hausmacher Wurst
- Kalter Tee

Der Schleim-Typ hat im Gegensatz zum Wind-Typ einen relativ langsamen Stoffwechsel. Daher sollte er maximal drei Mahlzeiten zu sich nehmen, ohne Zwischenmahlzeiten und mit genügend Abstand zwischen den Mahlzeiten.

Er sollte auch auf warme und gekochte Nahrung achten. Sehr gut ist, morgens eine Tasse gekochtes Wasser zu trinken. Überhaupt wäre es gut, über den Tag verteilt ½ - 1 Liter gekochtes, heißes Wasser mit Ingwer, grünem Kardamon, Zitrone und Honig zu trinken, um die Verdauungshitze zu stärken.
Sehr gut ist scharfe Nahrung. Es können viele Gewürze verwendet werden.

**Diese sollten daher auf jeden Fall im Gewürzschrank stehen:**
Grüner Kardamon, verschiedene Pfeffer, Piment, Chili, Curry, Ingwer, Galgant, Kümmel, Kreuzkümmel, Schwarzkümmel, Meerrettich, Senf, Muskat, Thymian, Zimt, Zitronengras, Schnittlauch sowie Kresse und Basilikum.

## ERNÄHRUNG FÜR DIE WIND-GALLE-KONSTITUTION

Neutrales Essen wie gekochtes Gemüse, mageres Fleisch, Rindfleisch, Getreide und Getreideflocken, sowie süße Speisen sind gut geeignet. Dieser Typ sollte Kaffee, Kohlensäure und Glutamat vermeiden.

## ERNÄHRUNG FÜR DIE WIND-SCHLEIM-KONSTITUTION

Dieser „kalte Typ" sollte warme und nahrhafte Nahrung zu sich nehmen.
Sehr gut sind Fleischsuppen, gekochtes Gemüse, Zwiebeln, Lauch, Reis, Gewürze wie Pfeffer, Chili, Kardamon, Ingwer, Muskat, Zimt und Anis.
Saure und scharfe Speisen sind hervorragend.

## ERNÄHRUNG FÜR DIE GALLE-SCHLEIM-KONSTITUTION

Grundsätzlich ist zu einer moderate Nahrung zu raten, also nicht zu heiß und nicht zu kalt.
Je nach Dominanz der Energien (Galle oder Schleim) kann die Nahrung auch etwas kühlend oder wärmend sein.
Gut ist gekochtes Gemüse, mageres Fleisch, Geflügel, Artischocken, Bittergurke, Rosenkohl, Petersilie und Hülsenfrüchte. Geeignet sind auch Grapefruit, Quitte und Rhabarber.
Die Geschmäcker bitter und zusammenziehend sind gut.

## ERNÄHRUNG FÜR DIE WIND-GALLE-SCHLEIM-KONSTITUTION

Da dieser Typ sehr ausgeglichen ist, kann er im Prinzip alles essen, nur sollte er einseitige Nahrung auf Dauer vermeiden und dann reagieren, wenn sich eine Störung in eine Richtung andeutet.

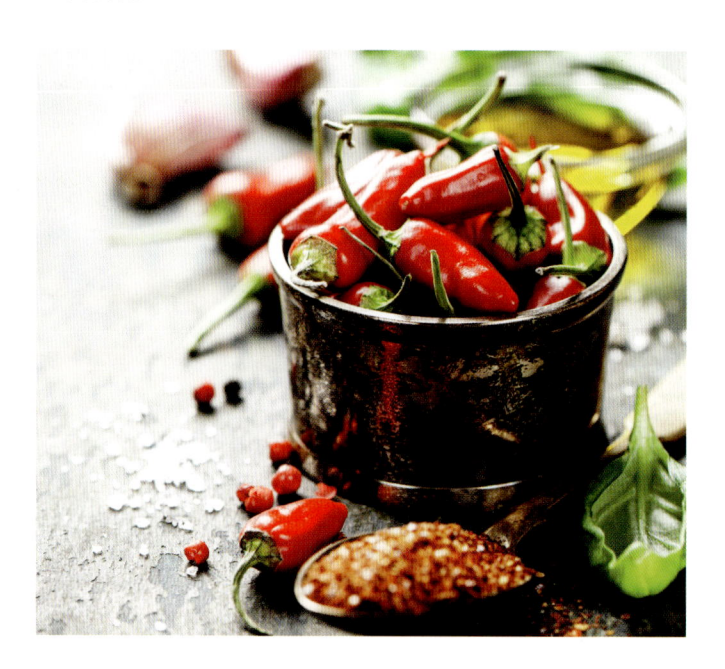

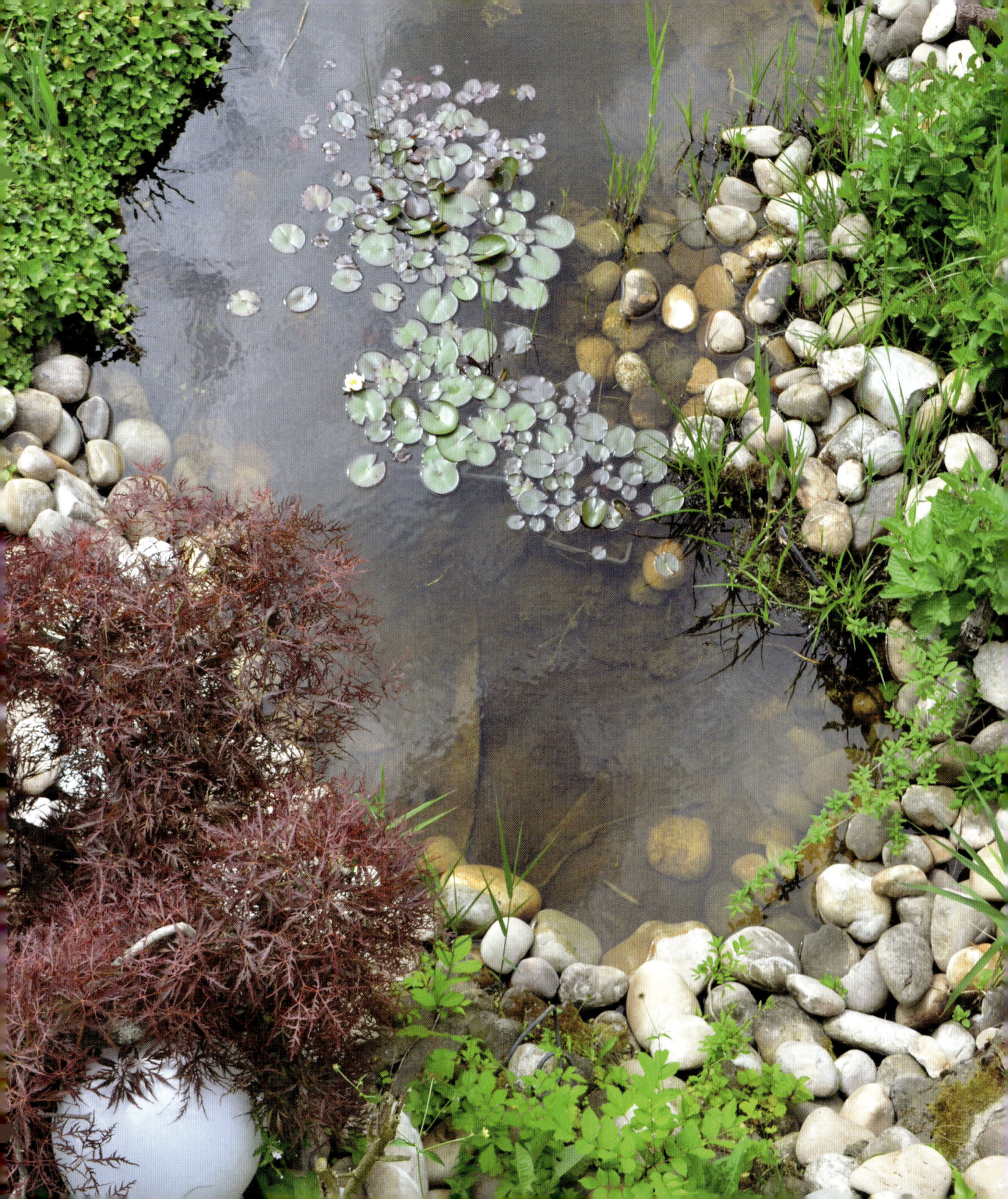

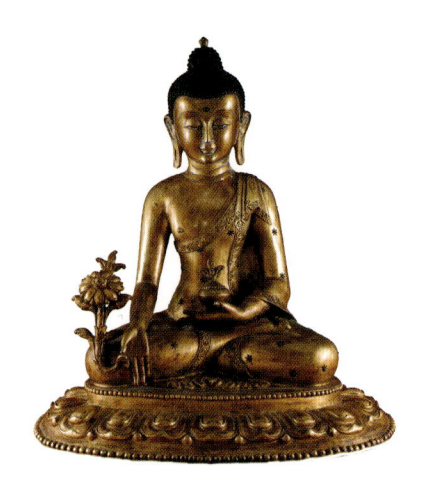

# Allgemeines zur Ernährung

## Das Kochen

Glücklicherweise haben unsere Vorfahren das Feuermachen erfunden und damit das Kochen der Nahrung ermöglicht. Das Kochen neutralisiert die Gifte und macht einige Lebensmittel überhaupt erst verdaubar. In der Tibetischen Medizin sagt man, dass es das Feuer-, das Wind- und das Wasser-Element zusammen ermöglichen, auch Nahrungsmittel in eine andere Energieform zu transformieren: So wird schwer zu leicht, kalt zu warm, hart zu weich, rau zu glatt und trocken zu feucht. Durch das Kochen mit Feuer und Wasser können die sonst zu schwachen Verdauungsorgane rohe und schwere Nahrungsmittel verdauen, da durch das Kochen der Nahrung dem Körper quasi ein Teil der Verdauungsarbeit abgenommen wird. Nach dem ersten äußeren Kochen findet das zweite „Kochen" dann im Magen bzw. in den Verdauungsorganen statt.
Allergien und Nahrungsunverträglichkeiten sind ein Zeichen für eine Art von Unverträglichkeit von Schadstoffen in den Nahrungsmitteln aufgrund schädlicher Nahrungsmittelproduktion oder beruhen auf einem Ungleichgewicht der Verdauungsorgane.

Die geeignete Art des Kochens ist auch vom Konstitutionstyp abhängig. Bei Wind- und Schleim-Konstitutionen sollte das Essen und vor allem das Gemüse lange gekocht werden. Galle-Konstitutionstypen können auch leicht gedünstetes Gemüse, am besten im Wok gekocht, gut verdauen, da sie eine höhere Verdauungshitze haben.

Allgemein gilt: Die dem Konstitutionstyp entsprechende Ernährung beugt grundsätzlich den Krankheiten vor, ist aber auch für die Therapie bei Erkrankungen die Grundlage und sehr wichtig. Die genaue Einhaltung der Nahrungshinweise für 2-3 Monate bringt erste Resultate, die Einhaltung für 6 Monate gute Ergebnisse und schließlich stellen sich durch die Einhaltung für ein Jahr, also durch alle vier Jahreszeiten hindurch, langfristige, bleibende Ergebnisse ein.

## Die Bedeutung von Öl bei der Ernährung

Nach der Tibetischen Medizin ist es für die Gesundheit wichtig, genügend Öl zu verwenden. Öl hat viele Eigenschaften: Es ist süß, schwer, warm oder kühlend, ölig, sanft, feucht und leicht reinigend.

**Öl hat sehr viele positive Eigenschaften:**
- Ist sehr gut für Wind-Konstitutionen und bei Wind-Erkrankungen.
- Ist sehr gut für schwache Personen, zur Stärkung und bei starker geistiger Arbeit.

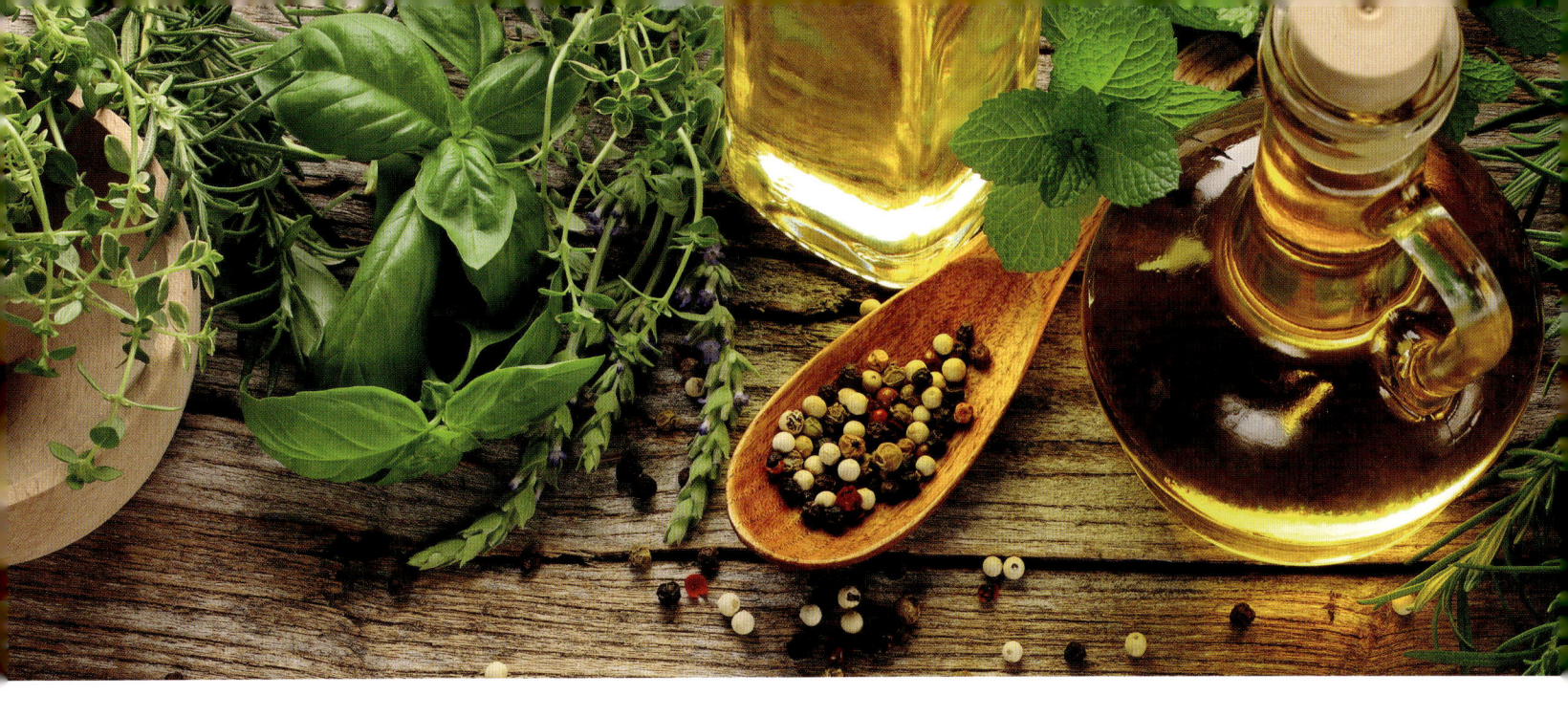

- Es stärkt die Verdauungshitze.
- Es reinigt die Organe, entgiftet, reinigt und schmiert die Kanäle, hält sie geschmeidig und verhindert Ablagerungen.
- Es klärt die Energiekanäle und damit auch den Geist und führt zu mehr Klarheit.
- Es stärkt die Organe, die Körperbestandteile, den Körper und die Sinnesorgane.
- Es hält jung, verlangsamt den Alterungsprozess und verleiht junges Aussehen.
- Es stärkt die Ausstrahlung.

Alles in allem kann man sagen, dass Öl sehr viel gesundheitserhaltende Wirkungen besitzt. Dennoch gibt es heutzutage sehr viele Vorbehalte gegen Öl und Cholesterin.

Dabei sind zwei Dinge wichtig. Vor allem ist bei Öl sehr auf die Qualität zu achten. Man sollte auf jeden Fall hochwertiges, kaltgepresstes biologisches Öl verwenden, da raffiniertes, konserviertes und schlecht verarbeitetes Öl eben auch negative Eigenschaften für unseren Körper hat. Außerdem sollte man auf den Konstitutionstyp achten und dementsprechend die Art und die Menge des Öls auswählen. So sollten die Galle-Konstitutionstypen grundsätzlich wenig Öl und am besten nur Olivenöl und Kokosöl verwenden, während für Windtypen Ghee und Sesamöl sowie viele andere Ölsorten hervorragend geeignet sind.

**Die einzelnen Ölsorten und deren Eigenschaften und Wirkungen:**

- **Sesamöl:** Bessert Schleimenergie, stärkt den Körper und erhöht das Gewicht bei Winderkrankungen.
- **Olivenöl:** Ist süß und bitter; gut für die Galleenergie; neutralisiert Wind- und Galleenergie, ohne die Schleimenergie zu verschlimmern.
- **Sonnenblumenöl:** Ist süß; reduziert Wind- und Schleimenergie und ist leicht zu verdauen.
- **Leinöl:** Ist süß, warm und bitter; reduziert Windenergie, erhöht aber die Galleenergie.
- **Maisöl:** Ist süß und zusammenziehend; stärkt den Körper, erhöht aber die Schleimenergie.
- **Senföl:** Reduziert die Windenergie, erhöht aber die Galle- und Schleimenergie.
- **Erdnussöl:** Ist süß und warm; reduziert Windenergie, wärmt den Körper und stärkt die Körperenergie.
- **Sanddornöl:** Ist warm und zusammenziehend; gut für die Schleimenergie.
- **Maiskeimöl:** Ist süß, zusammenziehend und schwer; stärkt den Körper.
- **Kokosöl:** Ist süß und reduziert die Galleenergie.
- **Kürbiskernöl:** Ist süß, warm, schwer; reduziert die Windenergie.
- **Distelöl:** Reduziert Wind- und Schleimenergie.

- **Frische Butter:** Ganz frische Butter (max. 24 Stunden alt) ist hervorragend für die Galleenergie; ist kühlend, stärkend, stärkt die Ausstrahlung und heilt Fieber.
- **Ziegenbutter:** Ist kühlend; heilt Wind und Hitze, ist daher gut in den Wechseljahren, z.B. bei Hitzewallungen.
- **Ghee:** Die gereinigte Butter wird das Mittel der 100 verschiedenen Wirkungen genannt!
Es reduziert die Windenergie und die Schleimenergie; verbessert die Körperenergie, die Kraft, die Intelligenz und das Gedächtnis, den Geist, den Schlaf und die Verdauungshitze; ist lebensverlängernd und schmiert die Kanäle.

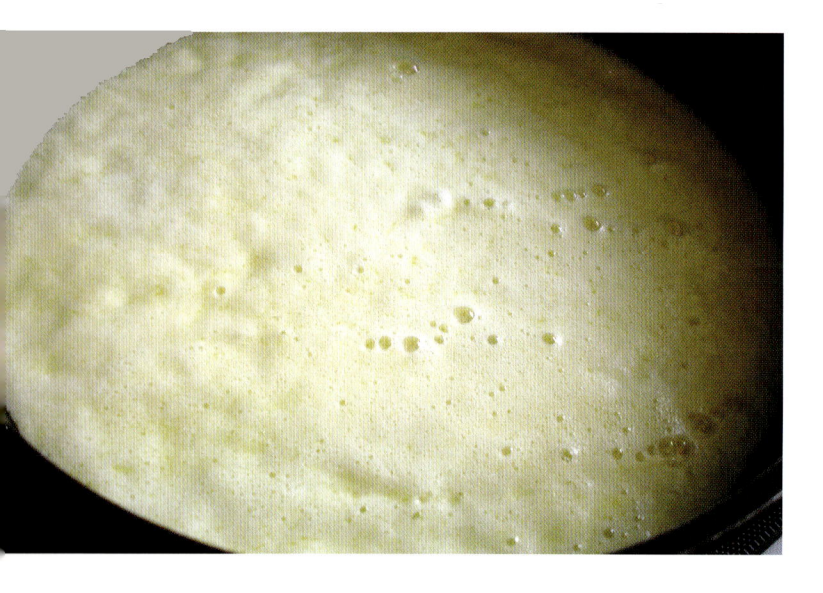

## Ghee
### (Gereinigte Butter)

Ghee wird in der Tibetischen Medizin als Wundermittel bezeichnet. Es hat viele hervorragende Eigenschaften. Ghee kann als gesunder Ersatz für Öl, Butter oder andere Fette benutzt werden. Es eignet sich hervorragend zum Braten, da der Rauchpunkt bei 200 Grad liegt. Es ist auch zum Backen, Kochen und als Brotaufstrich wunderbar geeignet. In jedes Gemüse gehört ein bisschen Ghee.

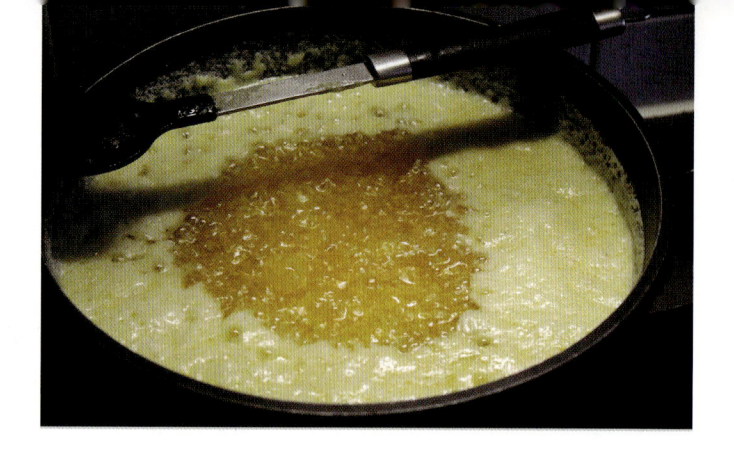

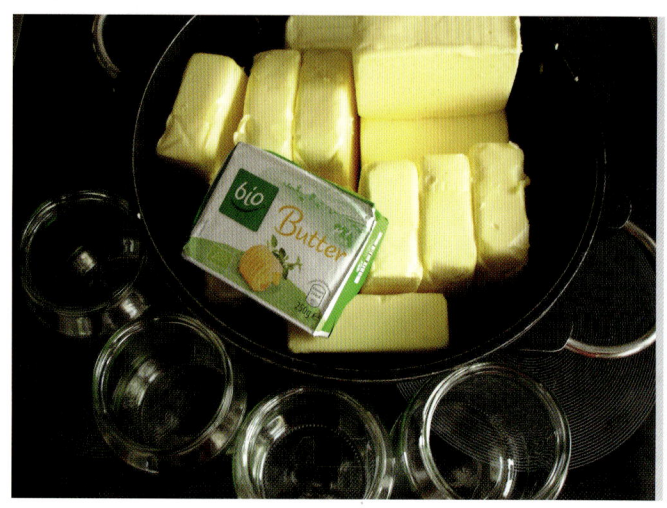

**Zutaten**
8 Stücke Biobutter a 250 g

**Zubereitung:**
Die Butter in einem großen Topf vorsichtig zum Schmelzen bringen und bei geringer Hitze ganz leicht köcheln (ca. 108 Grad). Das Eiweiß bildet dabei an der Oberfläche Schaum, dann immer kleiner werdende Schlieren, die sich am Ende am Boden absetzen. Man sollte immer wieder umrühren, damit nichts anbrennt.
Die Flüssigkeit sollte so lange köcheln, bis sie klar und goldgelb ist. Dann durch ein Baumwolltuch in Schraubgläser füllen. So kann immer ein Gefäß mit Ghee neben dem Herd stehen. Die anderen Gläser kann man gut im Keller oder in der Speisekammer aufbewahren. Ghee ist ca. 1 Jahr haltbar.

Achtung: Ghee nur mit einem sauberen Löffel aus dem Gefäß nehmen!

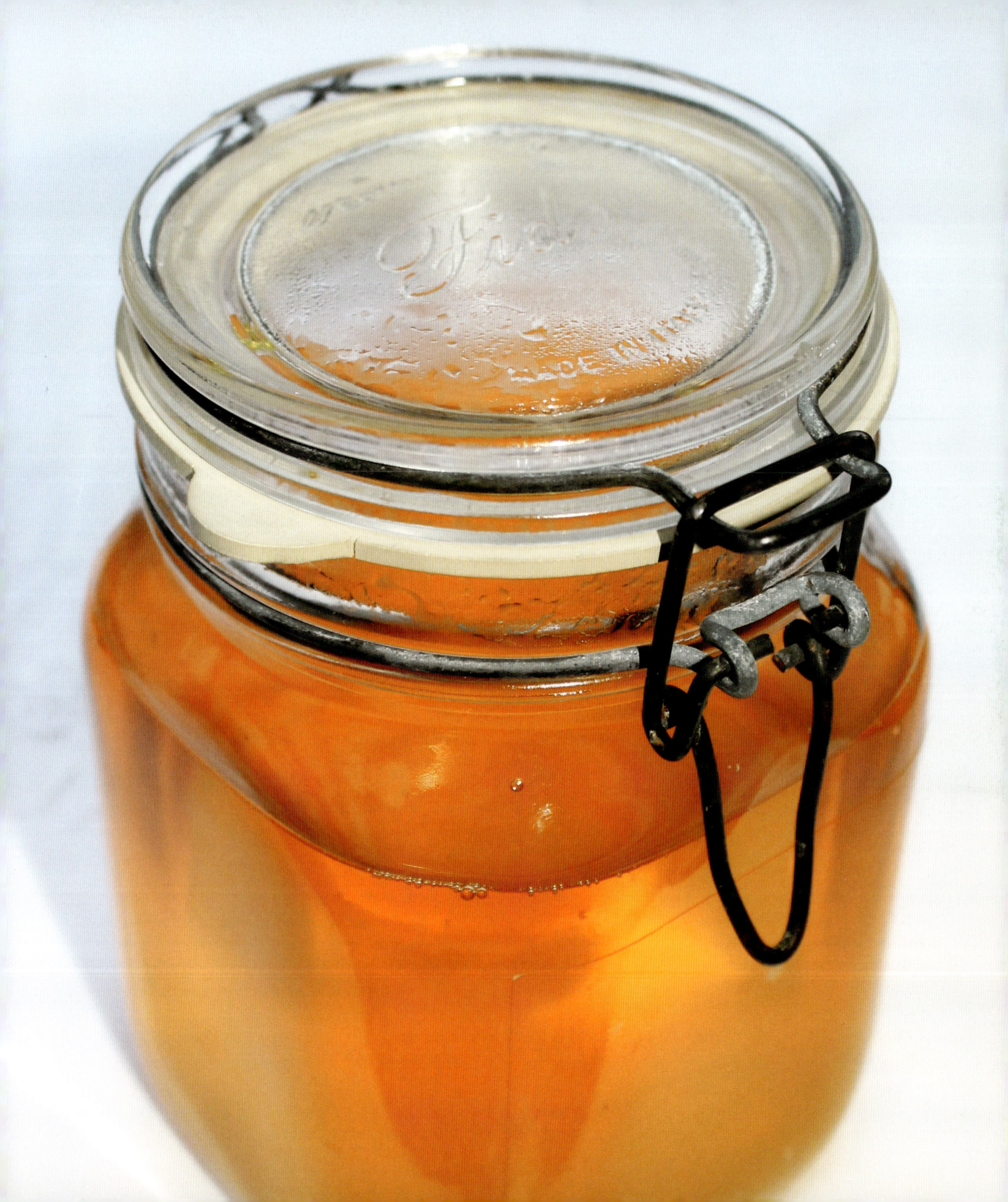

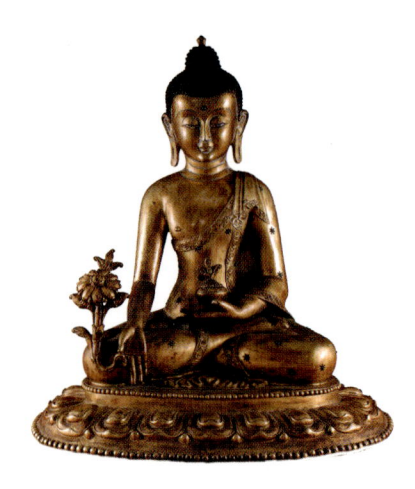

# Die Verwendung von Gewürzen

Würzen beim Kochen hat einen vielfältigen Zweck. Es unterstützt die Verdauung, die Organfunktionen und heilt Krankheiten

Hier sind vor allem die „6 ausgezeichneten oder besonderen Arzneien" zu nennen, die in der Küche sehr gut benutzt werden können, aber auch einige andere.

Die „6 ausgezeichneten Arzneien" sind Muskat fürs Herz, Bambuskonkrement für die Lunge, Safran für die Leber, schwarzer Pfeffer für den Magen, schwarzer Kardamon für die Milz und grüner Kardamon für die Nieren.

## Muskatnuss
### (Myristica fragrans)
**Gut für das Herz**
Sie wird in der Tibetischen Medizin Dzati genannt und ist sehr gut für das Herz. Sie gehört zu den ausgezeichneten und wärmenden Arzneien.
**Der Geschmack** ist scharf und die Qualität ist warm und ölig.
**Anwendung:** Sie wirkt sehr gut bei Wind-Erkrankungen, die insbesondere das Herz betreffen und Symptome wie Unruhe, Nervosität, Angst, Konzentrationsmangel, Schlaflosigkeit hervorrufen. Sie wirkt beruhigend, ist gut bei Stress und klärt den Geist. Muskat ist auch sehr gut zum Würzen von „Wind-Suppen" geeignet und ist verdauungsfördernd.

## Safran
### (Crocus sativus)
**Gut für die Leber**
Er wird in der Tibetischen Medizin Gurgum genannt und ist sehr gut für die Leber.
**Der Geschmack** ist bitter und süß, die Qualität ist kühl.
**Anwendung:** Er wird bei Lebererkrankungen verwendet, stärkt die Verdauung und den Magen. Er ist gut bei Bluthochdruck und verbessert den Blutfluss.

## Grüner Kardamom
### (Elettaria cardamomum)
**Gut für die Nieren**
Er wird in der Tibetischen Medizin Sugmel genannt und ist sehr gut für die Nieren.
**Der Geschmack** ist scharf und die Qualität warm und leicht.
**Anwendung:** Er verbessert Kälte- und Nierenerkrankungen, ist wärmend, verdauungsfördernd und appetitsteigernd.
Es werden vor allem die Samen verwendet, man kann den ganzen zerdrückten grünen Kardamon auch sehr gut in den Reis oder zum Tee geben. Die Königin der Gewürze gibt einen sehr leckeren Geschmack und Duft.

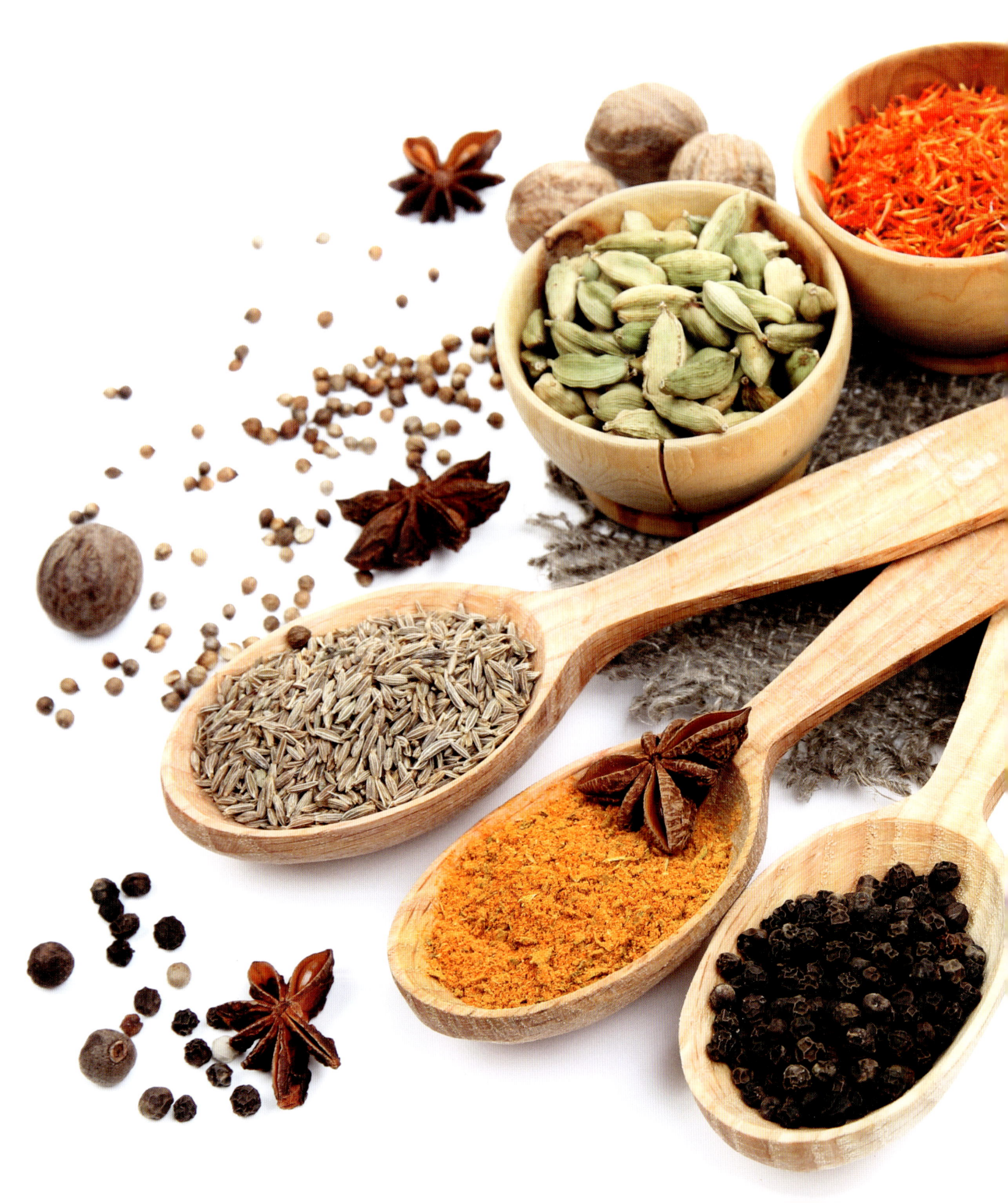

### Schwarzer Kardamon (Amomum subulatum)

**Gut für die Milz**

Er wird auch Kakola genannt.

**Der Geschmack** ist scharf und heiß, die Qualität ist warm.

**Anwendung:** Er unterstützt die Verdauungshitze, wirkt insbesondere gegen Blähungen und ist sehr gut für die Milz.

### Schwarzer Pfeffer (Piper nigrum)

**Gut für den Magen**

Er gehört neben dem langen Pfeffer und Ingwer zu den „3 heißen Substanzen".

**Der Geschmack** ist scharf und die Qualität ist warm.

**Anwendung:** Er heilt und schützt gegen kalte Magenerkrankungen und Darmerkrankungen. Er unterstützt die Verdauungshitze und ist verdauungsfördernd. Er verbessert Schleim. Weißer Pfeffer hat dieselbe Wirkung.

### Langer Pfeffer (Piper longum)

Er wird in der Tibetischen Medizin Pi-pi-ling genannt.

**Der Geschmack** ist scharf und leicht süß-säuerlich. Die Qualität ist warm, schadet aber der Galle-Energie nicht.

**Anwendung:** Er wirkt gegen kalte Wind- und Schleimerkrankungen. Er erhöht die Verdauungshitze und die Nierenhitze, ist gut bei Lungenerkrankungen, Asthma und für die Milz.

### Szechuan-Pfeffer (Zanthoxylum piperitum)

**Der Geschmack** ist scharf und etwas bitter, die Qualität warm.

**Anwendung:** Gut für Munderkrankungen, Parasiten und Hangover. Öffnet die Energiebahnen und klärt die Stimme; appetitsteigernd und gut für Fleisch (Reinstecken beim Kochen).

### Chili bzw. Cayennepfeffer (Capsicum)

Wird in der Tibetischen Medizin Supen genannt.

**Der Geschmack** ist scharf und die Qualität ist heiß.

**Anwendung:** Er erhöht die Körperhitze und die Verdauungshitze, verstärkt den Stoffwechsel; öffnet die Kanäle und fördert das Schwitzen; gut gegen Parasiten und gegen Kältekrankheiten.

### Salz (Speisesalz, Steinsalz, Meersalz, Black Salt)

**Der Geschmack** ist salzig und die Qualität ist schwer und warm.

**Anwendung:** Es unterstützt die Verdauung, verbessert den Stoffwechsel und reduziert Blähungen im Dickdarm. Es verbessert kalte Wind- und Schleimerkrankungen.

### Stinkasant (Ferula assa-foetida)

Wird in der Tibetischen Medizin Shingkun genannt.

Es darf nur ganz wenig verwendet werden, da der Geschmack sehr intensiv ist.

**Der Geschmack** ist scharf und bitter, die Qualität ist warm.

**Anwendung:** Sehr gut bei Winderkrankungen, wie Unruhe, Schlaflosigkeit und Ängsten; verbessert die Verdauung und reduziert Blähungen; gut gegen Würmer.

### Koriander (Coriandrum sativum)

Er wird in der Tibetischen Medizin Husu genannt. Er gibt dem Essen einen guten Geschmack und Geruch.

Die Qualität ist warm.

**Anwendung:** Er verbessert Schleimerkrankungen, vor allem des Magens. Er ist verdauungsfördernd und appetitsteigernd. Außerdem ist er förderlich bei Winderkrankungen.

## Kurkuma
## (Curcuma longa)

Es wird in der Tibetischen Medizin Yungwa genannt und hat einen wunderbaren Geruch.
**Der Geschmack** ist leicht bitter und die Qualität ist heiß.
**Anwendung:** Er ist anti-toxisch und entzündungshemmend sowie krebshemmend und gut bei Darmpolypen.

## Gewürznelke
## (Syzygium aromaticum)

**Gut für den Lebenskanal**
Sie gehört auch zu den sechs ausgezeichneten Arzneien und steht in enger Verbindung mit dem Lebenskanal.
In der Tibetischen Medizin wird sie Lishi genannt.
**Der Geschmack** ist scharf und leicht bitter, die Qualität leicht und warm.
**Anwendung:** Gut bei Erkrankungen des Lebenskanals, z.B. der Aorta und bei kalten Winderkrankungen. Verbessert die Verdauung, Appetitlosigkeit und die Atmung (z.B. Heiserkeit und Entzündungen der Atemwege).

## Bockshornklee
## (Trigonella foenum-graecum)

Wird in der Tibetischen Medizin Sumoza genannt.
**Der Geschmack** ist bitter und süß, die Qualität ist warm.
**Anwendung:** Er trocknet Eiter in der Lunge, stoppt kalten Durchfall, dämpft die Wind-Energie, löst Schleim, aktiviert die Galle-Energie, erzeugt Nierenwärme und fördert die Vitalität.

## Ingwer
## (Zingiber officinale)
## (Alpinia officinarum)

Er wird in der Tibetischen Medizin als Sman sga bezeichnet.
**Der Geschmack** ist süß und scharf, die Qualität ist warm.
**Anwendung:** Er wird bei kombinierten Wind-Schleimstörungen verwendet. Er verbessert die Verdauungshitze, ist verdauungsfördernd, gegen Blähungen, Erbrechen und Durchfall sowie gut gegen Hangover.
Zur Vorbeugung gegen Grippe und Erkältungen. Außerdem verbessert er die Blutzirkulation.
Galgant (Alpinia officinarum) hat im Prinzip dieselbe Wirkung.

## Kreuzkümmel
## (Cuminum cyminum)

Im Tibetischen wird er Sgo-snyod genannt.
**Der Geschmack** ist scharf und süß, die Qualität leicht wärmend und ölig.
**Anwendung:** Er hilft bei Schlaflosigkeit und Stress, bei Wind-Hitze-Störungen wie Hitzewallungen, ist verdauungsfördernd und neutralisiert Nahrungsgifte. Stärkend für die Augen.

## Ceylon-Zimt
## (Cinnamomum verum)

Den Ceylon-Zimt verwenden, da er weniger Cumarin enthält als der Cassia-Zimt aus China.
**Der Geschmack** ist scharf und die Qualität warm.
**Anwendung:** Ist verdauungsfördernd für Magen und Leber; gut gegen kalte Winderkrankungen. Verbessert Blähungen und die Blutzirkulation.

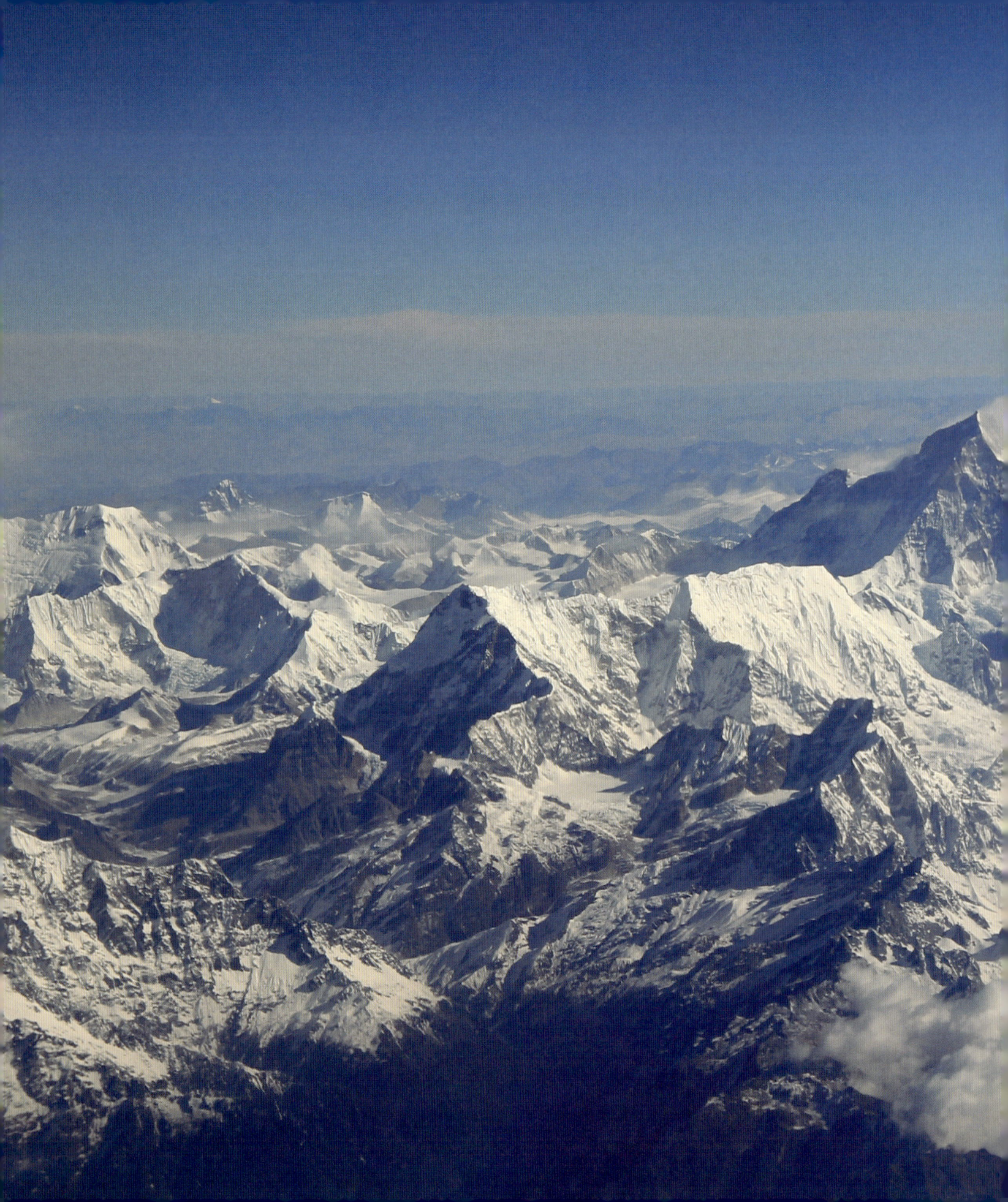

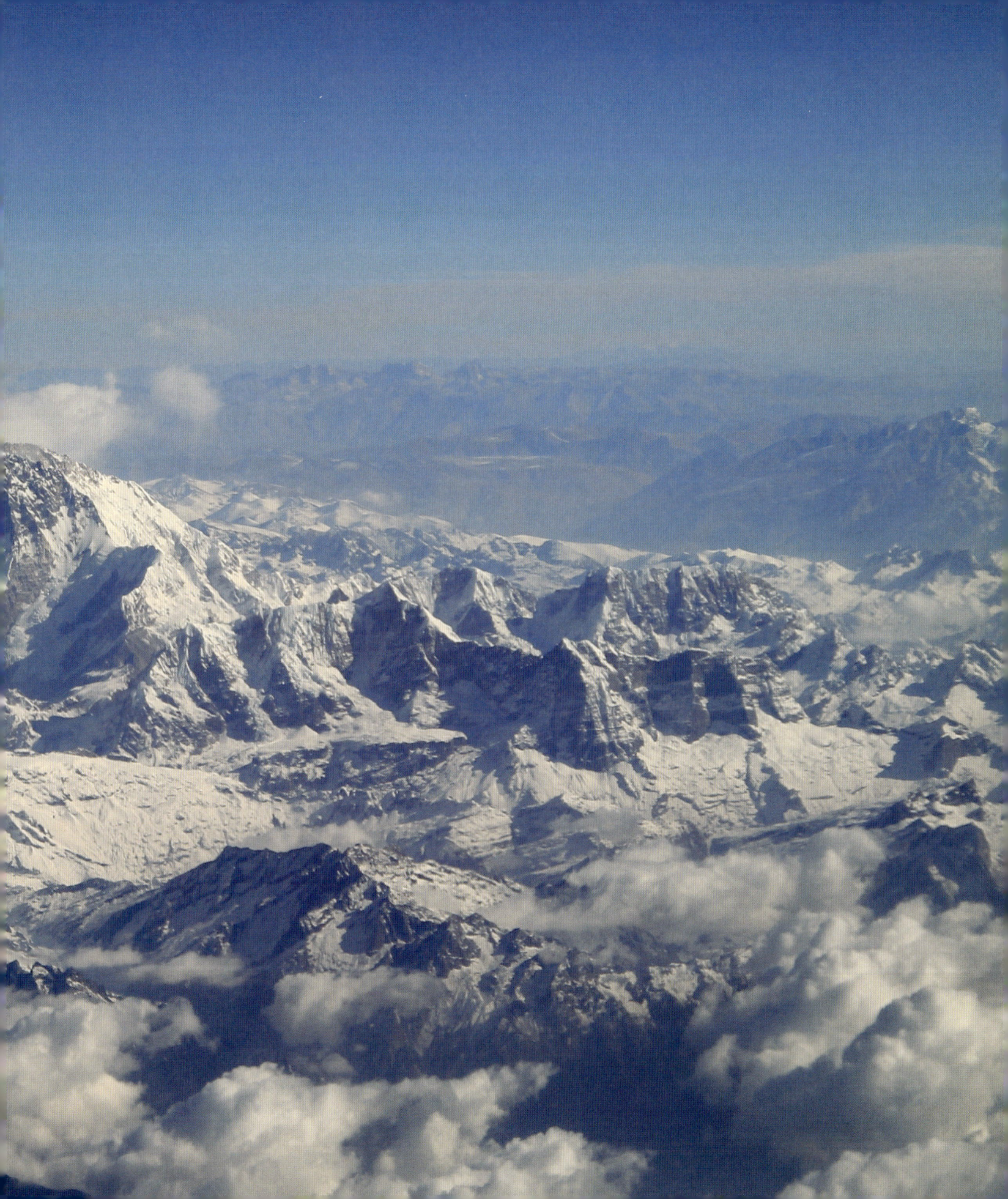

# Wind Suppen

| | |
|---|---:|
| Gemüsesuppe für Wind | 48 |
| Fleischbrühe | 51 |
| Knochenbrühe | 51 |
| Markklößchensuppe | 52 |
| Tomatensuppe für Wind | 52 |
| Avocadosuppe | 55 |
| Flädlesuppe | 55 |
| Broccolisuppe | 55 |
| Milarepas Brennnesselsuppe | 56 |
| Maronensuppe für Wind | 56 |

# Wind Hauptgerichte

| | |
|---|---:|
| Lamm Biryani mit Reis und Kochbananen | 58 |
| Lamm-Karree mit Sesamkartoffeln und Kürbis | 61 |
| Pad Thai | 61 |
| Casado Costa Rica | 62 |
| Putenbrust in Bananen-Buttermilch mit Couscous | 65 |
| Chicken-Sahne-Curry | 66 |
| Rinder-Bohnen-Curry mit Kurkuma-Kardamon-Reis | 66 |
| Schwäbischer Zwiebelrostbraten mit Spätzle und Soße | 69 |
| Gulasch mit Knöpfle | 70 |
| Rindfleisch mit Zwiebeln und Ingwer | 70 |

# Rezepte Wind

| | |
|---|---|
| Kaukasischer Schaschlik mit Mais | 73 |
| Rindfleisch in Weißwein-Senf-Marinade mit Pommes | 73 |
| K´s Momos für Wind | 74 |
| Gebratene Maultaschen mit Ei und Zwiebeln | 77 |
| Kalbshaxe (Ossobuco) mit Semmelknödel | 78 |
| Überbackener Blumenkohl | 78 |
| Gegrillter Schafskäse mit Mais und Kartoffeln | 81 |
| Gemüsecurry mit Kokosreis | 81 |
| Coq a la biere mit Feigen und Rosmarinkartoffeln | 82 |
| Sarahas Rettichcurry | 84 |

## Wind Frühstück

| | |
|---|---|
| Pilze-Käse-Omelette | 86 |
| English Breakfast | 88 |
| Wärmender Getreidebrei – Porridge | 89 |

## Wind Desserts

| | |
|---|---|
| Süßer tibetischer Reis | 91 |
| Gebackene Kochbananen | 91 |
| Zwetschgenknödel mit Karamelsauce | 92 |

## Wind Getränke

| | |
|---|---|
| Holunderblütensaft | 95 |
| Reismilch – Avocado – Walnuss - Drink | 95 |

# WIND Suppen

## Gemüsesuppe für Wind

### Zutaten
**4 Karotten**
**4 Kartoffeln**
**4 Petersilienwurzeln**
**2 Selleriestangen**
**¼ Knollensellerie**
**1 Fenchel**
**1 Stange Lauch**
**1 Handvoll Bohnen**
**3 Frühlingszwiebeln**
**6 cm Ingwer**
**2 Tomaten**
**2 - 3 EL Ghee**
**2 - 3 l Wasser**
**2 - 3 TL Steinsalz**
**1 Prise Black Salt**
**¼ TL Muskat**
**evtl. Tofu, Reis, Glasnudeln, Suppennudeln**

### Zubereitung
Ghee in einem großen Topf erhitzen. Das Gemüse je nach Gardauer nacheinander dazugeben.
Klein geschnittenen Frühlingszwiebeln, Karotten, Petersilienwurzeln, Kartoffeln, Knollensellerie, Selleriestangen, Stangenbohnen, Fenchel, Ingwer, Lauch und Tomaten dünsten. Mit dem Wasser aufgießen, würzen und gar kochen. Nach Geschmack können Reis, Glasnudeln oder andere Nudeln mitgekocht werden.

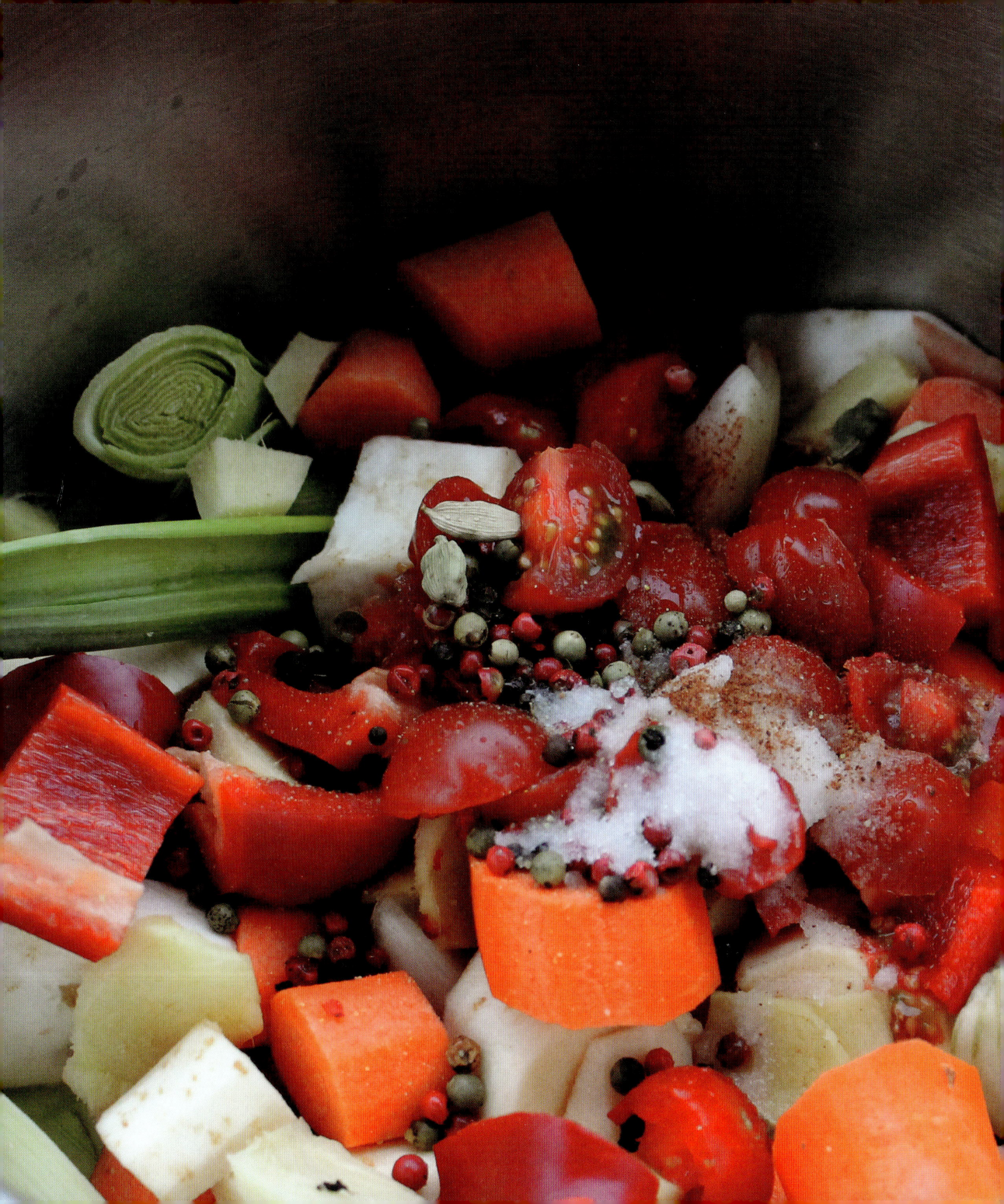

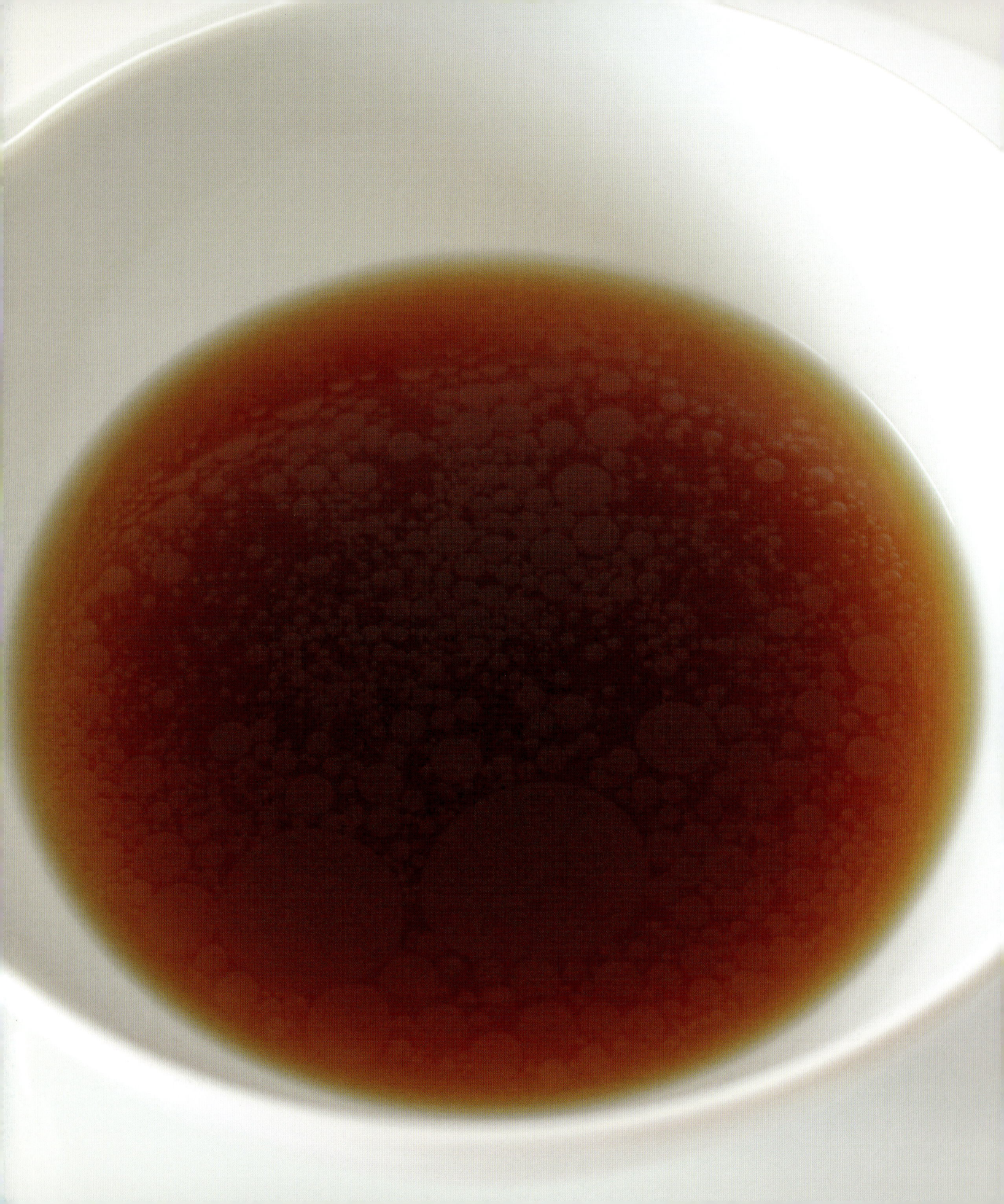

# Fleischbrühe

## Zutaten

750 g Rindfleisch (Suppenfleisch oder Beinscheiben) oder Lamm- oder Schaffleisch
700 g Suppenknochen
3 l Wasser
Steinsalz
10 Pfefferkörner
3 Lorbeerblätter
3 Gewürznelken
2 Zwiebeln
6 Möhren
6 Petersilienwurzeln
1 Sellerie
3 Tomaten
1 Stange Lauch
6 cm Ingwer

## Zubereitung

Die Suppenknochen und das grob zerkleinerte Gemüse mit kaltem Wasser und den Gewürzen zum Kochen bringen. Das Fleisch zum kochenden Sud dazu geben. Wenn es gar ist, zum späteren Verzehr herausnehmen. Die Suppe ca. 1 – 6 Stunden weiter kochen. Wenn nötig, zwischendurch den Schaum abschöpfen.
Zum Schluss alles durch ein Sieb abgießen.

Die Brühe kann nun als einfache Fleischbrühe getrunken oder als Suppe mit etwas Reis, Grießklöße, Gemüse, dem kleingeschnittenen Fleisch oder anderen Suppeneinlagen gegessen werden.
Das Suppenfleisch kann auch mit verschiedenen Soßen (z.B. Meerrettichsoße, Dillsoße, Kirschsoße) und Salzkartoffeln als Hauptspeise gegessen werden.

# Knochenbrühe

## Zutaten

1 kg Rinderknochen (oder Lamm / Schaf)
3 l Wasser
6 Karotten
6 Petersilienwurzeln
½ Sellerie
2 Zwiebeln
1 Stange Lauch
3 Tomaten
5 Lorbeerblätter
10 Pfefferkörner
2 TL Steinsalz
6 cm Ingwer (fein geschnitten)
1 Prise Black Salt
1 Prise Asafoetida (!nur 1 Prise!)
¼ TL Muskat

## Zubereitung

Die Knochen in 3 l kaltem, gesalzenem Wasser aufsetzen. Das Gemüse grob zerkleinern und zusammen mit den Gewürzen hinzufügen. Alles 1 - 2 Stunden kochen und abseihen.

Die Knochenbrühe ist dann trinkfertig. Sie kann mit Suppeneinlagen ergänzt werden (z.B. Klöße, Knödel, Gemüse…).

# Markklößchensuppe

### Zutaten
3 - 5 große Markknochen bzw.
100 g Mark vom Rind
2 Eier
60 g Semmelbrösel
Salz
Pfeffer
Muskat
1 EL Schnittlauch
1 EL gedämpfte Zwiebel

### Zubereitung
Aus den Markknochen das Mark mit einem Messer herauslösen und zerkleinern. Mark in der Pfanne zu Fett auslassen, abkühlen lassen. Anschließend mit Eier, Semmelbrösel, Salz, Pfeffer, Muskat, Schnittlauch, gedämpften Zwiebeln verrühren und ca. ½ Stunde kaltstellen. Dann Fleisch- oder Gemüsebrühe aufkochen, aus dem Markklößchenteig kleine Kugeln formen, in die siedende Suppe legen und etwa 10 Minuten bei schwacher Hitze ziehen lassen.

Beim Servieren im Teller mit frischem Schnittlauch bestreuen.

# Tomatensuppe für Wind

### Zutaten
1 kg Tomaten
1 Bund Frühlingszwiebeln
4 cm Ingwer
1 TL Meersalz
2 TL Rohrzucker
1 Prise Black Salt
1 Prise Zimt
1 Prise Asafoetida
1 Prise Muskat
2 EL Ghee
6 Pfefferkörner
8 EL süße Sahne

### Zubereitung
Die Tomaten waschen, einritzen, mit kochendem Wasser überbrühen und durch ein Sieb passieren.

Die Zwiebeln, Ingwer, Pfefferkörner und eingeschnittene Chili in Ghee leicht anbraten. Die passierten Tomaten dazugeben und mit Salz, Rohrzucker, Zimt, Black Salt, Asafoetida und Muskat mischen und 10 Minuten köcheln.

Mit etwas süßer Sahne servieren und mit geröstetem Sesam bestreuen. Gekochter Reis kann hinzugefügt werden.

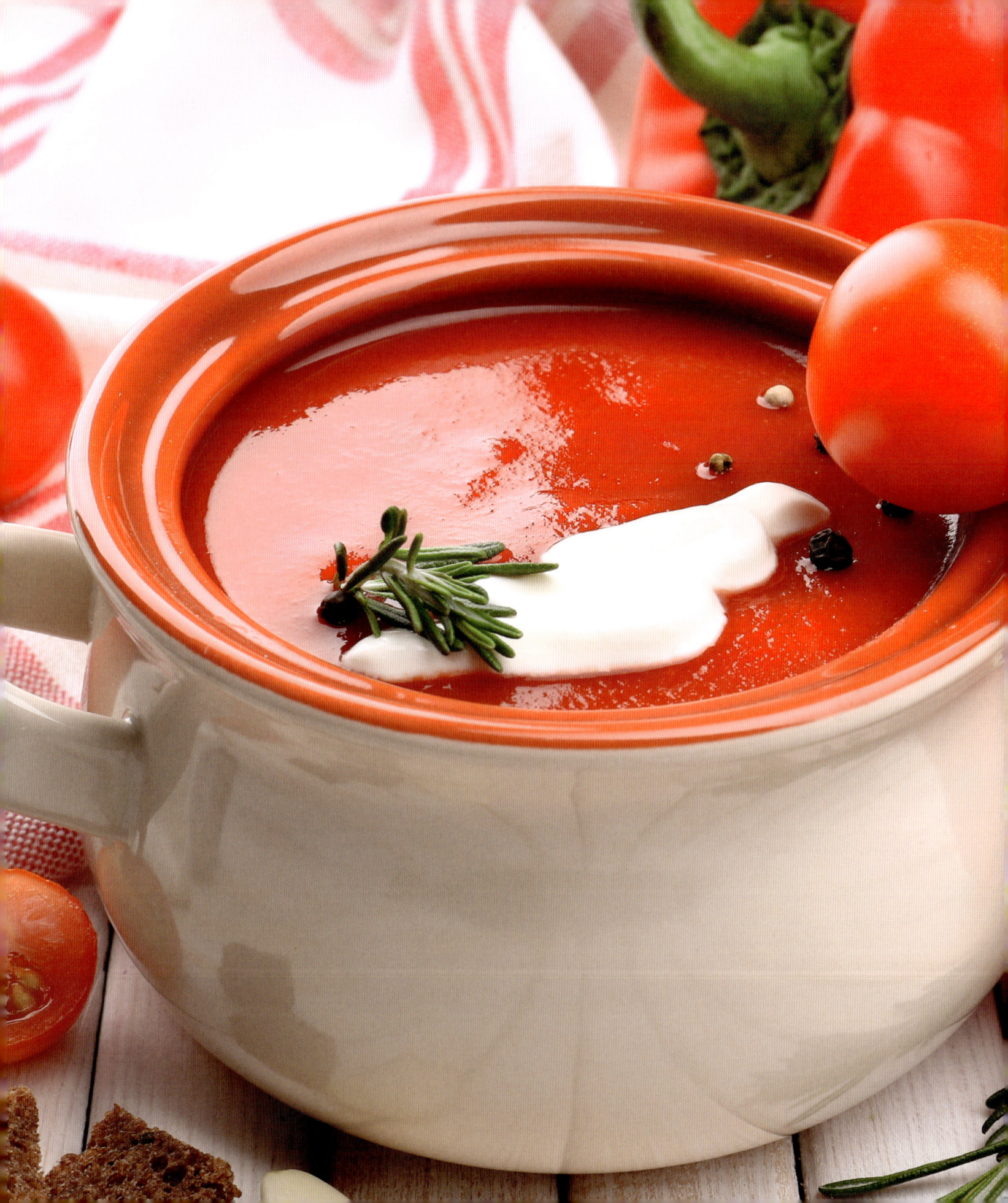

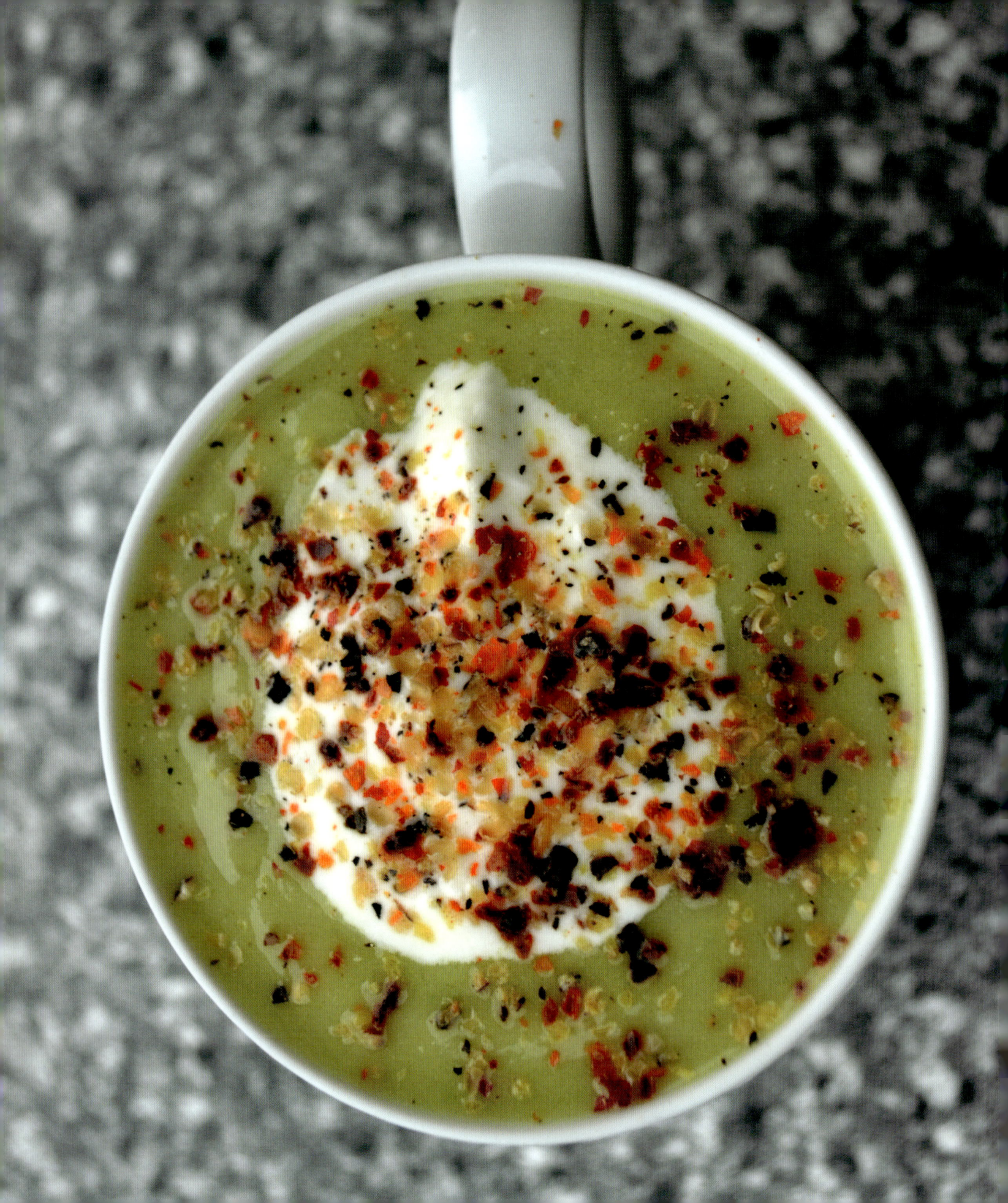

# Avocadosuppe

### Zutaten
1 l Gemüsebrühe
4 Avocados
Saft einer ½ Zitrone
1 - 2 TL Salz
1 TL Pfeffer (Schwarz, rot, weiß)
100 - 200 ml saure Sahne

### Zubereitung
In die gekochte Gemüsebrühe Avocado, Salz, Pfeffer und Zitronensaft geben, nochmals kurz aufkochen und pürieren. Mit der sauren Sahne und dem bunten Pfeffer heiß servieren.

# Flädlesuppe

### Zutaten
250 ml Milch
200 g Mehl
3 Eier
Salz
2 EL Ghee
Schnittlauch

### Zubereitung
Mehl, Milch, Eier und Salz zu einem dünnen Teig rühren. Ghee in einer Pfanne erhitzen, mit einer Schöpfkelle so viel Teig einfüllen, dass der Boden dünn bedeckt ist. Pfannkuchen auf beiden Seiten goldgelb ausbacken und abkühlen lassen.

Zum Servieren die in Streifen geschnittenen Flädle in eine Suppentasse legen, mit heißer Fleisch- oder Gemüsebrühe übergießen und frischen, gehackten Schnittlauch darüber streuen.

# Broccolisuppe

### Zutaten
800 g Broccoli
3 EL Zitronenmelisse
200 ml Sahne
1 l Gemüsebrühe
2 EL Zitronensaft
½ TL Pfeffer
½ TL Steinsalz
¼ TL Muskat
50 g Mandeln

### Zubereitung
Broccoli waschen, schneiden und mit 1 EL kleingehackter Zitronenmelisse, Muskat, Salz und Pfeffer in der Gemüsebrühe gar kochen.

Das Ganze pürieren, kurz aufkochen, mit Sahne und Zitronensaft abschmecken. Auf dem Teller mit der restlichen Zitronenmelisse und den Mandeln garnieren.

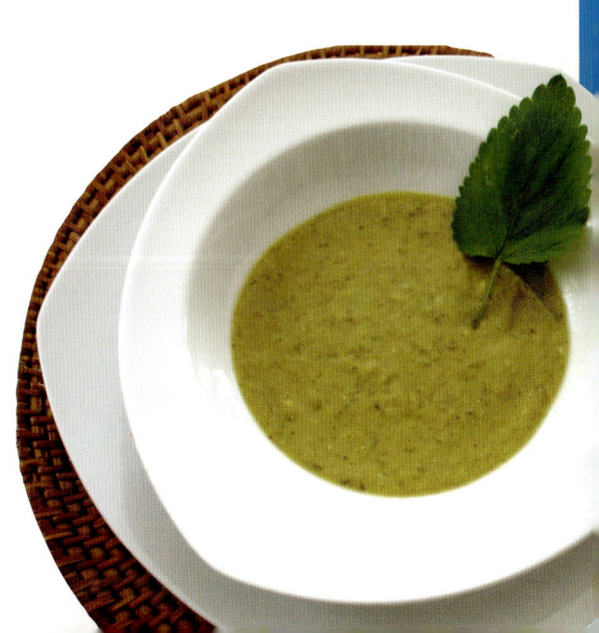

# Milarepas Brennnesselsuppe

### Zutaten
400 g frische, junge Brennnesselblätter
3 cm Ingwer
1 kleine Zwiebel
1 EL Ghee
½ TL Szechuan-Pfeffer
1 TL Rohrzucker
400 ml Gemüsebrühe
200 ml Sahne

### Zubereitung
Die Brennnesselblätter waschen und in kochendem Wasser ganz kurz blanchieren.
Zwiebel und Ingwer in Ghee anbraten. Brennnesselblätter, Salz, Pfeffer, Zucker dazugeben, mit Gemüsebrühe aufgießen und 15 Minuten kochen. Anschließend alles fein pürieren, abschmecken, Sahne einrühren und heiß servieren.

## Milarepa

Milarepa lebte von 1052-1135 in Tibet und ist im Tibetischen Buddhismus ein großartiges Beispiel für jemanden, der durch seine eigene Anstrengung, Fleiß und Vertrauen sowie durch die Verbindung mit seinem Lehrer fähig war, in einem Leben Erleuchtung zu erlangen. Er meditierte viele Jahre in verschiedenen Höhlen. Er wird immer leicht grün dargestellt, da er nur die dort wachsenden Nesseln zu essen hatte. Davon inspiriert entstand diese Brennnesselsuppe.

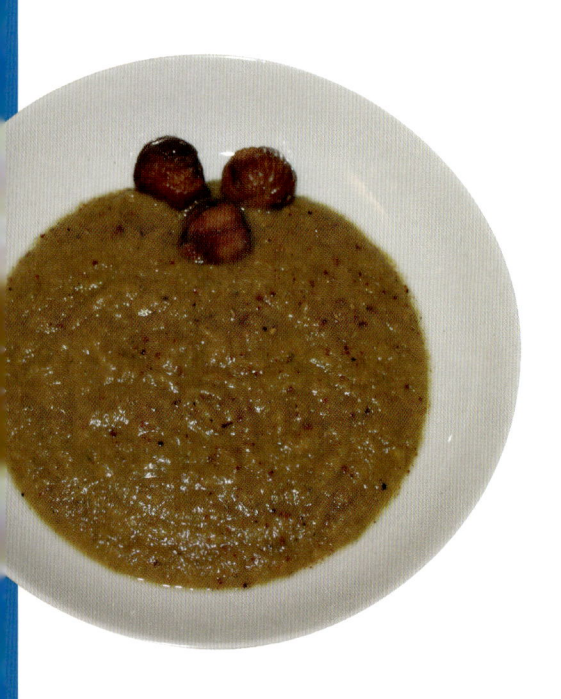

# Maronensuppe für Wind

### Zutaten
1 EL Ghee
¼ Knollensellerie
1 Stange Lauch
500 g Kastanien (Maronen), gegart und geschält (oder aus der Vakuumpackung)
1 l Gemüsebrühe
1 Becher süße Sahne
1 Prise Muskat
1 Prise Asafoetida
Salz
Pfeffer
1 - 2 Schnapsgläser Eierlikör

### Zubereitung
Den Lauch in feine Ringe, den Sellerie in kleine Würfel schneiden und in Ghee andünsten. Die klein geschnittenen Kastanien, Brühe und Gewürze zugeben und ca. 15 Minuten kochen lassen. Die Suppe pürieren und mit Sahne abschmecken.
Mit gehackten Kastanien und einem Schuss Eierlikör im Teller garnieren.

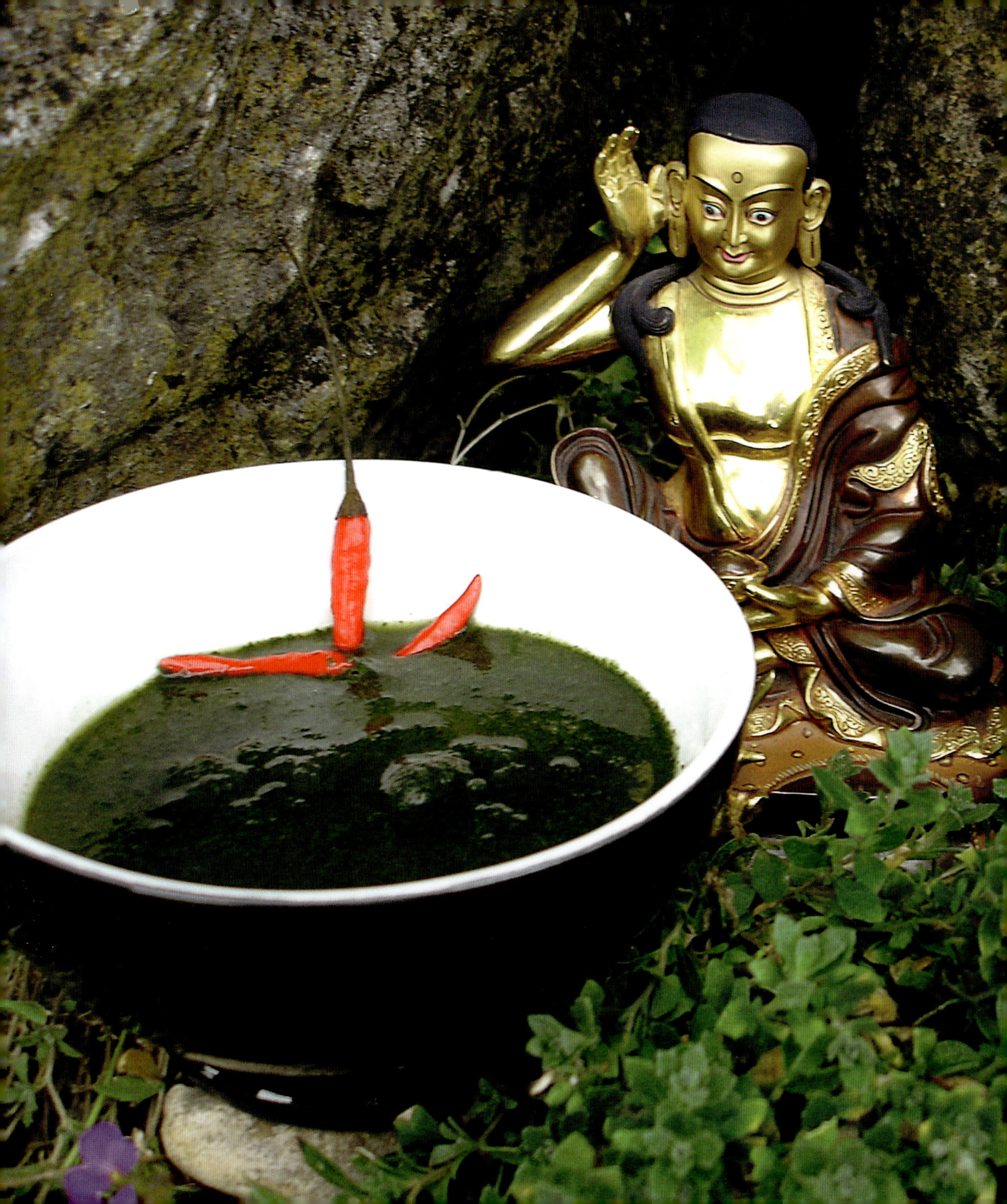

# WIND
# Hauptgerichte

## Lamm Biryani mit Reis und Kochbananen

### Zutaten
600 - 800 g Lammkeule oder Lammschulter

**Marinade:**
4 EL Joghurt
1 TL Kreuzkümmel
5 Nelken
6 grüne Kardamon
1 TL Zimt
1 getrocknete Chilischoten
1 TL Koriandersamen
1 TL Salz
2 EL Zitronensaft
½ TL Muskat

2 EL Ghee
3 große Zwiebeln
4 cm Ingwer

2 Kochbananen
1 TL Rohrzucker
4 EL Mandelblättchen
4 EL Rosinen
5 EL Cashewnüsse, geröstet
Koriander
1 Tasse Reis und Wasser

### Zubereitung
Fleisch in kleine Würfel schneiden und in der vorbereiteten Marinade 1 - 12 Stunden einlegen.
Das Fleisch aus der Marinade nehmen, abtropfen lassen und mit fein geschittene Zwiebel und Ingwer in Ghee kurz anbraten. Die Marinade dazu geben und ca. 20 Minuten leicht köcheln. Den Reis 10 Minuten in kaltem Wasser einweichen und danach das Wasser abgießen. Dann den Reis und den Safran zum Fleischtopf hinzufügen und alles mischen. Soviel Wasser hinzugeben, dass alles ½ Zentimeter bedeckt ist und dann gar dünsten. In der Zwischenzeit Kochbananen in dünne Scheiben schneiden und gezuckert in Ghee beidseitig knusprig braten.
Zum Schluss die Rosinen, Mandelscheiben und Cashewnüsse zum gegarten Lamm-Reis-Topf geben.
Das Gericht anrichten und mit den Kochbananen garnieren.

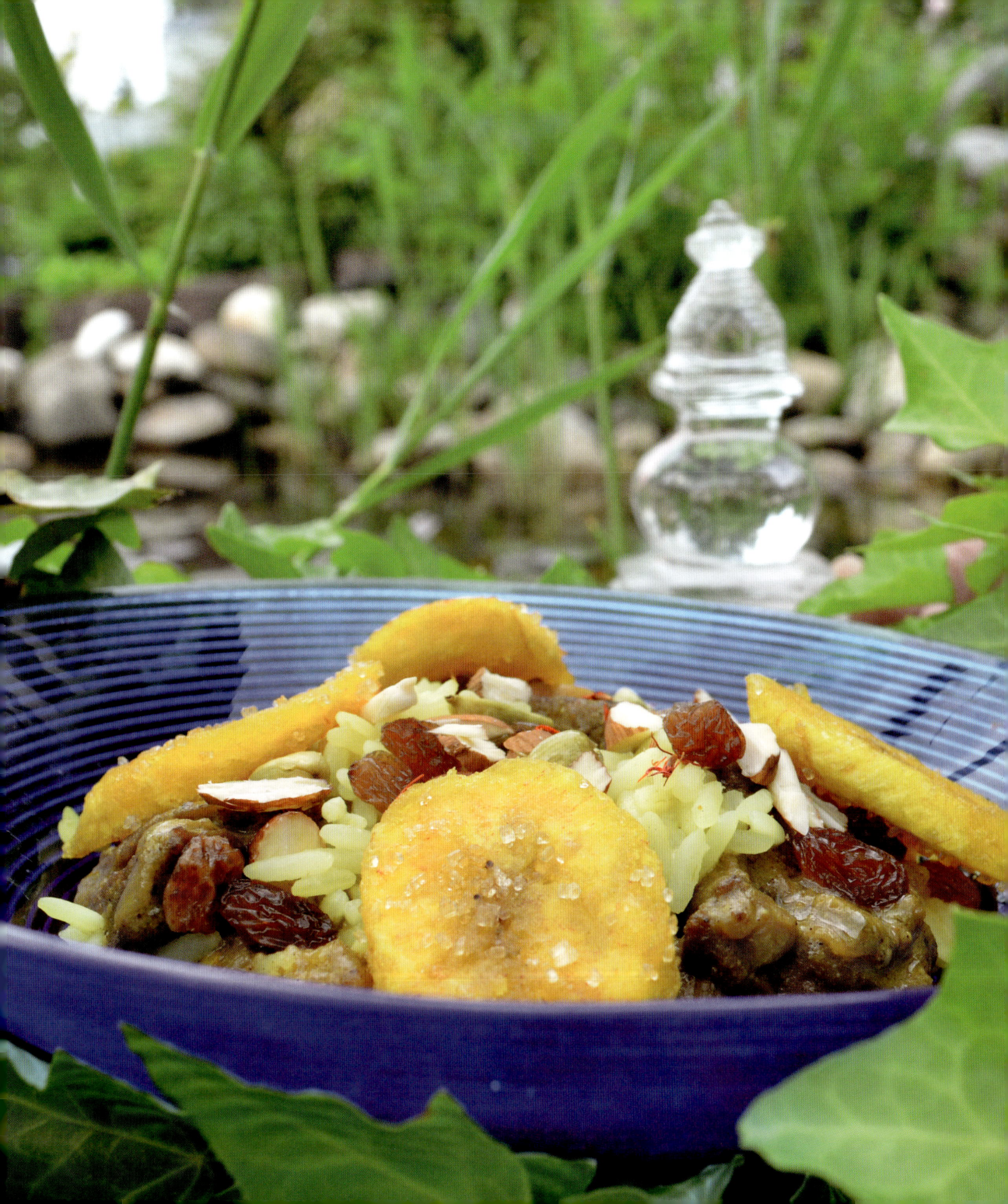

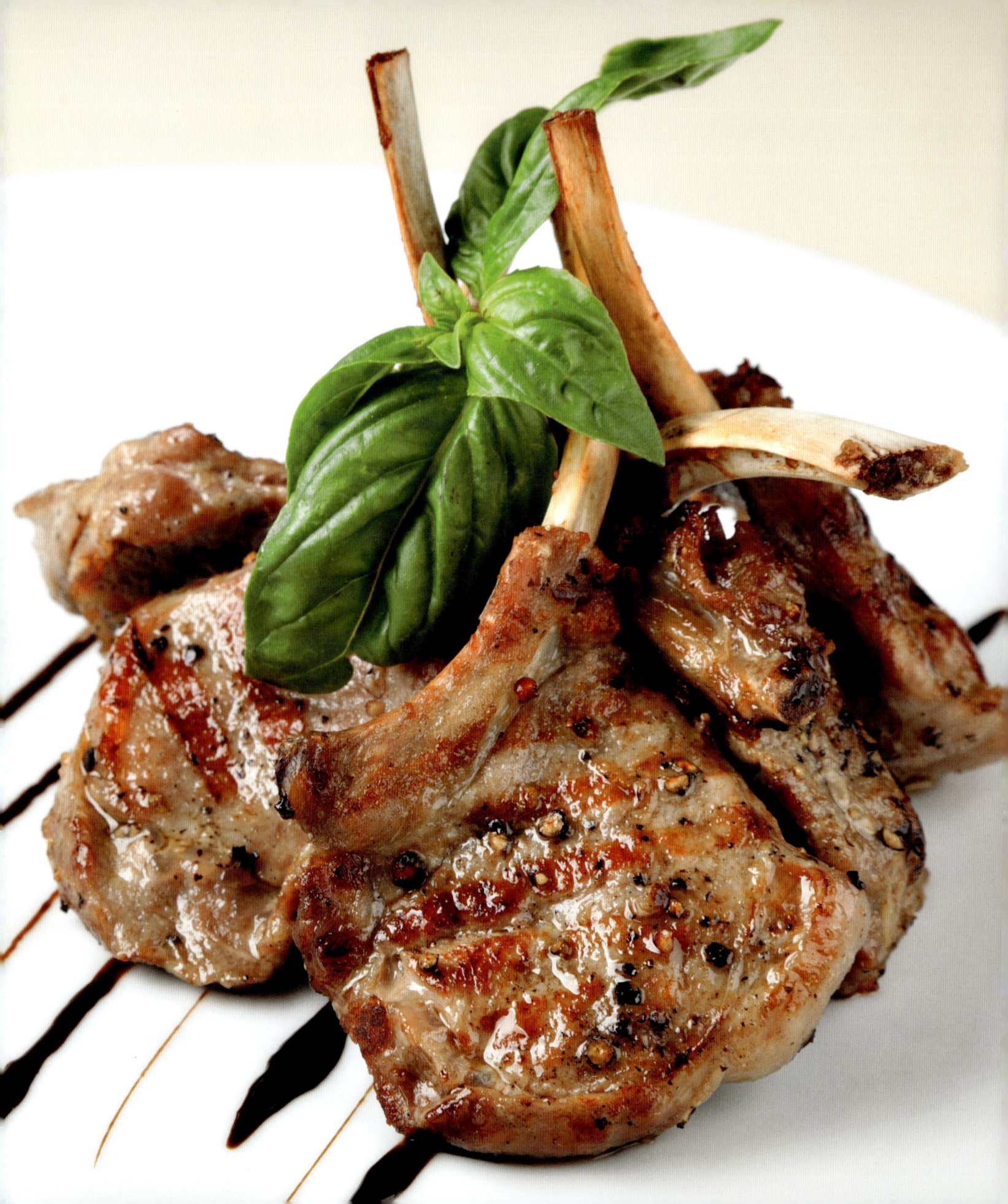

# Lamm-Karree mit Sesamkartoffeln und Kürbis

## Zutaten
8 Lammkotellet
4 EL Ghee
Salz, Pfeffer
1 kg Kartoffeln
3 EL Sesam, Salz, Ghee
1 Hokkaido Kürbis
Salz, Honig

## Zubereitung
Kartoffeln waschen oder schälen und vierteln. In einer Schüssel mit Salz, Ghee und Sesam mischen und im Backofen auf Backfolie bei mittlerer Hitze backen.
Kürbis waschen, halbieren, Kerne entfernen, beide Hälften in acht Teile schneiden, leicht salzen, mit Honig beträufeln und zu den Kartoffeln in den Backofen geben.
Lammkotellet würzen, mit Ghee bestreichen und beidseitig anbraten und alles zusammen servieren.

# Pad Thai

## Zutaten
500 g Hühnerbrust
300 g Thailändische Glasnudeln
300 g Mungosprossen
2 EL Ghee oder Erdnussöl
1 - 2 Eier
4 EL Erdnussbutter
2 EL Erdnüsse
2 EL Sojasauce
6 Frühlingszwiebeln
2 EL Fischsauce
1 EL Tamarindenpaste
2 TL Rohrzucker
1 Limette, 2 Chilis
Salz, ½ TL Paprika
Koriander zum Garnieren

## Zubereitung
Die Glasnudeln in Wasser gar kochen. Die Hühnerbrust in kleine Stücke schneiden und mit 4 klein geschnittenen Frühlingszwiebeln 2 Minuten scharf anbraten. Dann das Ei dazugeben, durchrühren und weiter braten.
Nun mit Sojasauce, Fischsauce, Tamarindenpaste, Rohrzucker, Limettensaft, Salz, Paprika, ganz fein gehacktem Chili und der Erdnussbutter mischen und weiter braten.
Schließlich noch die Glasnudeln, 150 g Mungosprossen und Erdnüsse dazugeben und fertig braten.
Zu guter Letzt noch mit den 2 klein geschnittenen Frühlingszwiebeln und fein gehacktem Koriander garnieren.
Mit kalten Mungosprossen servieren.

# Casado Costa Rica

## Zutaten

400 g Hähnchenfilet (in Marinade am besten über Nacht einlegen)
120 g getrocknete schwarze Bohnen (über Nacht einlegen in reichlich Wasser)
200 g Langkornreis
4 Möhren
300 g Blattspinat
2 Schalotten
6 cm Ingwer
3 TL Ghee
Pfeffer, Salz
2 Prisen Zucker
2 Kochbananen
Koriander zum Garnieren

**Marinade für das Fleisch:**
2 EL Erdnussbutter und 3 EL Erdnüsse
1 kleine rote Chili
2 EL Sojasauce
2 EL Tamarindenpaste
1 EL Honig
½ EL Ghee
400 ml Kokosmilch
1 Prise Muskat und 1 Prise Nelke

## Zubereitung

Alle Zutaten der Marinade im Mixer zerkleinern (bei Bedarf nachwürzen), das Fleisch in ca. 5 cm große Stücke schneiden und in der Marinade einlegen (1 - 12 Stunden).

Danach das Fleisch gut abtropfen lassen, kurz in Ghee anbraten und dann in einer Auflaufform mit Pfirsich (Birnen) und der Marinade etwa 40 Minuten im Backofen garen.

Die schwarze Bohnen mit frischem Wasser eine Stunde kochen.

Reis in Salzwasser kochen.

Für das Gemüse die Möhren schälen, waschen und in kleine Würfel schneiden. Schalotten, Ingwer, Spinat waschen und fein würfeln. Schalotten und Ingwer in Ghee glasig dünsten, Möhren 5 Minuten mitdünsten.

Dann Wasser aufgießen, mit Salz, Zucker und Pfeffer würzen, kochen bis die Möhren biss-fest sind. Zuletzt den Spinat eine Minute mitkochen.

In der Zwischenzeit die halbierten oder in Scheiben geschnittenen Kochbananen in Ghee anbraten.

Zum Servieren das Fleisch mit Soße, die Bananen, die schwarzen Bohnen, das Gemüse und den Reis einzeln auf dem Teller anrichten und mit Koriander garnieren.

Varianten zum Fleisch: Hähnchenfilet gewürzt mit Salz und Pfeffer beidseitig anbraten.

Variante zum Gemüse: Lauchgemüse oder gebackene Kürbisecken.

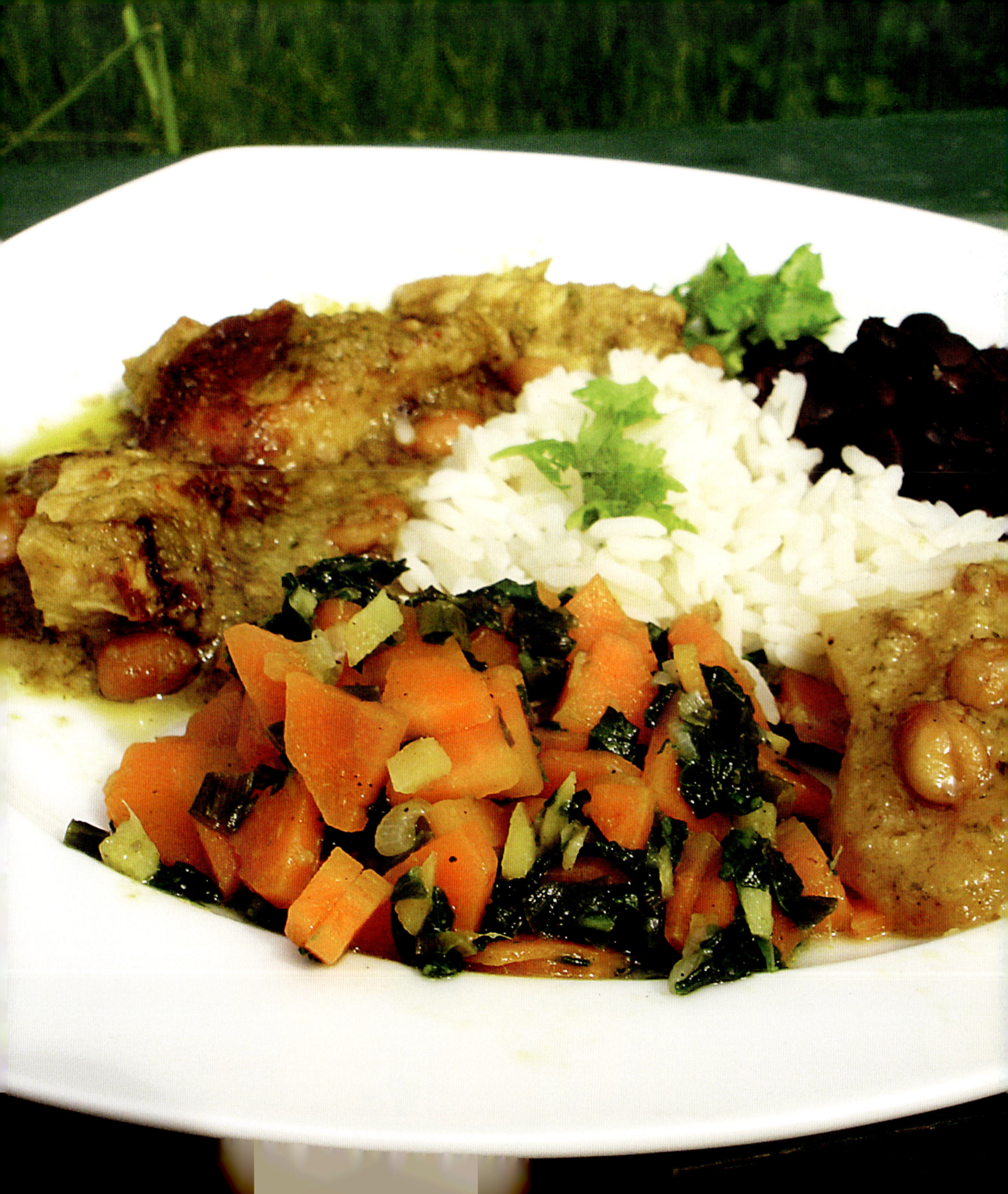

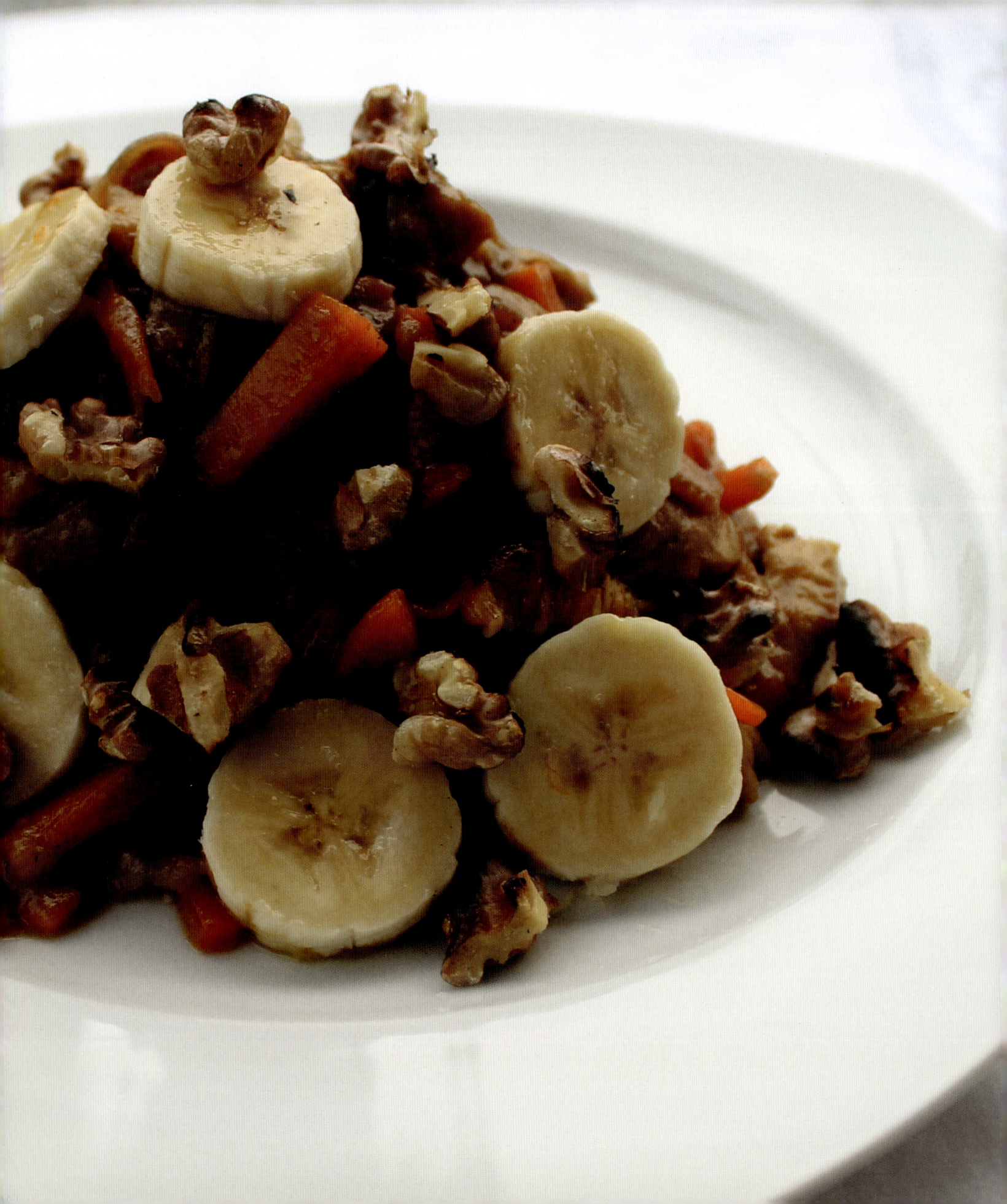

# Putenbrust in Bananen-Buttermilch mit Couscous

## Zutaten
**600 g Putenbrustfilet**
**150 g Möhren**
**150 g Kohlrabi**
**1 Zwiebel**
**80 g Walnüsse**
**3 EL Ghee**
**2 TL Currypulver**
**Salz, Pfeffer**
**Asafoetida, Muskat**
**250 g Couscous**
**500 ml heißes Wasser**
**300 ml Bananen-Buttermilch**
**2 - 3 Bananen**

## Zubereitung
Möhren und Kohlrabi in feine Stifte schneiden. Zwiebel fein würfeln. Putenbrustfilet in 2 cm breite Streifen schneiden. Walnüssse etwas zerkleinern, in einer Pfanne ohne Fett rösten und beiseite stellen. 1 große Banane mit Buttermilch mixen. 1 Banane in dicke Scheiben schneiden.

In einer großen Pfanne das Fleisch mit 2 Esslöffel Ghee anbraten, die Zwiebel dazugeben und weiter braten. Möhren und Kohlrabi dazugeben und kurz mitbraten, mit Currypulver, Salz, Pfeffer, Muskat und Asafoetida würzen. Couscous in eine Schüssel geben, gekochtes Wasser, 1 Esslöffel Ghee und 1 Teelöffel Salz darüber gießen und alles vermischen. 5 - 10 Minuten quellen lassen. Bei Bedarf kochend heißes Wasser nachgießen und Couscous immer wieder mit einer Gabel auflockern.

Die Bananen-Buttermilch zum Fleisch dazugießen und unter Rühren aufkochen. Die Sauce mit Salz und Pfeffer abschmecken.

Couscous in eine kleine Schüssel geben, diese auf einen Teller stürzen, mit Putencurry, Bananenscheiben und Walnüssen anrichten.

# Chicken-Sahne-Curry

### Zutaten
600 - 800 g Hühnerbrust
2 Zwiebeln
2 EL Ghee
4 cm Ingwer
1 EL Honig, 1 TL Curry, 1 TL Paprika
1 TL oder 50 ml Hühnerbrühe
Pfeffer, Salz
etwas Wasser
2 - 3 Becher Sahne
Eingelegte Pfirsiche
Erdnüsse

### Zubereitung
In Streifen geschnittene Hühnerbrust in Ghee anbraten, feingehackte Zwiebeln und Ingwer dazugeben.
Alles gut anbraten. Dann Sahne, Honig, Curry, Paprika, Salz, Pfeffer und Hühnerbrühe unterrühren und kurze Zeit garen. Vor dem Servieren Pfirsichscheiben und Erdnüsse unterlegen.

Gewaschenen Basmatireis mit zwei Tassen Wasser, Salz und Kardamon aufkochen, Hitze reduzieren und zugedeckt ca. 15 Minuten dämpfen, bis er gar ist.

# Rinder-Bohnen-Curry mit Kurkuma-Kardamon-Reis

### Zutaten
600 g Rinderrouladen
2 Zwiebeln
Ingwer (2 cm)
1 EL Ghee
1 - 2 TL Salz
½ TL Pfeffer
½ – 1 TL Chilipulver oder 1 frische Chili
1 EL gemahlener Koriander
1 EL gemahlener Kreuzkümmel
¼ TL Kurkuma
½ TL Garam Masala (Koriander, Schwarzer Pfeffer, Knoblauch, Salz, Kreuzkümmel, Chili, Ingwer, Kardamon, Muskat, Lorbeerblatt, Nelke, Zimt, Kurkuma)
250 ml Wasser

4 EL Erdnussmus
3 EL Erdnüsse
500 g grüne Bohnen

1 große Tasse Reis
2 ½ Tassen Wasser
1 TL Salz, ¼ TL Kurkuma, 5 Kardamon

### Zubereitung
Das Fleisch in Streifen schneiden und mit Ghee in einer großen Pfanne anbraten. Feingeschnittene Zwiebel und Ghee dazugeben und weiter kräftig anbraten. Salz, Pfeffer und die übrigen Gewürze hinzufügen und mit dem Wasser (oder Bohnenwasser) ablöschen.
Das Erdnussmus dazugeben und bei kleiner Hitze mit aufgelegtem Deckel leicht köcheln lassen. Die grünen Bohnen in 3 - 4 cm lange Stücke schneiden und in Salzwasser bissfest garen.
Bohnen in den Fleischtopf geben, mit Salz, Pfeffer und Chili nochmals abschmecken.
In der Zwischenzeit den Reis in Wasser mit Salz, Kurkuma und Kardamon garen.

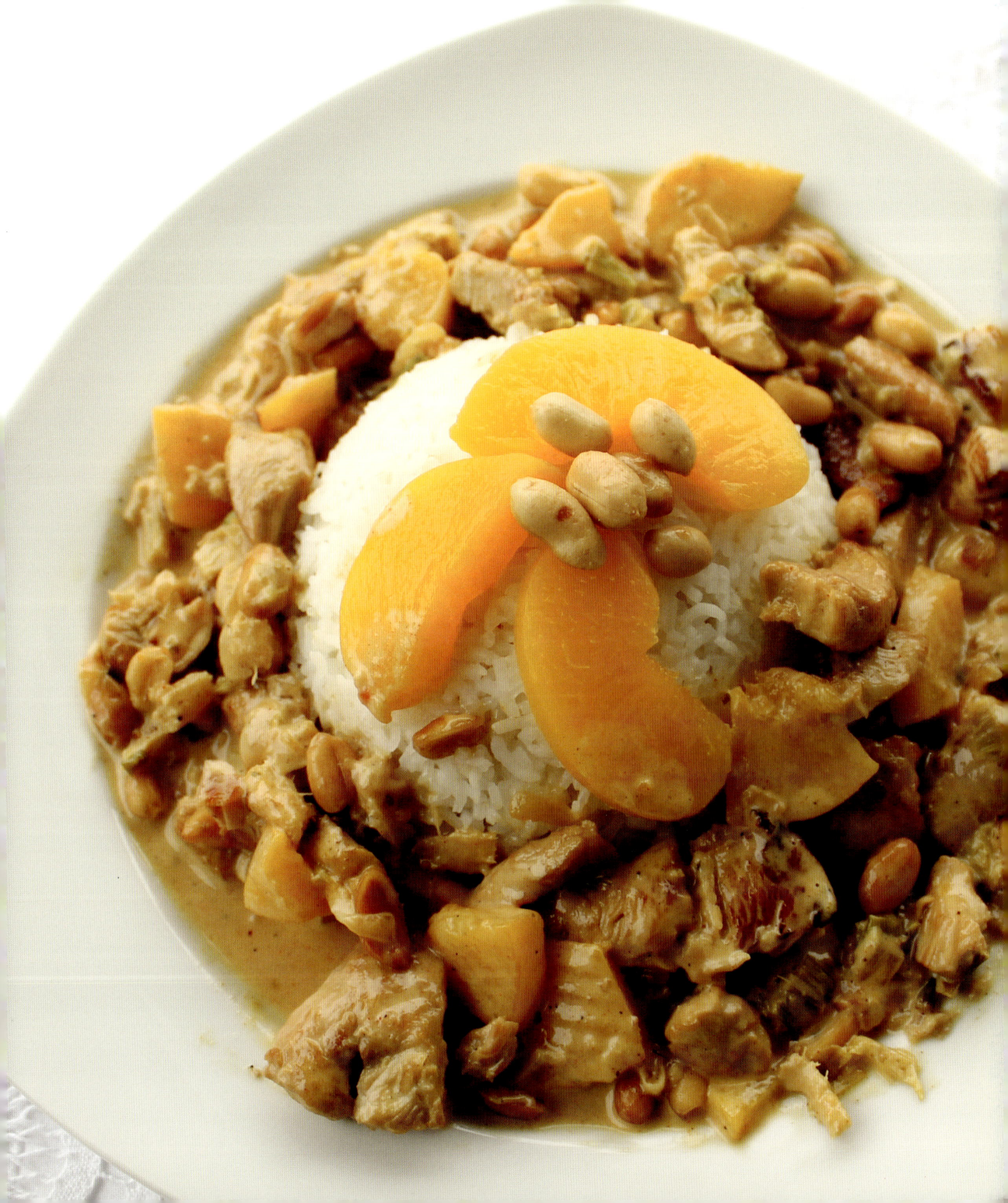

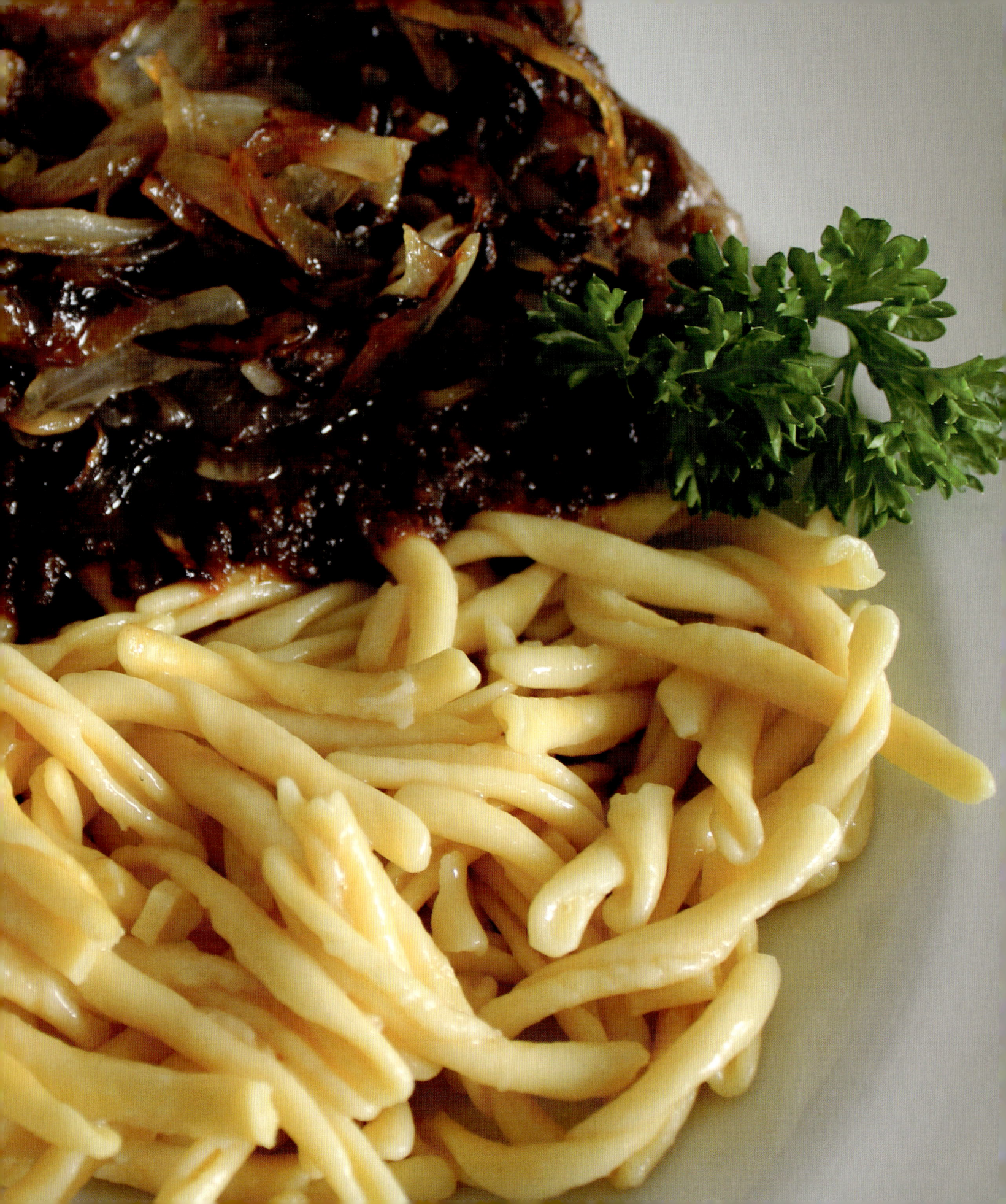

# Schwäbischer Rostbraten mit Spätzle und Soße

## Zutaten

**4 Scheiben gut abgehangene Rindersteaks**
**4 EL Ghee**
**Salz**
**Pfeffer**
**6 - 8 Zwiebeln**
**100 g gewürfelter Speck**
**Rotwein, Weißwein oder Madeirawein**
**1 EL Tomatenmark**
**250 ml Fleischbrühe**
**½ TL Muskat**
**1 EL Honig**
**¼ TL Zimt**
**½ TL Rohrzucker**
**Prise Majoran**
**2 TL Balsamico**
**Spätzle:**
**300 g Mehl**
**3 Eier**
**1 TL Salz**
**75 - 100 ml Wasser**

## Zubereitung

Die Zwiebeln schälen und in feine Ringe schneiden und in Ghee knusprig goldbraun anbraten. Beiseite stellen.

Die Rindersteaks am Fettrand mehrmals einschneiden und ebenfalls in Ghee beidseitig jeweils 2 - 3 Minuten scharf anbraten. Anschließend mit Pfeffer und Salz würzen, in Alufolie einwickeln und im Backofen bei 80 Grad warmhalten.

Für die Soße 1 große Zwiebel klein hacken und mit 100 g ganz fein gewürfeltem Speck in Ghee anbraten. Einen Esslöffel Tomatenmark einrühren, kurz mitbraten, mit 100 ml Wein ablöschen und diesen einkochen lassen. In vielen kleinen Portionen die Fleischbrühe hinzufügen und immer wieder einkochen lassen, bis die Soße sämig wird. Mit Salz, Pfeffer, Muskat, Honig, Zimt, Rohrzucker, Majoran und 2 TL Balsamico würzen.

Für die Spätzle Mehl, Eier, Mineralwasser und Salz zu einem nicht zu festen Teig rühren. Den Teig durch eine Spätzlepresse portionsweise in kochendes Salzwasser pressen, kurz aufkochen lassen, mit einem Schaumlöffel abschöpfen und in eine große Schüssel geben. Auf großen Tellern je ein Rindersteak mit gerösteten Zwiebeln bedecken, Soße darüber geben und mit den Spätzle servieren.

# Gulasch mit Knöpfle

### Zutaten
600 g Zwiebeln
600 g Rindergulasch
2 rote Paprika
6 Kartoffeln
2 - 3 Lorbeerblätter
2 EL Tomatenmark
2 EL süßer Paprika
Salz, Pfeffer, Zucker,
Chili, scharfer Paprika
Ghee
1,5 l Wasser

**Knöpfle:**
300 g Mehl
3 Eier
1 TL Salz
75 - 100 ml Wasser

### Zubereitung
Die Zwiebeln halbieren und in Scheiben schneiden und die Paprika klein schneiden. Dann das Fleisch in Ghee anbraten, die Zwiebeln dazugeben und weiter braten. Anschließend die in Streifen geschnittenen Paprika mit anbraten. Nun mit süßem und scharfem Paprikapulver, Tomatenmark, Pfeffer, Salz, Lorbeerblätter, Chili, Zucker würzen und mit dem Wasser ablöschen. Das Ganze so lange köcheln bis das Fleisch gar ist. Die geviertelten Kartoffeln rechtzeitig dazugeben, sodass sie am Ende der Kochzeit auch weich sind. Man kann sie auch getrennt kochen und zum Schluss in das Gulasch geben.

Für die Knöpfle Mehl, Eier, Salz und Wasser zu einem Teig verrühren. Mit einem Teelöffel kleine Portionen abstechen und nach und nach in kochendes Salzwasser geben. Wenn die Knöpfle fertig sind schwimmen sie an der Wasseroberfläche. Jetzt werden sie mit dem Schaumlöffel abgeschöpft und in eine Schüssel gegeben.

# Rindfleisch mit Zwiebeln und Ingwer

### Zutaten
600 - 800 g Rindfleisch (Rouladen)
3 weiße Zwiebeln
3 Schalotten
10 cm frischen Ingwer
2 EL Ghee
100 ml Rotwein
2 TL Salz
1 TL Pfeffer
1 EL Sojasauce
1 Tasse Basmatireis

2 ½ Tassen Wasser
1 TL Salz
5 Kardamon

### Zubereitung
Das Rindfleisch in feine Streifen schneiden, die Zwiebeln und Schalotten halbieren und in Scheiben schneiden. Fleisch, Zwiebeln und Schalotten in Ghee anbraten.

Den Ingwer fein schneiden und kurz mit braten.
Salz, Pfeffer und Sojasauce dazugeben, mit Rotwein ablöschen und kurz einkochen lassen.
Basmatireis mit dem Kardamon in gesalzenem Wasser garen und servieren.

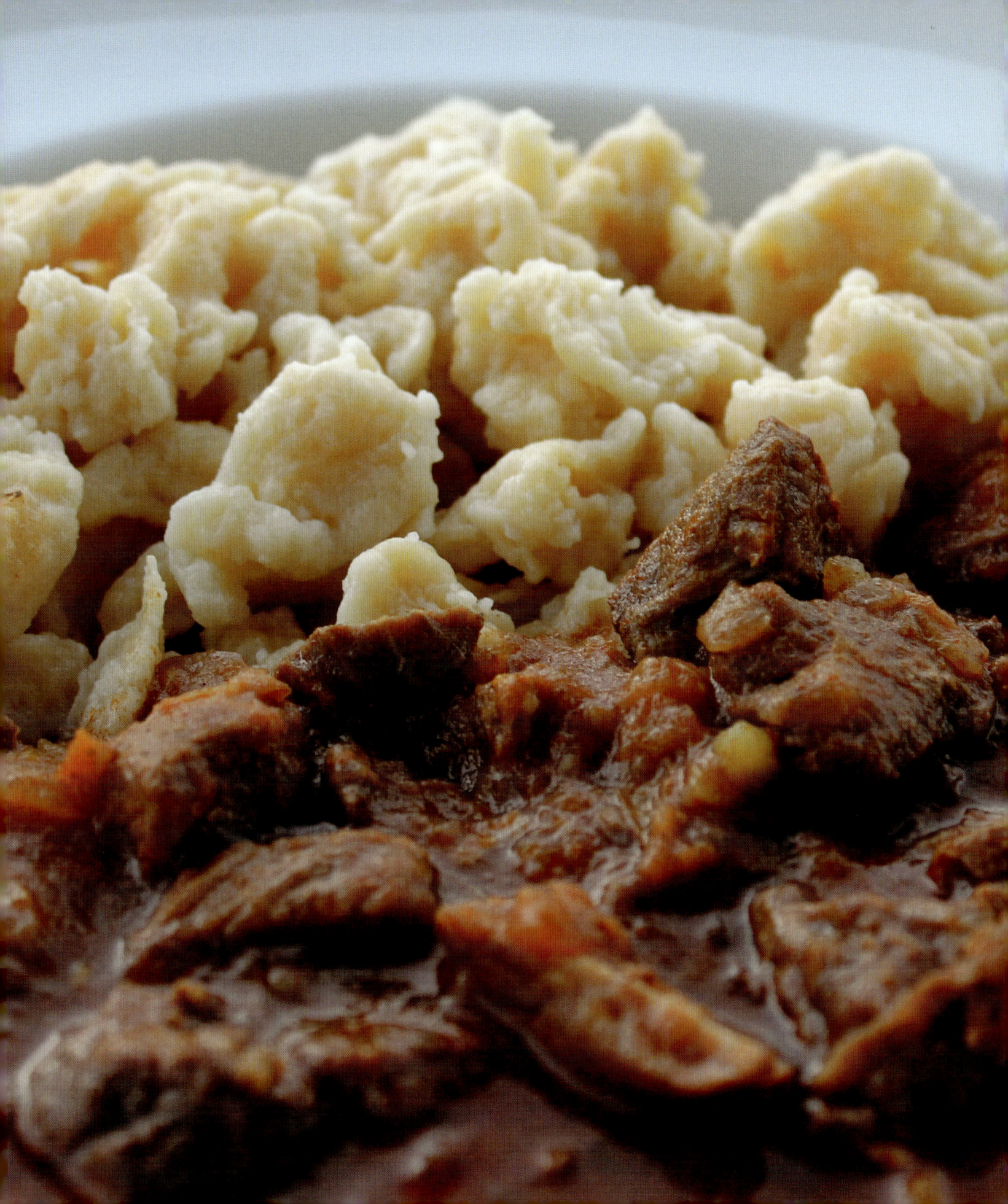

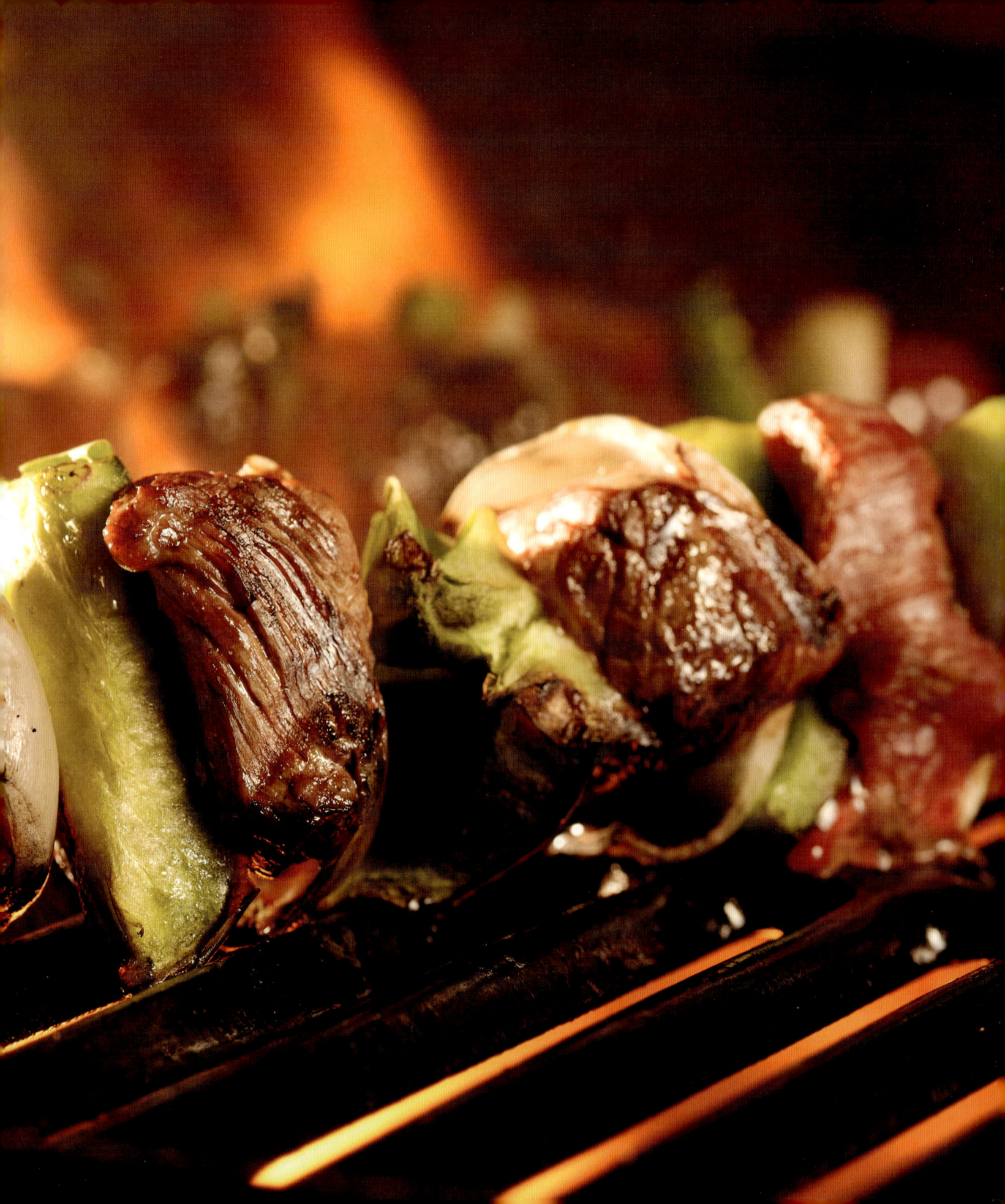

# Kaukasischer Schaschlik mit Mais

### Zutaten
600 g Rindersteak
2 große Gemüsezwiebeln
4 – 6 rote Paprika

**Marinade:**
2 Zwiebeln
1 ½ TL Salz
½ TL Pfeffer
1 EL Balsamico-Essig
300 ml Mineralwasser
2 EL Ghee

4 Maiskolben
Butter
Salz

### Zubereitung
Die Zwiebeln klein schneiden und mit Ghee, Salz, Pfeffer, Essig und Mineralwasser eine Marinade zubereiten.
Das in 3 cm große Würfel geschnittene Rindersteak 1 – 12 Stunden marinieren.
Die Maiskolben in Milchwasser (2/3 Wasser, 1/3 Milch) kochen oder grillen.
Das Rindfleisch mit Zwiebeln und Paprikastücke abwechselnd auf Grillspieße aufspießen und gar grillen.
Dann den gegrillten Mais mit Butter und Salz bestreichen und mit den Rindfleischspießen servieren.

# Gegrilltes Rindfleisch in Weißwein-Senf-Marinade mit Pommes frites

### Zutaten
4 Rindersteaks

**Marinade:**
3 TL Senf
3 EL Ghee
4 EL Weißwein
2 EL Kresse
2 TL Rohrzucker
½ TL Chili
½ TL Pfeffer

2 Prisen Muskat
1 Prise Asafoetida
1 Prise Zimt

12 große festkochende Kartoffeln
Salz
Frittieröl (Sonnenblumenöl)

### Zubereitung
Eine Marinade aus Senf, Ghee, Weißwein, Kresse, Rohrzucker, Chili, Pfeffer, Muskat, Asafoetida und Zimt mischen und das Rindfleisch mindestens 1 Stunde (oder bis zu 12 Stunden) einlegen.
Rindfleisch herausnehmen und grillen.
Die geschälten Kartoffeln in feine Stifte schneiden und in heißem Öl frittieren und salzen.

# K's Momos für Wind

## Zutaten
500 g Mehl
180 ml Wasser
1 TL Salz
1 EL Ghee

**Füllung:**
600 g gehacktes Rindfleisch
2 Zwiebeln
5 cm Ingwer
½ TL Schwarzer Pfeffer
2 Frühlingszwiebeln
½ EL Ghee
1 EL Sojasauce
1 TL Kreuzkümmel
1 TL Salz
1 EL fein gehackter Koriander

**Dip 1:**
Sojasauce

**Dip 2:**
Süßsaurer Dip

## Zubereitung
Das Mehl mit dem Salz in einer Schüssel vermischen, Ghee und Wasser zugeben und zu einem Teig kneten. Den Teig ca. 1 Stunde abgedeckt gehen lassen. Für die Füllung Zwiebeln, Frühlingszwiebeln und Ingwer ganz fein hacken und mit dem Hackfleisch und den restlichen Zutaten vermischen. Diese Mischung kann kurz angebraten werden.

Den Teig in kleine Portionen teilen und diese auf einem Backbrett sehr dünn ausrollen. Ca. 9 cm große Kreise mit einer Tasse ausstechen und je 1 EL der Füllung in die Mitte des Teiges geben. Den Teigrand über der Füllung zusammennehmen und durch Drehung verschließen. Schließlich im Wasserdampf garen. Mit den Dips warm servieren.

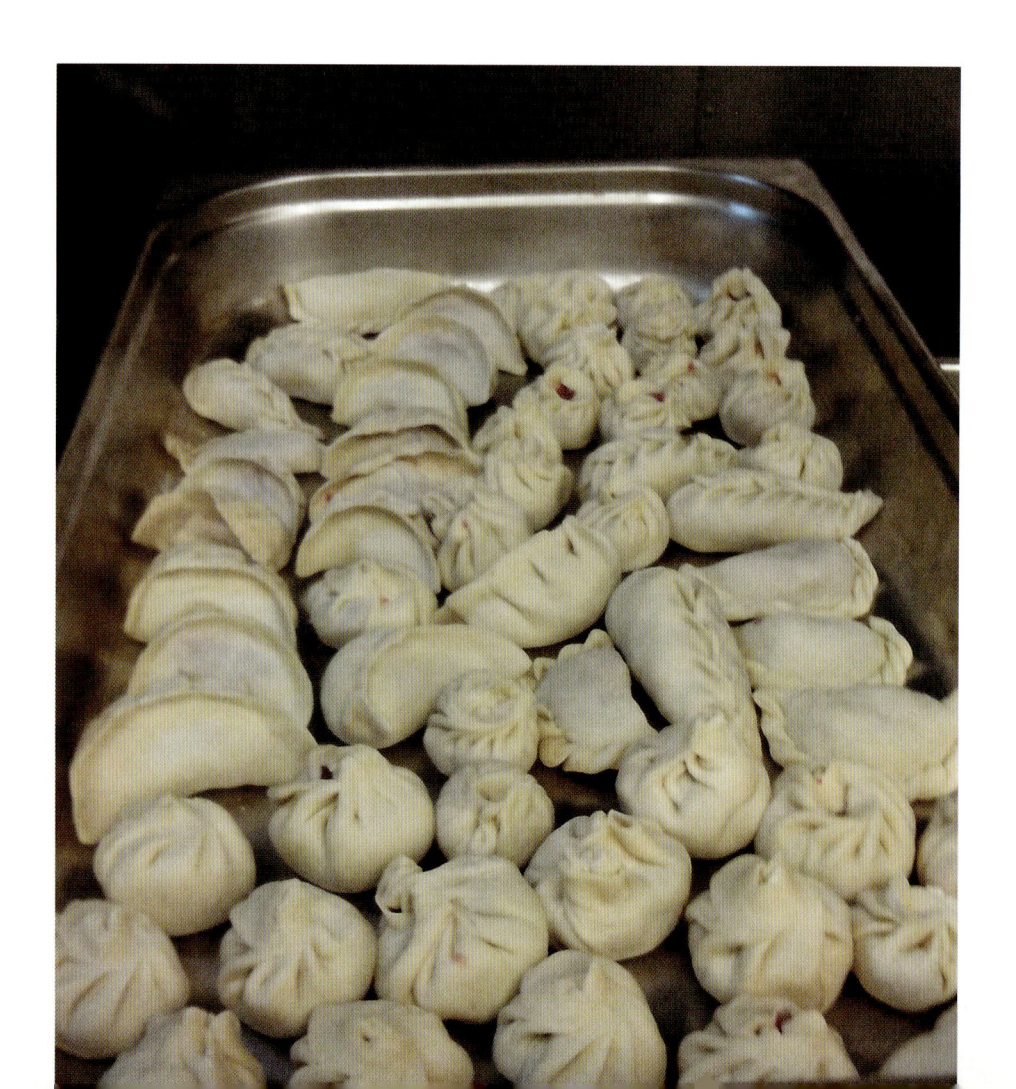

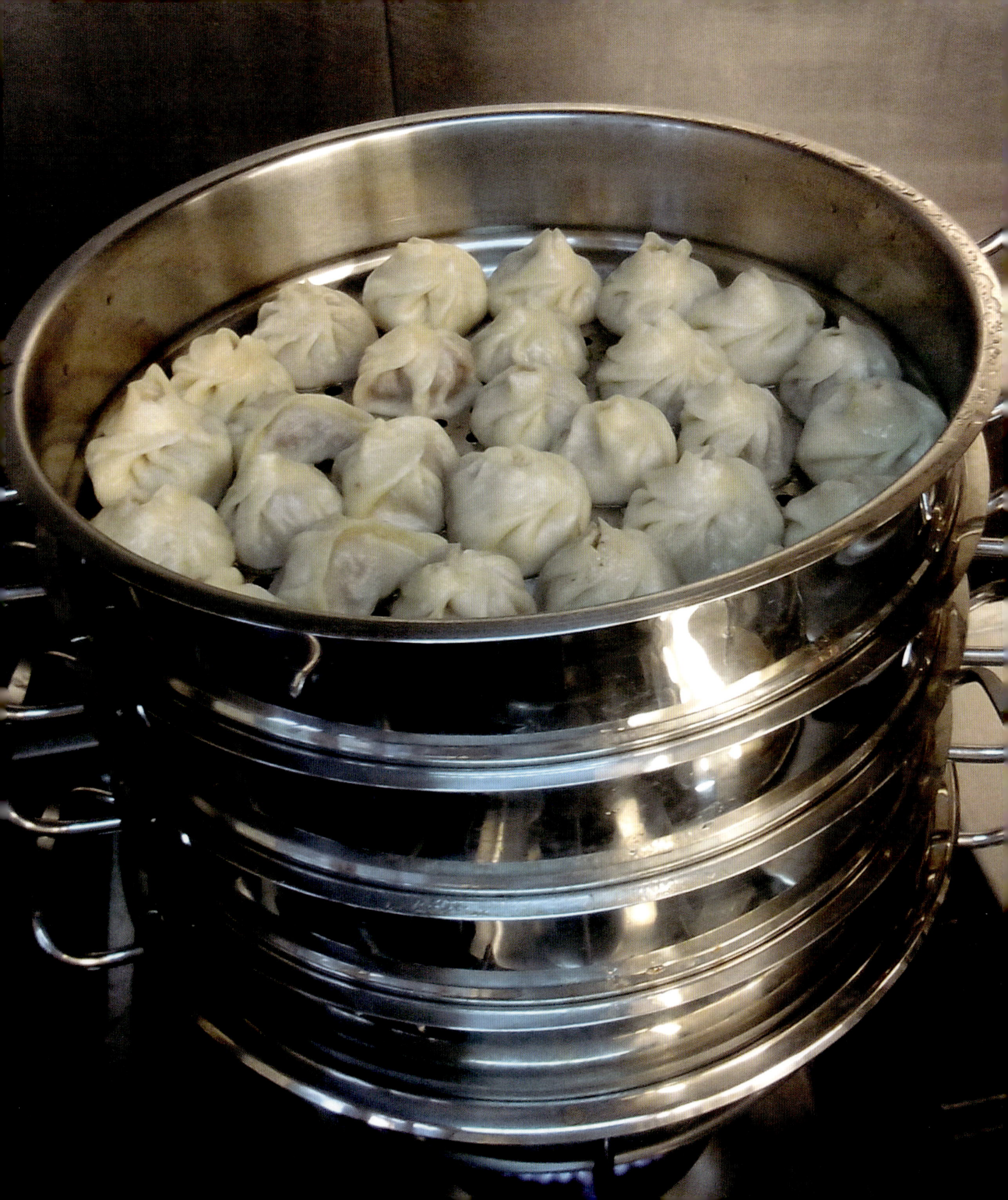

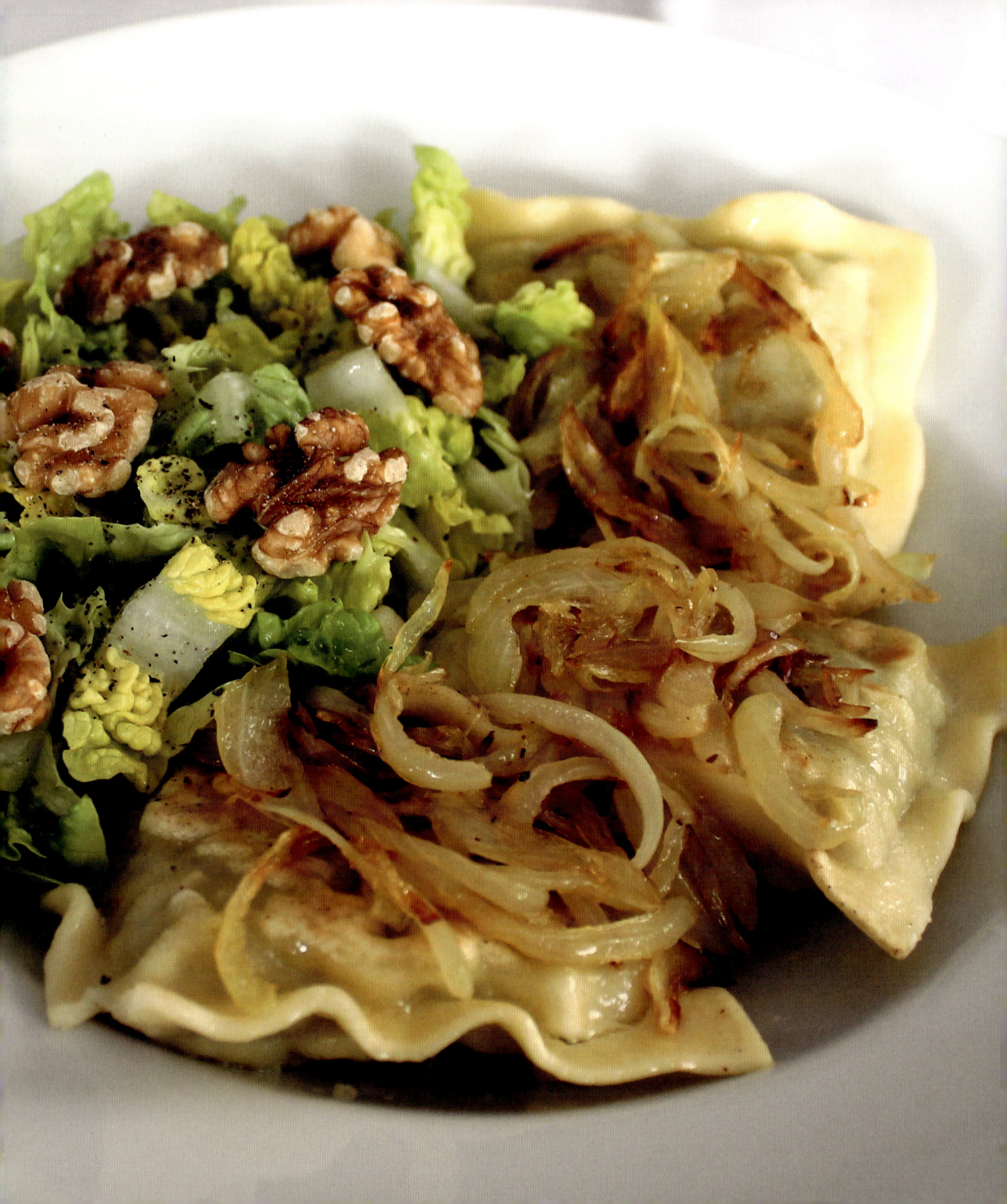

# Gebratene Maultaschen mit Ei und Zwiebeln

## Zutaten

**Maultaschenteig:**
500 g Mehl
4 Eier
Etwas Wasser
Prise Salz

**Maultaschenfüllung:**
250 g Rinderhackfleisch
250 g Brät oder weitere
250 g Rinderhackfleisch
100 g geräucherter Speck
2 Zwiebeln
1 Bund Petersilie
Salz, Pfeffer

2 EL Ghee
3 Zwiebeln

Grüner Salat
Grobgehackte Walnüsse
Balsamico–Essig
Sonnenblumenöl
Etwas Honig
Salz, Pfeffer

## Zubereitung

Das Mehl in eine Schüssel geben, Eier, Wasser und Salz hinzugeben und einen glatten Teig kneten. Den Teig zu einer Rolle formen, in mehrere Abschnitte teilen und diese dünn auswellen.

Für die Füllung die klein geschnittenen Zwiebel und den gewürfelten Speck in Ghee kurz anbraten. Dieses mit dem Hackfleisch, dem Brät und der Petersilie vermischen, mit Salz und Pfeffer würzen.

Aus dem Nudelteig nach gewünschter Größe Rechtecke ausschneiden, mit der Masse füllen, zusammenklappen, die Ränder gut andrücken und mit Eiweiß oder Wasser bestreichen.

Die Maultaschen in einen Topf mit kochendem Salzwasser ca. 10 Minuten kochen, bis sie oben schwimmen.

In der Zwischenzeit die Zwiebeln halbieren, in Scheiben schneiden und in Ghee anbraten.

Die Maultaschen aus dem Wasser nehmen, abtropfen lassen und danach in der Pfanne mit den fertigen Zwiebeln wenden.

Den grünen Salat mit Walnüssen und einem Dressing aus Balsamico-Essig, Sonnenblumenöl, Honig, Pfeffer und Salz anrichten und zusammen mit den Maultaschen servieren.

# Kalbshaxe mit Semmelknödel

### Zutaten

4 kleine Kalbshaxen – 2 kg Kalbshaxen
1 TL Salz
Prise Pfeffer
½ TL Majoran
1 EL Mehl
4 EL Ghee
2 Zwiebeln
2 Karotten
1 Stange Lauch
¼ Sellerie
3 Tomaten
4 EL Ghee
¼ l Rotwein oder Weißwein
200 ml Gemüsebrühe
½ TL Basilikum
2 Lorbeerblätter

**Semmelknödel:**
10 alte Brötchen
1 kleine Zwiebel
2 EL gehackte Petersilie
2 EL Ghee
300 ml Milch oder Wasser
3 Eier
1 TL Salz
100 g Mehl

### Zubereitung

Für das italienische „Ossobuco alla milanese" die Kalbshaxen waschen und trocknen. Den Hautrand mit einem scharfen Messer in gleichmäßigen Abständen einschneiden, würzen und in erhitztem Ghee beidseitig anbraten. Gleichmäßig gebratenes Fleisch herausnehmen. Restliches Ghee hinzugeben und die feingeschnittenen Zwiebeln, Karotten, Sellerie und Lauch anbraten. Nun das Fleisch wieder in die Pfanne geben, mit Rotwein ablöschen und den Rotwein zur Hälfte einkochen lassen. Die geschälten und gewürfelten Tomaten, die Gemüsebrühe, Basilikum, Pfeffer, Salz, Majoran und die Lorbeerblätter zu dem Fond in den Bräter geben. Im vorgeheizten Backofen ca. 1 ½ Stunden bei 180 Grad schmoren lassen. Wenn nötig, Wasser nachgießen.

Für die Semmelknödel ganz fein geschnittene Zwiebeln in Ghee kurz anrösten, Petersilie und Salz dazu geben.

Brötchen kurz in Wasser einweichen, fest ausdrücken und mit dem Zwiebelgemisch, der Milch und den Eiern vermischen. Nach Bedarf Mehl und Wasser beifügen.

Aus dem Teig Knödel formen und in kochendes Salzwasser geben und ca. 10 Minuten gar ziehen lassen.

# Überbackener Blumenkohl

### Zutaten

1 Blumenkohl
2 TL Salz
Wasser
3 TL Milch
1 Zwiebel
3 EL Ghee
4 TL Mehl
400 ml Milch
1 TL Salz
½ TL Pfeffer
50 ml Weißwein oder Gemüsebrühe
200 g geriebener Käse
Butterflöckchen
12 Scheiben Frühstücksspeck
4 große Kartoffeln

### Zubereitung

Den Blumenkohl unter fließendem Wasser waschen und anschließend in einem großen Topf mindestens 5 Minuten mit Wasser bedeckt wässern.

Dann in dem großen Topf mit frischem Wasser, Salz und Milch bissfest kochen. Den Backofen auf 225°C vorheizen. Den

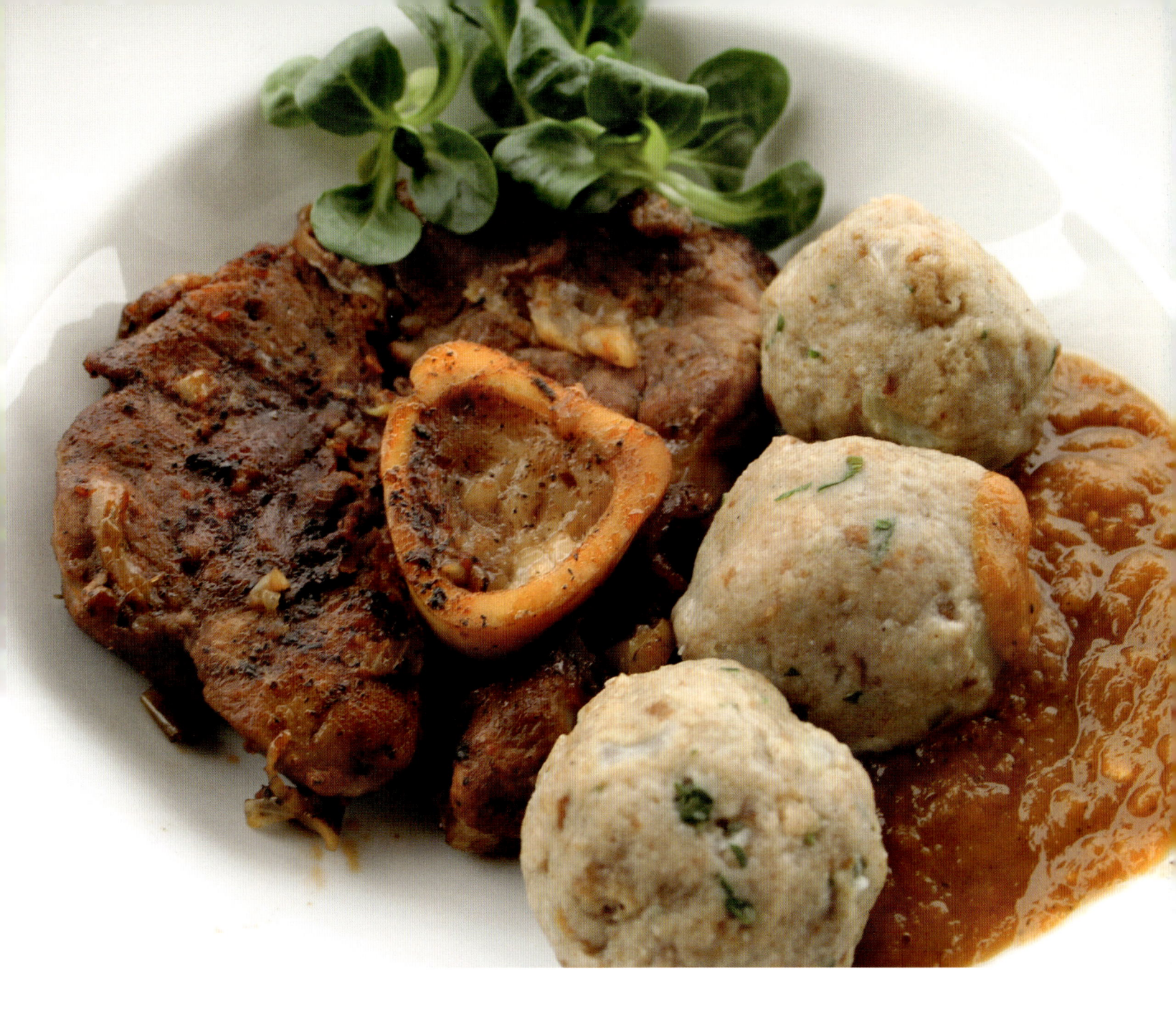

Blumenkohl abtropfen lassen und in eine Auflaufform geben.
Für die Soße die Zwiebel klein schneiden und in Ghee glasig dünsten. Das Mehl einrühren, die Milch zugießen und mit dem Schneebesen alles glattrühren und dabei einmal aufkochen lassen.

Nun noch mit Pfeffer und Salz abschmecken und den Weißwein (oder Gemüsebrühe) zugeben. Jetzt die Soße über den Blumenkohl gießen, mit dem Käse bestreuen, Butterflöckchen darüber geben und im Backofen 15

Minuten überbacken. Den Frühstücksspeck knusprig braten und damit den Blumenkohl garnieren und mit Bratkartoffeln oder Salzkartoffeln servieren.

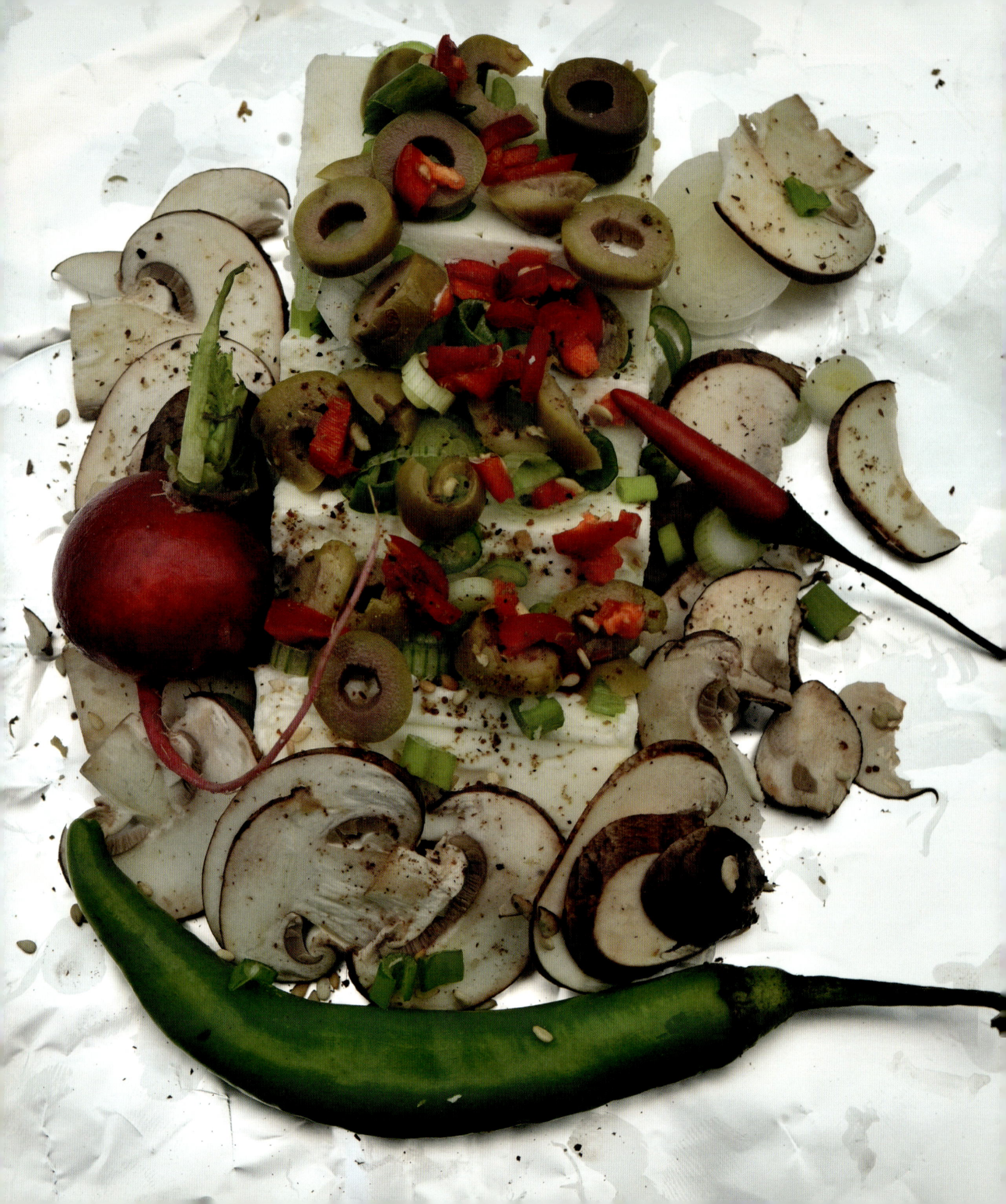

# Gegrillter Schafskäse mit Mais und Folienkartoffeln

## Zutaten
4 Scheiben Schafskäse
2 Peperoni
16 Oliven
1 Bund Frühlingszwiebeln
4 – 6 Pilze
2 Maiskolben
Butter oder Ghee
Salz
4 oder 8 Kartoffeln

## Zubereitung
Den Schafskäse mit dem klein geschnittenen Gemüse auf der Alufolie anrichten und grillen. Den vorgekochten Mais kurz mit etwas Ghee und Salz einreiben und grillen.
Die vorgekochten Kartoffeln in der Schale in Alufolie grillen.
Alles zusammen schön angerichtet servieren.

# Gemüsecurry mit Kokosreis

## Zutaten
300 g Karotten
300 g Süßkartoffeln
300 g Fenchel
5 Frühlingszwiebeln
4 cm Ingwer
100 g Mandeln
100 g Caschewnüsse
12 Datteln
1 Prise Muskat
1 TL Salz
1 Prise Asafoetida
¼ TL Nelke
¼ TL Kreuzkümmel
2 TL Curry
1 EL Sojasauce

Schale von 1 Zitrone
300 ml Kokosmilch

1 große Tasse Reis
1 Tasse Wasser
300 ml Kokosmilch
1 TL Salz

## Zubereitung
Frühlingszwiebeln und Ingwer in Ghee anbraten, nacheinander die kleingeschnittenen Karotten, nach 5 Minuten die Süßkartoffeln und nach weiteren 5 Minuten den Fenchel dazugeben.
Bei Bedarf mit etwas Wasser ablöschen. Nüsse, Gewürze, Sojasauce, Zitronenschale und Datteln zu dem Gemüse geben und mit der Kokosmilch einkochen.

Den Reis in Wasser gut waschen und mit Salz, Wasser und Kokosmilch aufkochen. Danach im geschlossenen Topf weich garen.

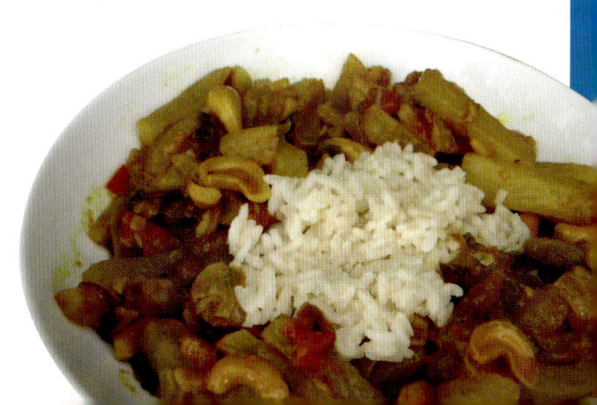

# Coq a la biere (Hähnchen in Bier) mit Feigen und Rosmarinkartoffeln

## Zutaten

**Auflaufform (4 Personen):**
1 Hähnchen
100 g Speckwürfel
2 - 3 TL Salz
1 TL Pfeffer
2 TL Thymian
4 Lorbeerblätter
500 ml Bier
10 Feigen (oder Backpflaumen)
150 g Cranberrys (oder Rosinen)

2 kg fest kochende Kartoffeln
1 TL Salz
1 TL Rosmarin
1 EL Ghee

## Zubereitung

Das zerkleinerte Huhn in Bier, Feigen (oder Backpflaumen), Cranberrys (oder Rosinen), Speck, Thymian, Lorbeer, Pfeffer und Salz 1 – 12 Stunden einlegen. Danach alles in eine Auflaufform schichten und mit einer Alufolie bedeckt ¾ Stunde bei 220 Grad garen. Ohne Alufolie noch eine ½ Stunde weiterbacken und die Hähnchenteile einmal wenden.
Fleischstücke herausnehmen und aus dem Sud, nach Geschmack mit ein paar Feigen und Cranberrys, eine Sauce pürieren.

Kartoffeln waschen und ungeschält vierteln. In einer Schüssel mit Salz und Rosmarin würzen, das Ghee darüber gießen und gut vermischen. Die Rosmarinkartoffeln auf einem mit Backpapier ausgelegten Backblech verteilen und im vorgeheizten Backofen bei 200°C Umluft ca. 25 Minuten backen.
Zusammen mit dem Hähnchen servieren.

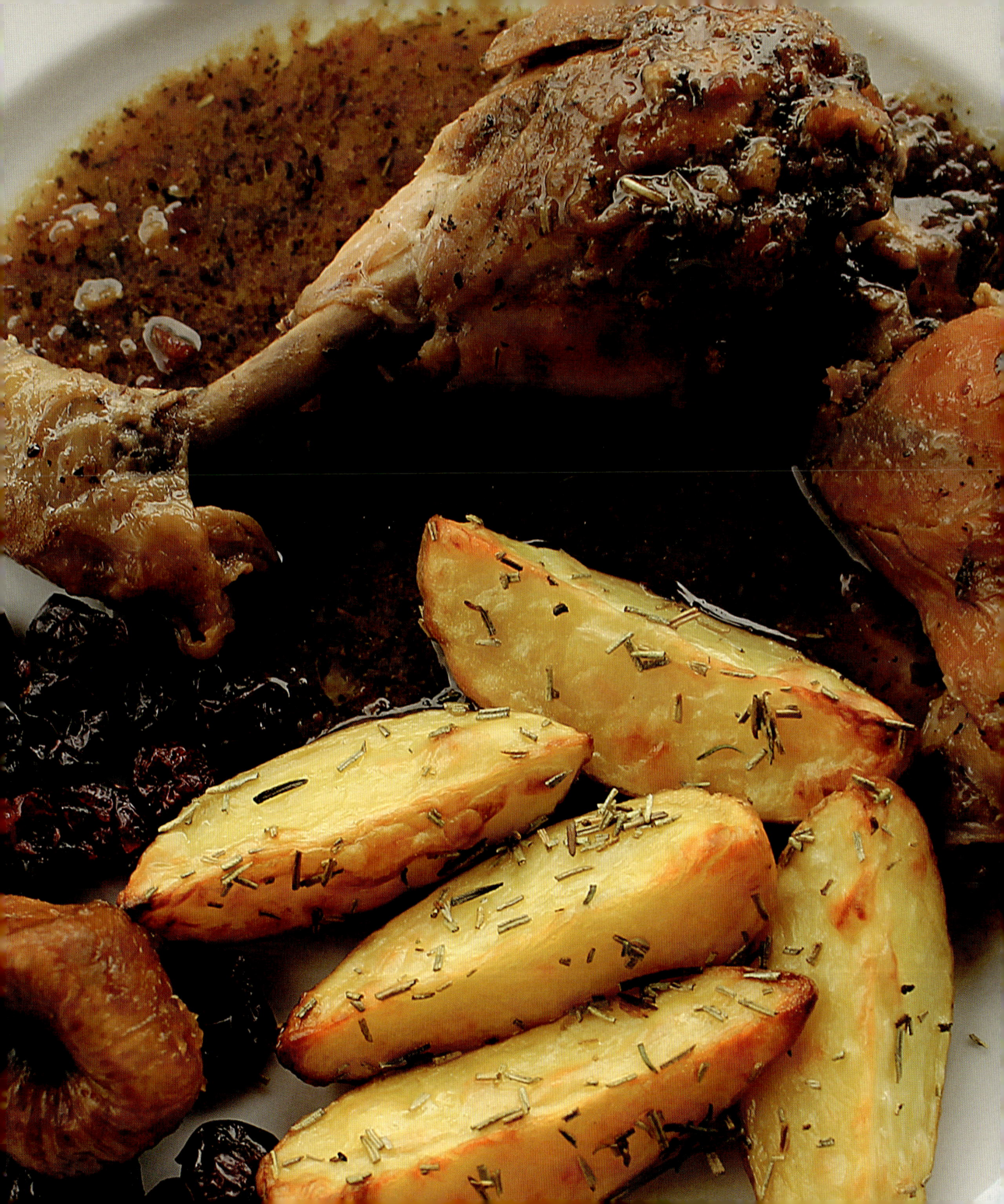

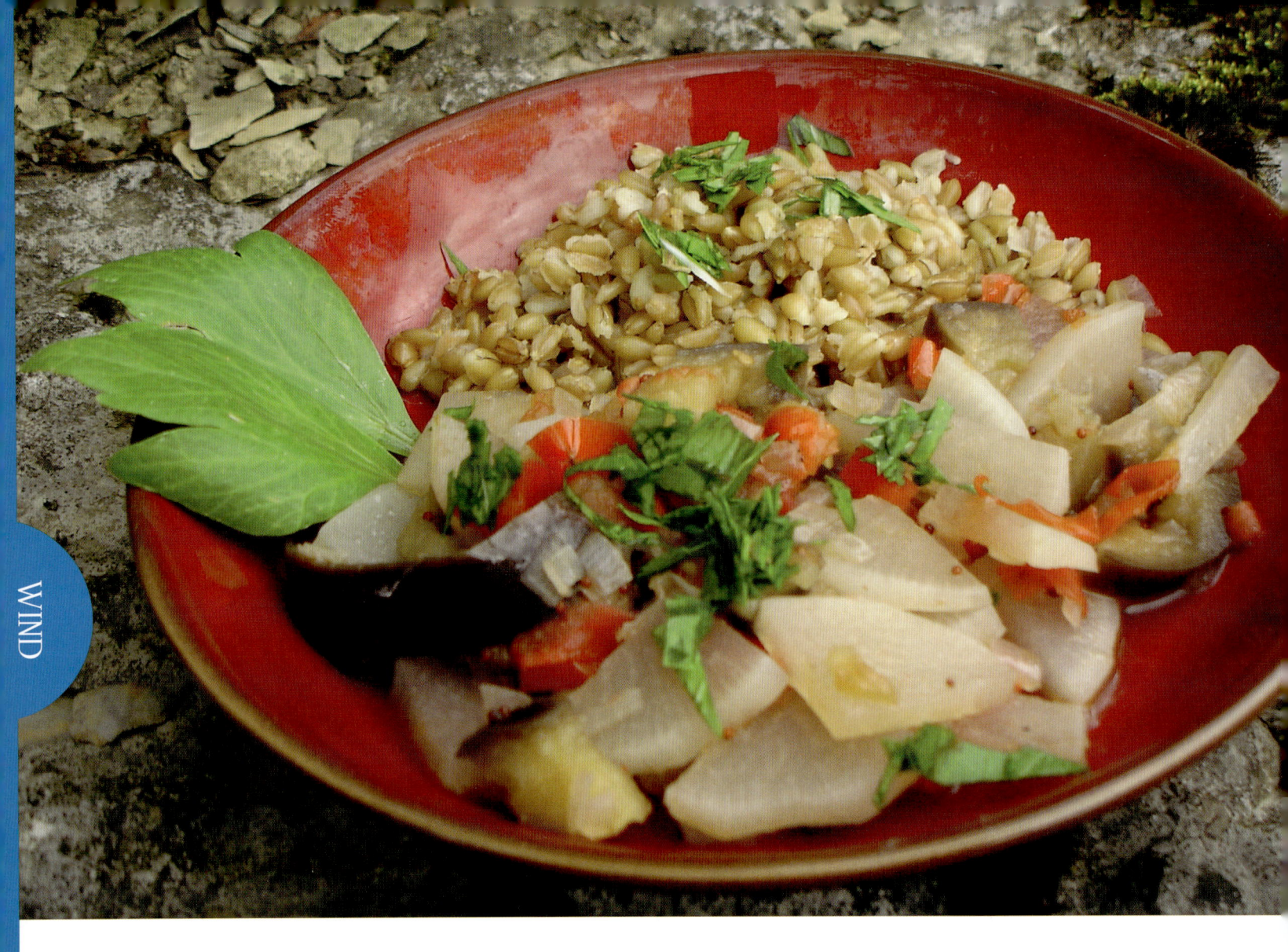

# Sarahas Rettichcurry

### Zutaten

1 kg großer weißer Rettich
5 Zwiebeln
4 cm Ingwer
4 Fleischtomaten
3 EL Ghee
4 EL indisches Currypulver
2 TL Kreuzkümmel
½ TL Pfeffer
1 TL Salz
2 TL Zitronensaft
100 g Cashewnüsse
200 ml Sahne
Reis

### Zubereitung

Zwiebeln und Ingwer in Ghee anbraten und die Gewürze kurz mitbraten. Dann Rettich (ca. 2 cm lang und 1 cm breite Stücke), Tomaten (gewürfelt) dazugeben und 10 Minuten weiter schmoren. Cashewnüsse dazu geben und fertig garen. Zum Schluss den Zitronensaft untermischen und mit süßer Sahne legieren. Mit gekochtem Reis servieren.

# Saraha

**Hoch verwirklichter buddhistischer Meister (Mahasiddha) aus dem 8. Jahrhundert in Indien**

Eines Tages bat Saraha seine Partnerin, ihm eine Rettich-Curryspeise zu kochen. Sie tat, wie ihr geheißen, und bereitete liebevoll sein Wunschgericht. Als sie es ihm brachte, reagierte er weder auf Ansprache noch auf Berührung und sie erkannte, dass er in tiefer Meditation versunken war. Natürlich wollte sie ihn nicht stören, sondern warten, bis seine Meditation beendet war. In der Zwischenzeit kümmerte sie sich in gewohnter Weise um ihr Zuhause, erarbeitete sich ihren Lebensunterhalt und praktizierte Meditation.

Schließlich, nach 12 langen Jahren, kehrte Saraha aus seiner meditativen Versenkung zurück und fragte: „Wo bleibt mein Rettich-Curry?" Die Pfeilmacherin konnte es nicht fassen: „Zwölf Jahre lang sitzt du in Meditation und das erste, wonach du fragst, ist dein Rettich-Curry, das du vor zwölf Jahren bestellt hast! Du bist wirklich wahnsinnig. Was meinst du, wie dein Rettich–Curry jetzt aussieht? Das hat schon lange das Zeitliche gesegnet. Was ist das für eine Meditation, wenn du immer noch an deinem letzten Gedanken festhältst? Dafür hast du zwölf Jahre rumgesessen wie ein Rettich, der in einem Erdklumpen festhängt?"

Saraha war zuerst fassungslos über ihre Worte. Er beschloss in die Einsamkeit der Berge zu gehen, um seine Übung fortzusetzen. „Wofür soll das gut sein?", fragte die Pfeilmacherin. „Wenn du nach 12 Jahren tiefster Versenkung immer noch an deiner Lust auf Rettich-Curry festhältst, was sollte in der Einsamkeit der Berge daran besser werden? Äußere Ruhe und Einsamkeit bringen noch lange keine Erfahrung von der Natur des Geistes. Statt dich von äußeren Sinnesreizen abzuschotten und noch mehr Zeit zu vertrödeln, solltest du lieber die dualistischen Konzepte, vorgefassten Meinungen und Begriffe deines engen, unflexiblen Verstandes loslassen und nicht daran festhalten."

Die vor brennender Weisheit lodernden Worte seiner mutigen Frau rüttelten Saraha wach und er konnte seinen Geist von Vorstellungen und dem Glauben an eine objektiv existierende Wirklichkeit befreien. Er erlangte die Erfahrung von Raum und Freude untrennbar, erkannte die Natur seines Geistes und erreichte die höchste Verwirklichung, das Große Siegel.

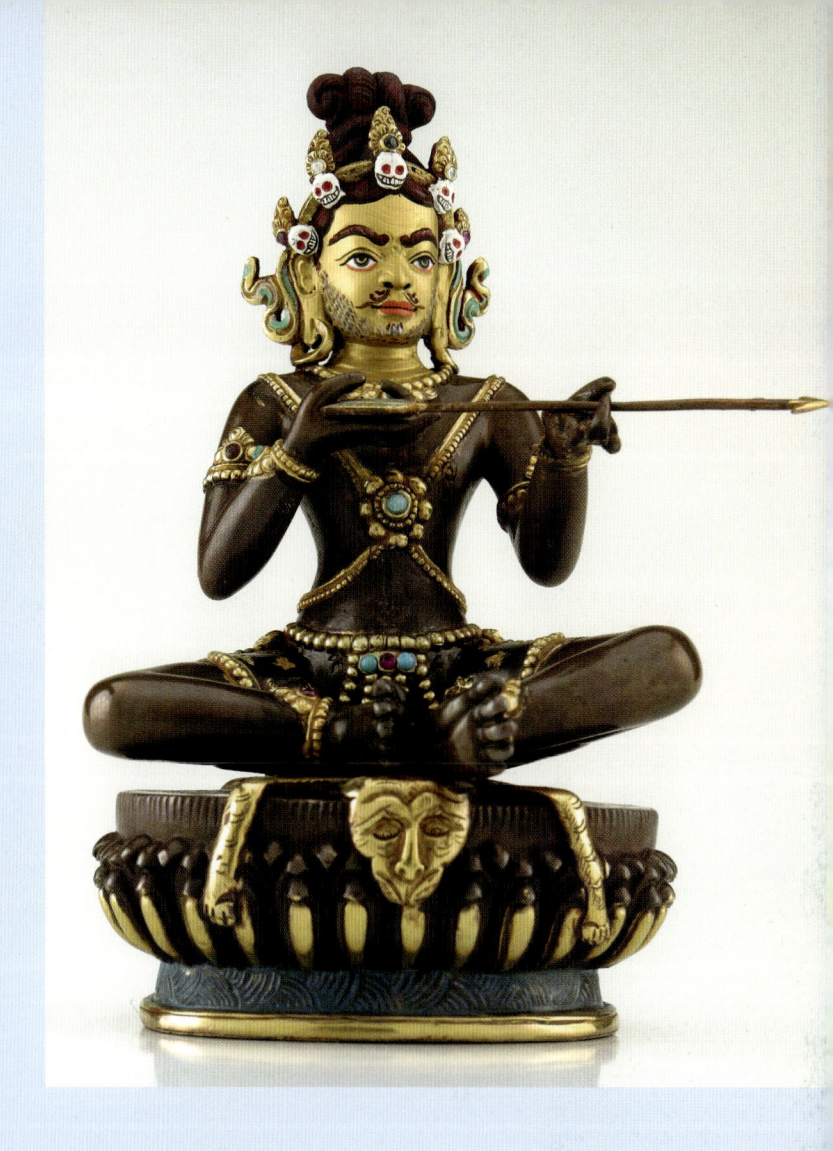

In dieser Weise enthüllte die Pfeilmacherin Saraha die wahre Bedeutung der Dinge und befähigte ihn, die Wirklichkeit zu sehen. Sie inspirierte ihn zu vielen gesungenen Versen, wie zum Beispiel:

*„Sitz nicht zuhause herum und auch nicht im Wald. Wo du auch bist, erkenne den Geist."*

# WIND
# Frühstück, Desserts & Getränke

## Pilze-Käse-Omelette

### Zutaten
**8 Eier**
**8 EL Hafermilch**
**1 Zwiebel o. ½ Bund Frühlingszwiebeln**
**200 g Champignons**
**200 g geriebener Käse**
**Muskat**
**Pfeffer, Steinsalz**
**Dinkelbrot**
**Avocado**

### Zubereitung
Die fein geschnittenen Zwiebeln in Ghee anbraten, die in Scheiben geschnittenen Pilze dazu geben und fertig braten. Danach die Eier verquirlen und mit Milch, Pfeffer, Salz und Muskat würzen und mit dem geriebenen Käse vermischen.

Diese Mischung über die Zwiebeln und Pilze in die Pfanne geben und ohne Rühren von beiden Seiten anbraten.
Die Avocado zerdrücken und mit Pfeffer und einem Schuss Zitrone würzen.
Nun das Omelette mit Dinkeltoast und Avocado-Aufstrich servieren.

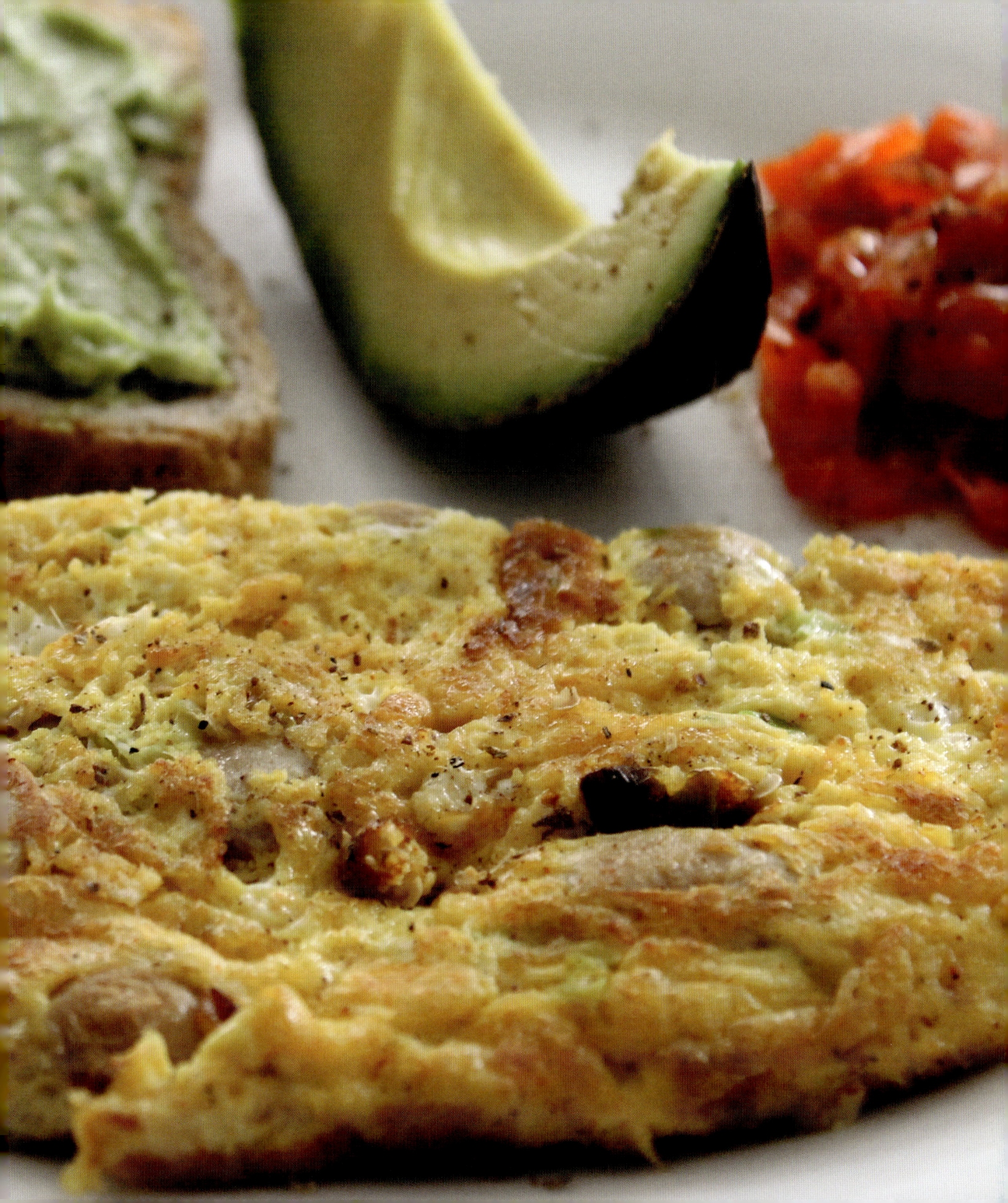

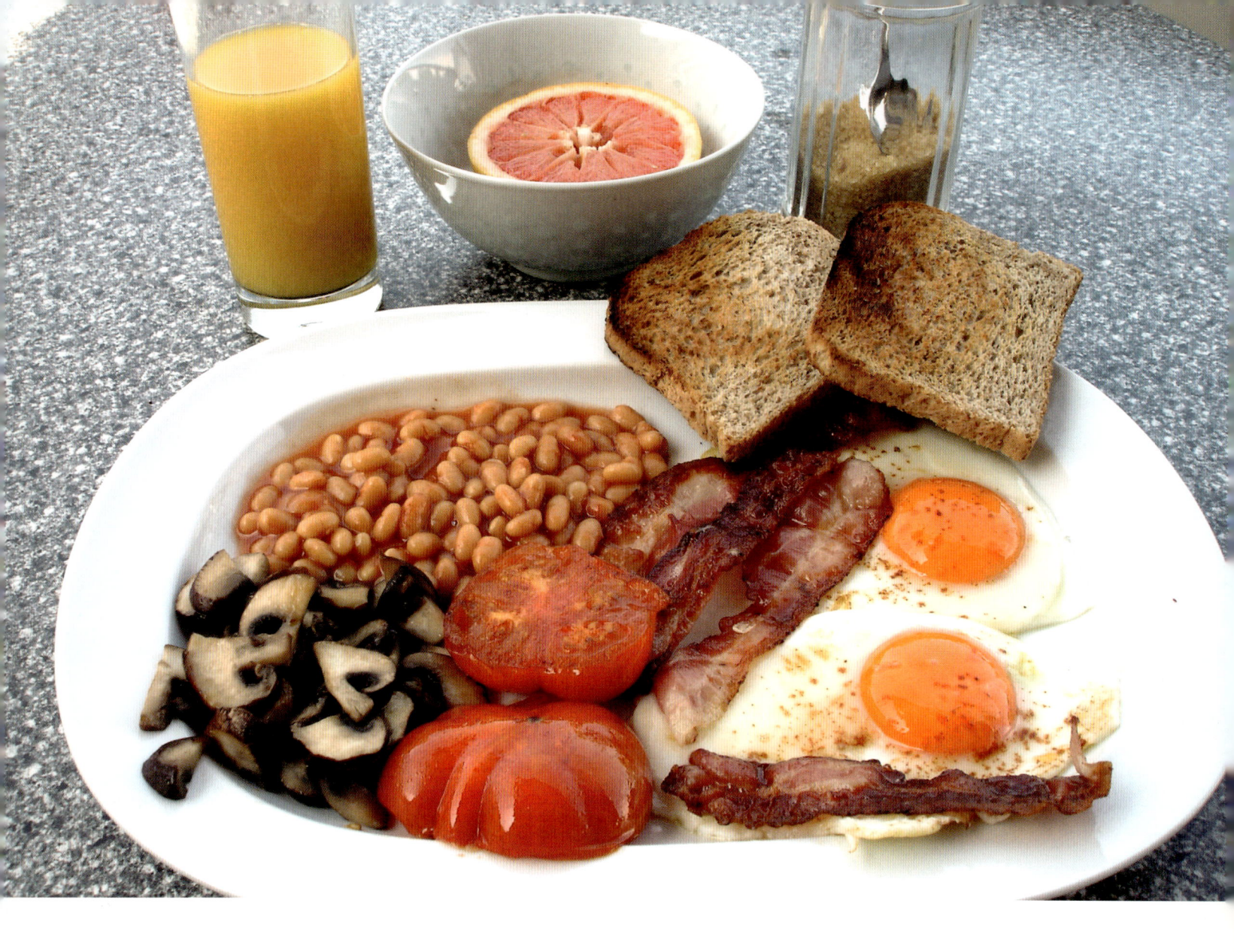

# English Breakfast

### Zutaten

8 Eier
12 Scheiben Bacon (Frühstücksspeck)
300 g Pilze
4 große Tomaten
8 Scheiben Dinkeltoast
Ghee
Butter
Orangensaft, Traubensaft oder
schwarzer Johnnisbeersaft

1 - 2 Grapefruits
4 EL Rohrzucker
Baked Beans

### Zubereitung

Die Bohnen im Topf erwärmen. Den Speck kurz in einer Pfanne anbraten. Die Pilze und Tomaten in etwas Ghee dünsten und mit Salz würzen. Die Spiegeleier je nach Geschmack ein- oder beidseitig anbraten und würzen. Dann alles zusammen mit dem gebutterten Toast servieren. Für den Schleim-Typ passt mit Rohrzucker bestreute Grapefruit dazu, für den Galle-Typ Orangensaft und für den Wind-Typ schwarzer Johannisbeer- oder Traubensaft.

# Wärmender Getreidebrei - Porridge

## Zutaten

200 - 400 g Getreideflocken (Weizen, Gerste, Roggen, Hafer, Dinkel)
100 ml Wasser
Prise Salz
100 g Nüsse (Walnuss, Mandeln, Haselnuss, Sonnenblumenkerne, Kürbiskerne, etc.)
50 g Rosinen
2 Feigen
2 Datteln
½ cm Ingwer
1 Prise Zimt
1 Prise Muskat
1 Prise Nelke
3 - 4 Kardamon

Obst: Am besten süßer Apfel, Brombeere, Himbeere, Pfirsich, Nektarine, Rote Trauben, Aprikose, Banane
Honig, Rohrzucker oder Ahornsirup
Sahne, Hafersahne oder Mandelmilch

## Zubereitung

Zuerst die Getreideflocken mit den gehackten Nüssen trocken in einen Topf geben und ein paar Minuten rösten, bis ein leicht nussiger Duft aufsteigt. Dann mit so viel Wasser auffüllen, dass ein leicht suppiger Brei entsteht. Eine Prise Salz hinzufügen und den Brei unter Rühren kurz aufkochen.

Dann alle weiteren Zutaten, die Rosinen, klein geschnittenen Feigen und Datteln, ganz fein gehackter Ingwer, Kardamon, Zimt, Muskat, Nelke und das zerkleinerte Obst hinzufügen und bei geschlossenem Deckel nochmals 3 - 5 Minuten köcheln. Zwischendurch die Konsistenz überprüfen. Falls der Brei zu dick wird, etwas Wasser hinzugeben. Zum Schluss noch nach Bedarf mit Honig und Sahne oder Mandelmilch abschmecken.

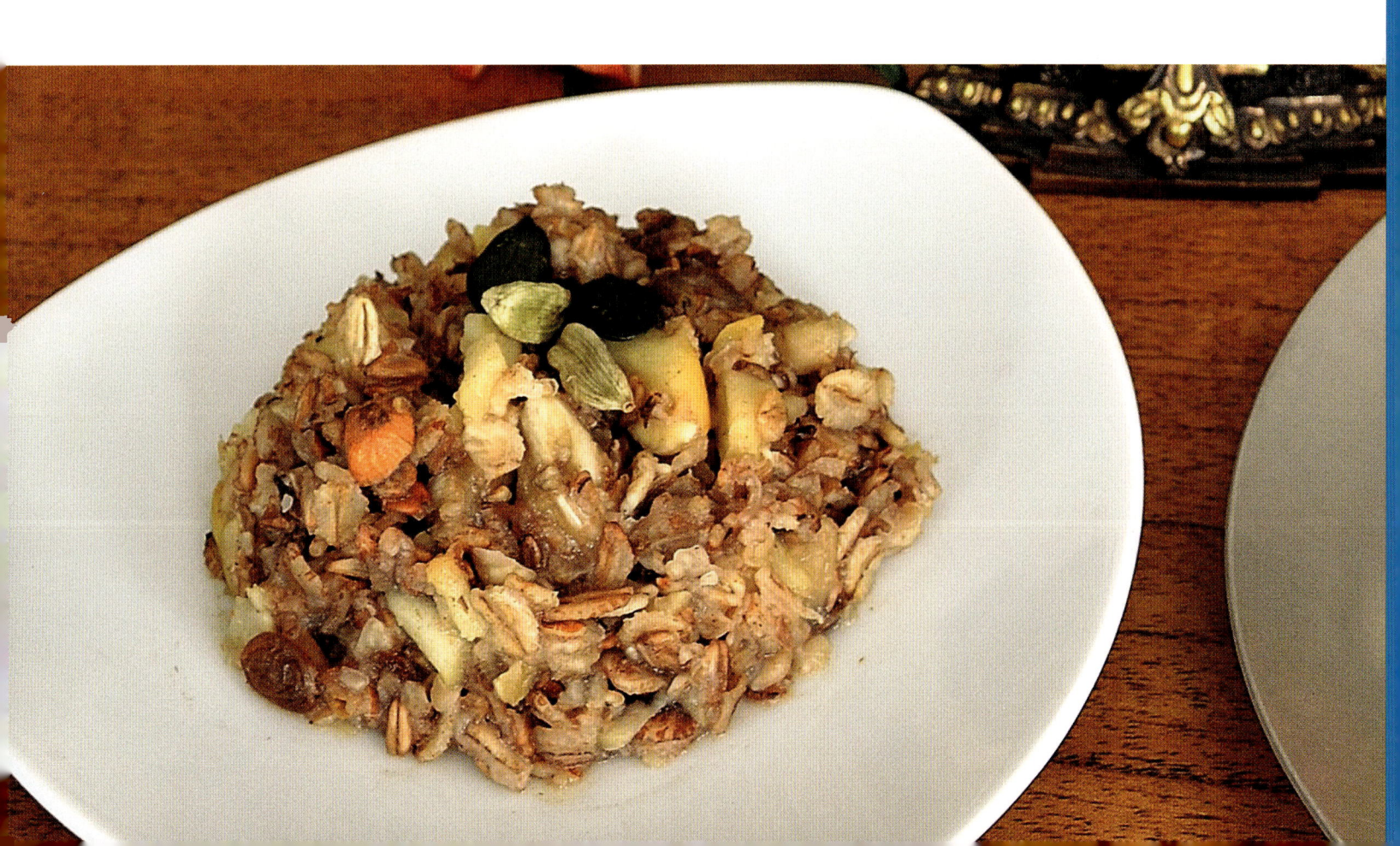

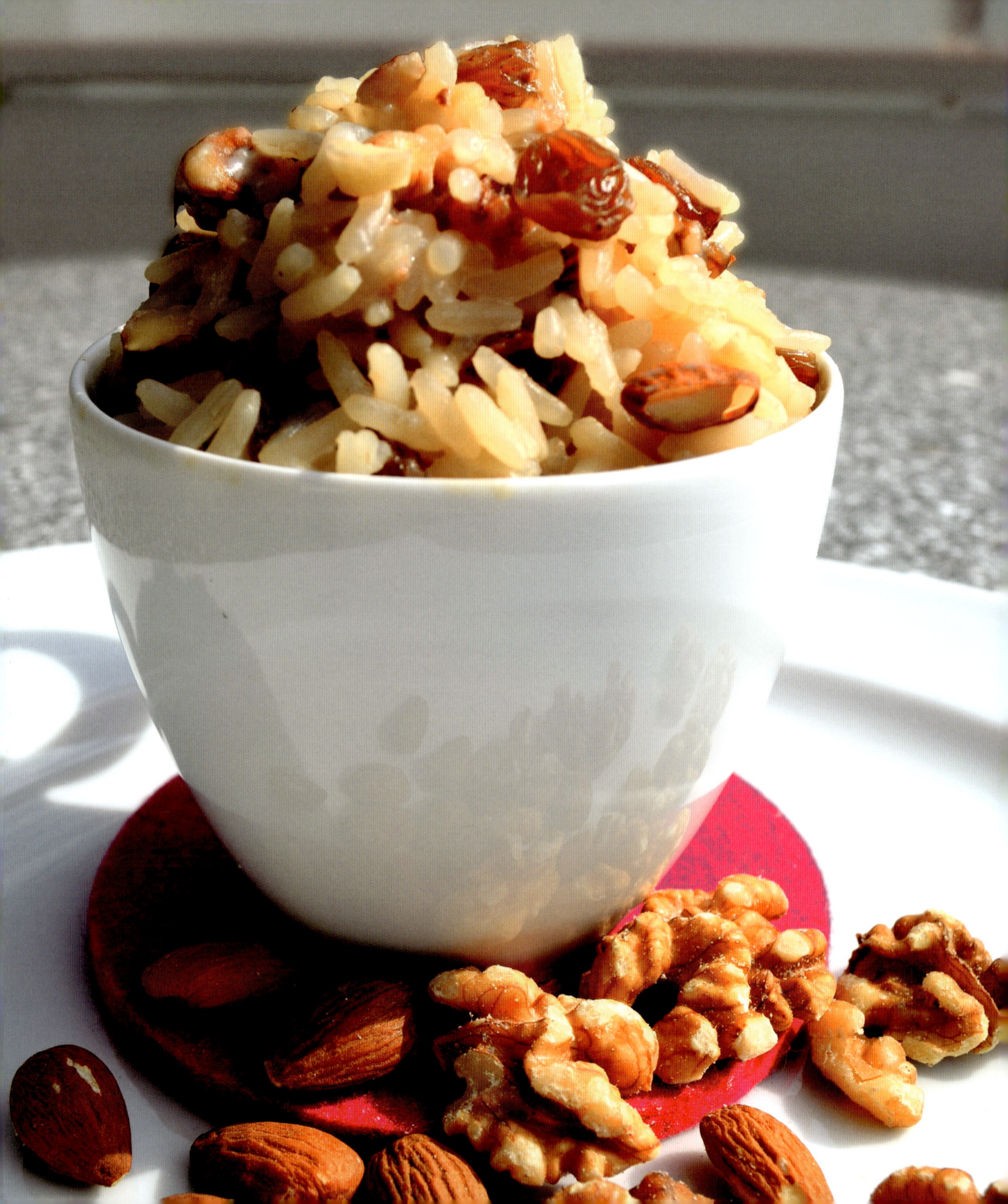

# Desserts

## Süßer tibetischer Reis

### Zutaten
½ Tasse Basmatireis
50 ml Biomilch oder Dinkel-, Mandel-, Reismilch
50 g Rosinen
50 g Walnüsse
50 g Mandeln oder Haselnuss
Honig oder Rohrzucker

### Zubereitung
Zuerst den Reis in Wasser garen. Die Nüsse klein hacken.
Dann den Reis mit Milch, Rosinen und Nüssen kurz aufkochen und mit Honig abschmecken.

## Gebackene Kochbananen

### Zutaten
2 reife Kochbananen
2 TL Rohrzucker
2 EL Ghee

### Zubereitung
Die Kochbananen in Scheiben schneiden, und beidseitig mit Zucker bestreut in Ghee knusprig braten. Dann heiß servieren.

BUDDHA KOCHT

WIND

# Zwetschgenknödel mit Karamelsauce

## Zutaten
**500 g Quark**
**300 g Mehl**
**2 Eier**
**1 TL Meersalz**
**2 EL Sonnenblumenöl**
**Salzwasser**

**500 g Zwetschgen oder Aprikosen**
**4 EL Butter**
**5 EL Semmelbrösel**

**4 EL Rohrzucker**
**1 Becher Sahne**

## Zubereitung
Aus Quark, Mehl, Eiern, Salz und Sonnenblumenöl einen Teig kneten. Um je 1 gewaschene Zwetschge oder Aprikose Teig zu einem Knödel formen. Die Knödel in reichlich kochendem Salzwasser ca. 15 Minuten gar ziehen lassen, Butter in einer Pfanne erhitzen, Semmelbrösel leicht anrösten lassen und dann die abgetropften Knödel in den Semmelbröseln wenden.
Für die Karamelsauce 4 Esslöffel Rohrzucker bräunen (anschmelzen unter ständigem Rühren) und mit 1 Becher Sahne aufkochen. Stattdessen kann man die Knödel auch mit Zimt und Zucker servieren.

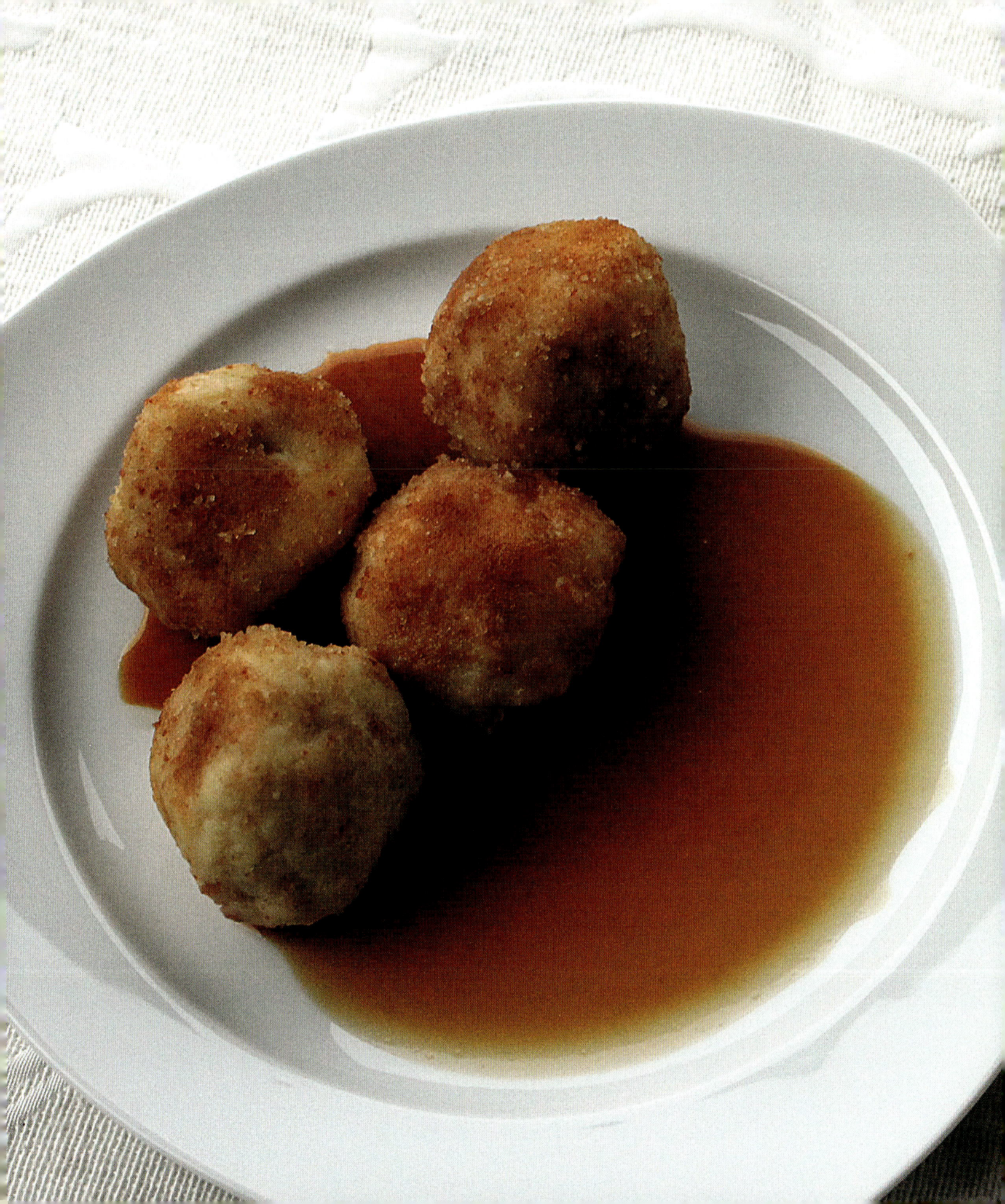

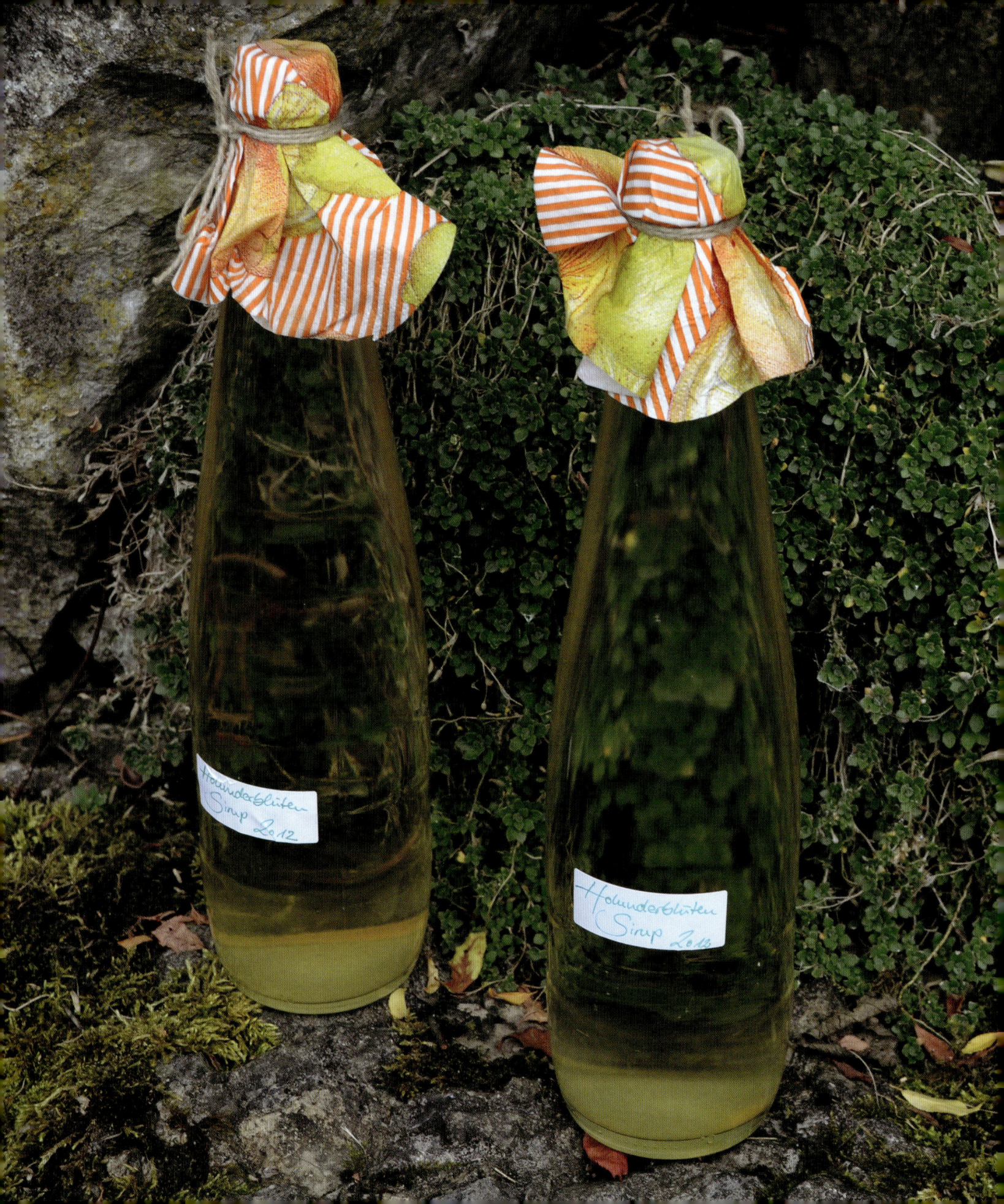

Holunderblüten
Sirup 2012

# Holunderblütensaft

### Zutaten
70 Dolden Holunder
7 l Wasser
4 kg Rohrucker
10 Zitronen
200 g Zitronensäure

### Zubereitung
Das Wasser mit dem Zucker zu Läuterzucker aufkochen.
Die Holunderblüten, die geschälten und in Scheiben geschnittenen Zitronen und die Zitronensäure 1 Tag zusammen ziehen lassen. Kurz aufkochen, abseihen, durch ein Bauwolltuch in ein Gefäß gießen und noch kochend heiß in sterile Flaschen füllen und diese fest verschließen. Trinkfertig ist der Saft, indem er 1:5 mit Mineralwasser gemischt wird. Er wird mit einer Zitronenscheibe garniert im Glas serviert.
Im Winter kann er auch sehr gut heiß getrunken werden!

# Getränke

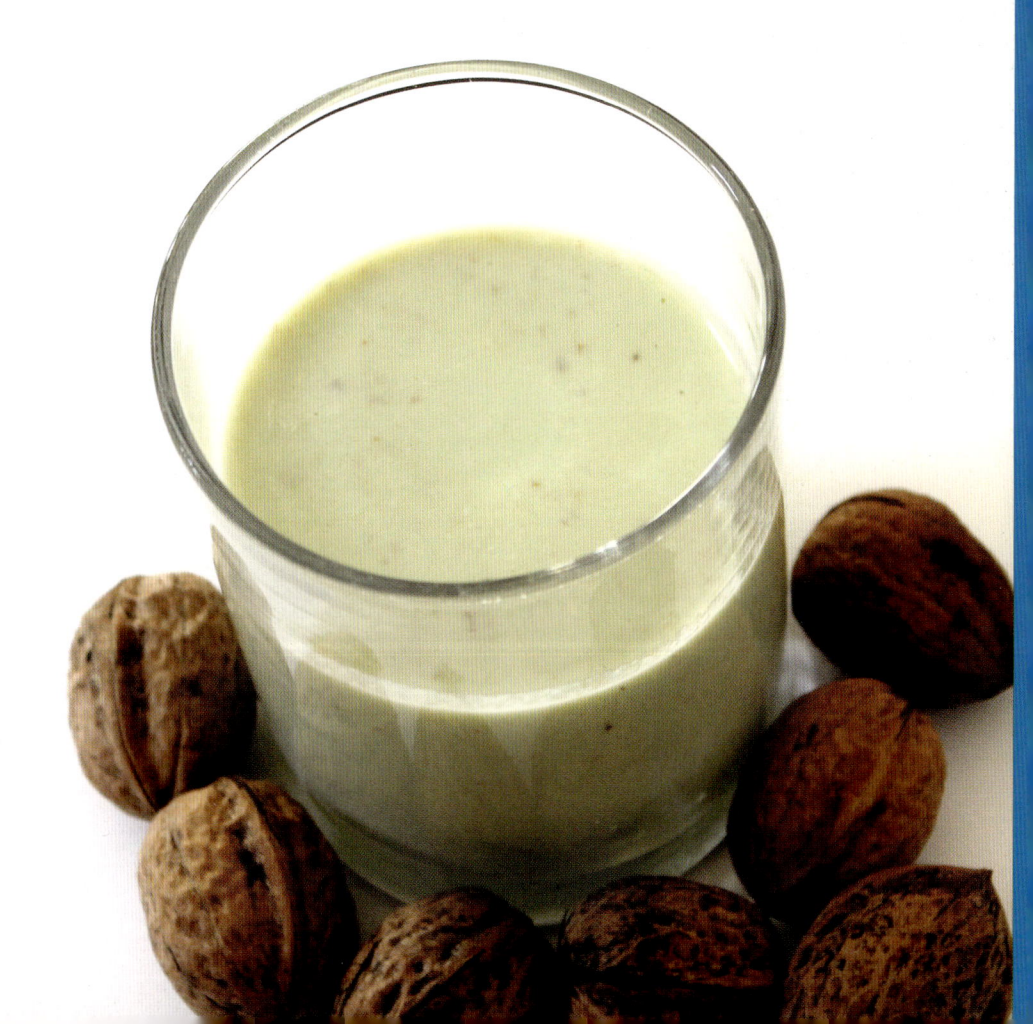

# Reismilch-Avocado-Walnuss-Drink

### Zutaten
500 ml Reismilch oder Soja-Reismilch
1 Avocado
2 EL Honig
10 Walnüsse

### Zubereitung
Das Fruchtfleisch der Avocado herausnehmen und mit Reismilch, Walnüssen und Honig im Mixer zusammen pürieren.

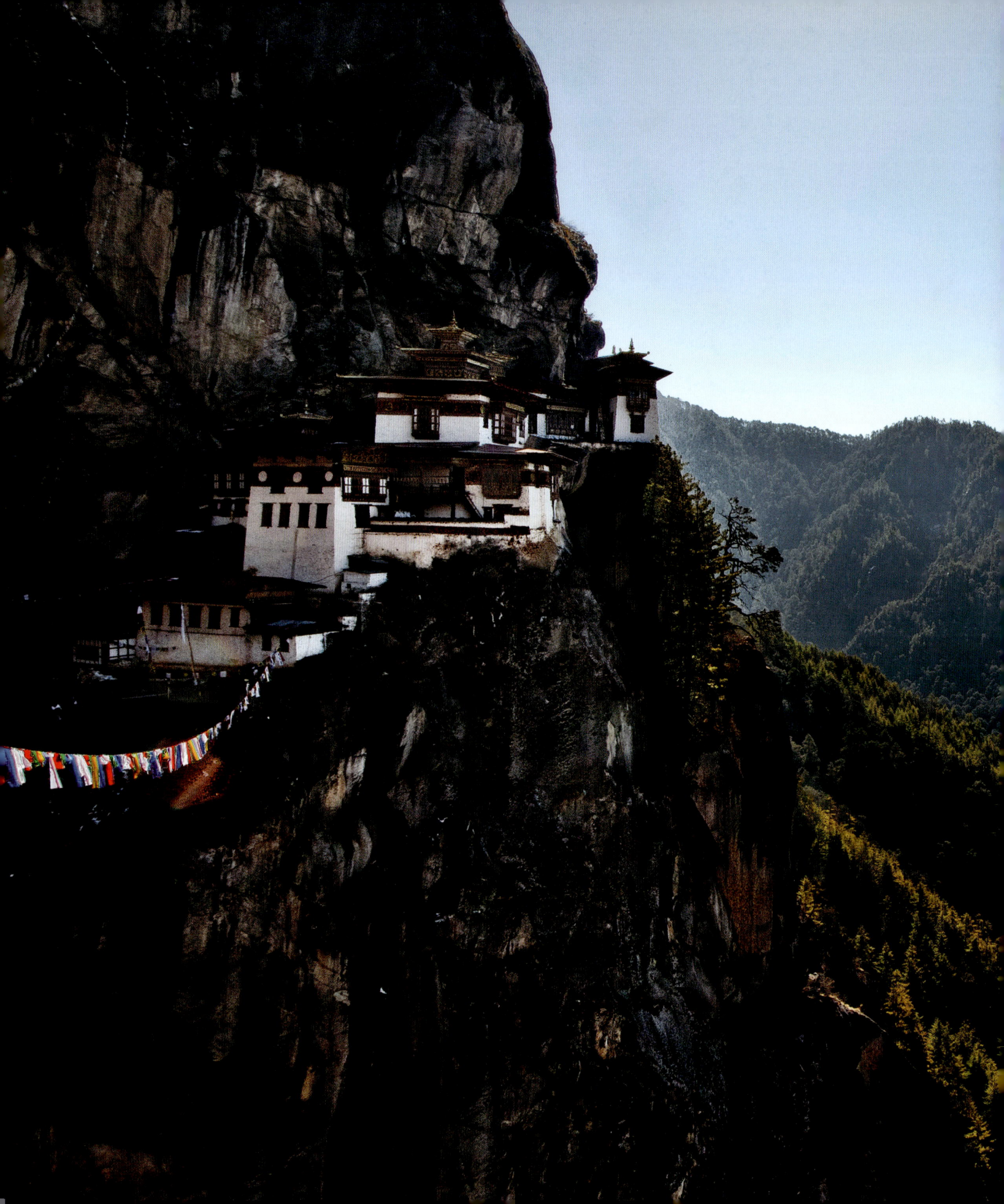

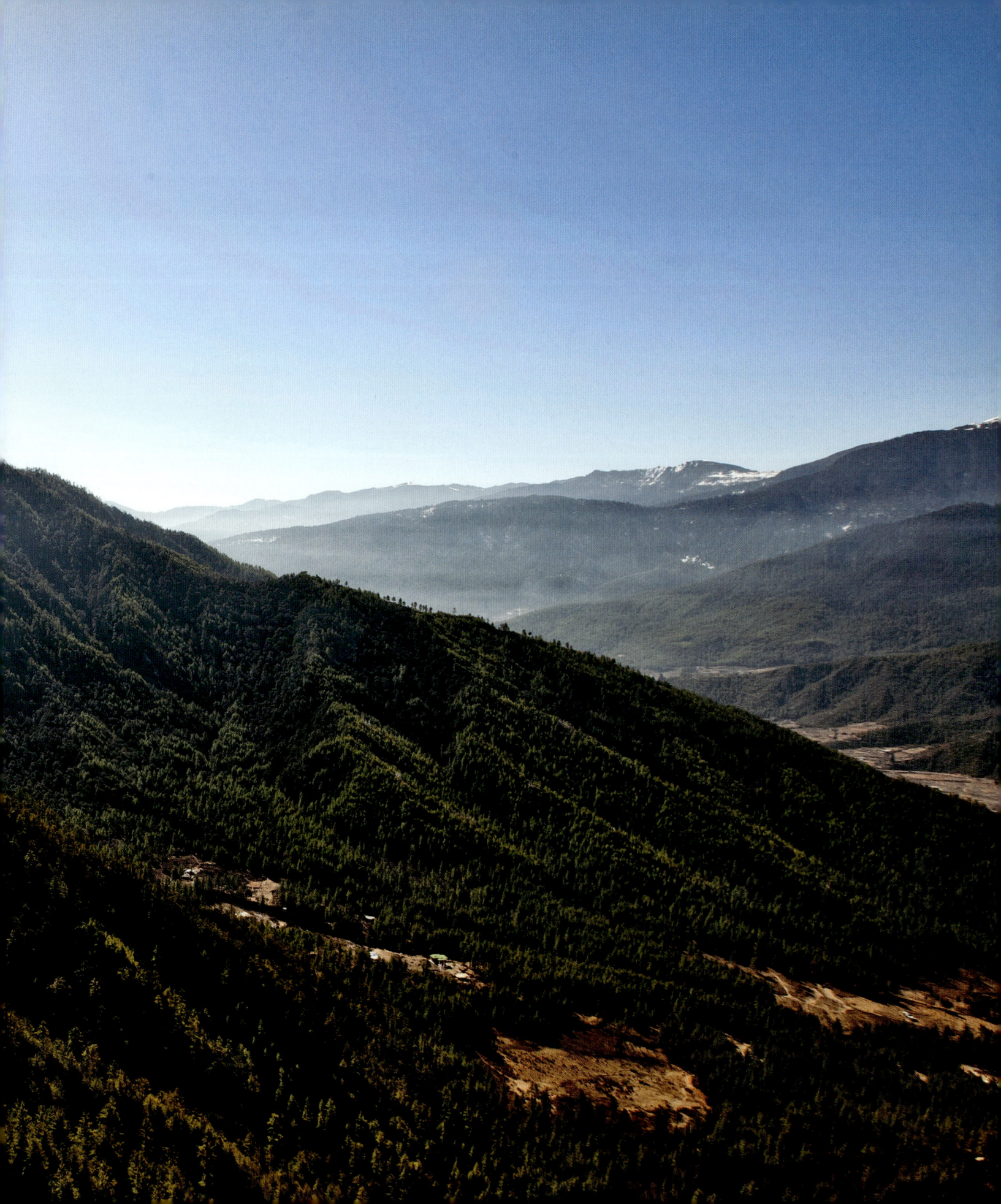

## Galle Suppen

Tomaten-Minze-Suppe .................................. 100

Kürbissuppe ............................................ 103

Kartoffelsuppe mit Estragon und Petersilie .......... 103

Gemüsesuppe für Galle ............................... 104

Vegetarische Kokosmilch-Suppe ..................... 104

Broccoli-Frischkäse-Suppe mit Minze ............... 104

Löwenzahnsuppe ..................................... 107

Wilde Suppe aus dem Frühlingsgarten .............. 107

Erbsensuppe .......................................... 108

Kalte Gurkensuppe ................................... 108

## Galle Hauptgerichte

Argentinisches Rumpsteak mit Artischocken .......... 110

Rindfleisch mit Kartoffeln und Tomate-Mozzarella .... 113

Gebratene Leber mit Rosenkohl und Kartoffelpüree ... 113

Wiener Schnitzel mit Kartoffelsalat .................. 114

Rehbraten mit Spätzle und Blaukraut ................ 115

Schäufele mit Sauerkraut und Kartoffelknödel ....... 117

Reistaler mit Salat und Wassermelone ............... 118

Gebratenes Hirschfilet mit breiten Nudeln und Wirsing ... 118

Wok-Gemüse mit Tofu und Spaghetti ................ 121

Spaghetti Soja-Bolognese ............................ 121

# Rezepte Galle

## Galle Frühstück

Getreidebrei – Porridge .......................... 132

Fruchtsalat .......................................... 135

Brot mit Quark oder Frischkäse .................. 135

Karotten-Quark-Bratlinge mit Mairübchen-Mousseline  122

Wok-Gemüse mit Safranreis ....................... 122

Gegrillter Ziegenkäse mit Gurkensalat und Fladenbrot . 125

Tofu-Gemüse-Auflauf ............................. 125

## Galle Desserts

Erdbeerquark ...................................... 136

Quark mit Ananas oder Mandarinen .............. 136

Joghurt mit Banane und Trauben .................. 136

Überbackener Chicorée, Kartoffeln, Chicorée-Salat ... 126

Gebackene Sellerieschnitzel mit Endiviensalat ........ 126

Kräuter-Kartoffelpuffer mit Champignonsoße ........ 129

K´s Momos für Galle ............................... 129

## Galle Getränke

Schwäbische Tellersülze mit frischem Holzofenbrot ... 131

Putenbrustsalat .................................... 131

Löwenzahn-, Erdbeer- & Bananen-Buttermilch ........ 139

Mango-Lassi ....................................... 139

BUDDHA KOCHT

# GALLE
# Suppen

## Tomaten-Minze-Suppe

### Zutaten
700 g Tomaten
8 - 12 Minze Blätter je nach Größe
1 EL Rosmarin
¼ TL Bockshornklee
1 TL Zucker
1 EL Miso
Saure Sahne oder Schmand zum Abschmecken

**Variante:** Mit Thymian, Lorbeerblatt, Kurkuma, Petersilie und Weizensuppennudeln

### Zubereitung
Die Tomaten waschen, einritzen, mit kochendem Wasser überbrühen durch ein Sieb passieren (oder geschälte Tomaten aus der Dose nehmen). Den Bockshornklee, Zucker, Rosmarin, Miso und die Hälfte der fein gehackten Minze Blätter einmischen und 3 Minuten aufkochen. Mit etwas saurer Sahne servieren, die restliche frische Minze darüber streuen.

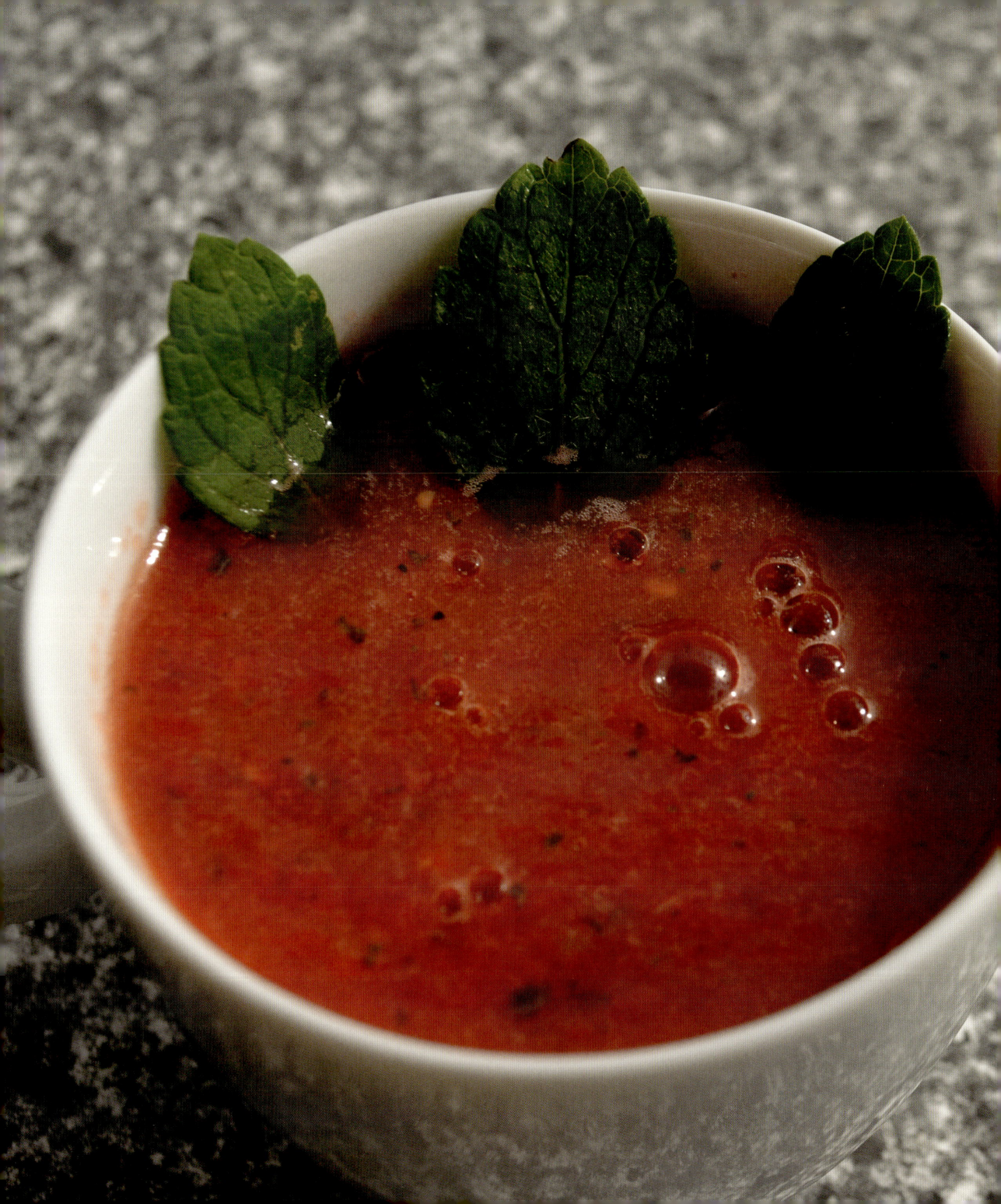

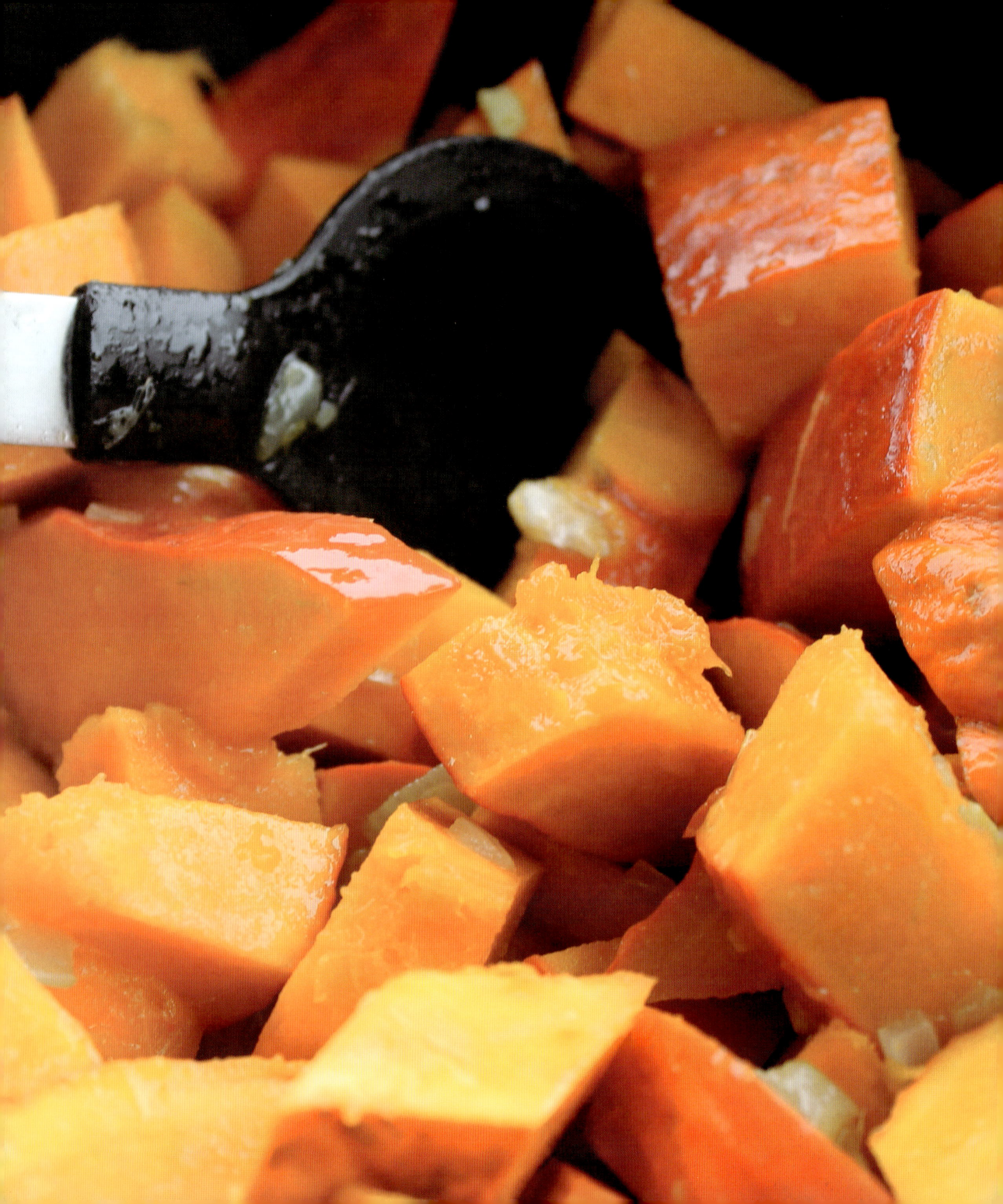

# Kürbissuppe

### Zutaten
1,5 kg Hokkaido
200 g Karotten
100 g Butter
400 ml Gemüsebrühe
4 frisch gepresste Orangen oder
0,5 l Orangensaft
200 ml Kokosmilch
2 EL getrockneter Estragon
1 EL Saure Sahne

### Zubereitung
Die in Scheiben geschnittenen Karotten und die ungeschälten, entkernten und gewürfelten Kürbisse in Butter andünsten.
Mit Gemüsebrühe, Orangensaft und Kokosmilch auffüllen, Estragon dazu und 20 - 30 Minuten kochen.
Zum Schluss das Ganze pürieren. Nach Geschmack mit etwas saurer Sahne servieren.

# Kartoffelsuppe mit Estragon und Petersilie

### Zutaten
750 g gekochte Kartoffeln
1 große Stange Lauch
2 Karotten
2 Petersilienwurzeln
2 l Gemüsebrühe
Butter
1 saure Sahne
1 TL Salz
1 TL Estragon
1 EL Salbei
2 EL Petersilie
¼ TL Bockshornklee
Frische Petersilie zum Bestreuen

### Zubereitung
In Scheiben geschnittene Karotten, Petersilienwurzeln und Lauch in Ghee oder Butter leicht andünsten.
Die geschälten und geschnittenen Kartoffeln, Gemüsebrühe und Gewürze dazu geben und etwa 20 Minuten kochen. Vor dem Servieren 1 Esslöffel Schmand in die Suppe geben und pürieren. Mit frisch gehackter Petersilie anrichten.

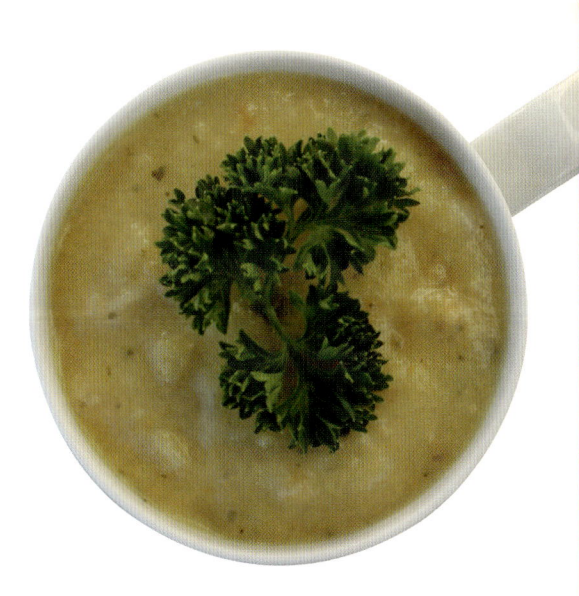

# Gemüsesuppe für Galle

### Zutaten
3 Karotten
1 Kohlrabi
1 Stange Lauch
½ Knollensellerie
3 Selleriestangen
3 Petersilienwurzeln
1 Paprikaschote
3 Tomaten
2 Handvoll Zuckererbsenschoten
1 Handvoll Bohnen
2 l Wasser
2 EL gehackte Petersilie
1 EL gehacktes Liebstöckel, 1 TL Salz
4 EL Sauerrahm

### Zubereitung
Das Gemüse klein schneiden, in einen Topf mit kochendem Wasser geben und biss-fest kochen.
Mit den Kräutern abschmecken und nach Geschmack den Rahm gesondert zur Suppe reichen.

# Vegetarische Kokosmilch-Suppe

### Zutaten
800 ml Kokosmilch
2 Zucchini
4 Möhren
4 Tomaten
2 El Butter
2 Stängel Zitronengras
200 ml Gemüsebrühe
2 TL Miso
Gekochter Reis

### Zubereitung
Tomaten achteln, Möhren in kleine Streifen, Zucchini in Scheiben, Zitronengras in 4 cm lange Stücke schneiden. Die Butter in einem Topf erhitzen, zuerst die Möhren andünsten, dann Zucchini, Zitronengras und Tomaten dazugeben und kurz mitdünsten. Mit Kokosmilch, Miso und Gemüsebrühe auffüllen und kurz aufkochen lassen, dann das Zitronengras entfernen. Suppe mit Reis servieren.

# Broccoli-Frischkäse-Suppe mit Minze

### Zutaten
800 g Broccoli
3 EL Minze
150 g Frischkäse
500 ml Gemüsebrühe
200 ml Orangensaft
¼ TL Bockshornklee

### Zubereitung
Broccoli waschen, schneiden und mit 2 Esslöffel kleingehackter Minze in Salzwasser gar kochen und pürieren. Den pürierten Broccoli mit Gemüsebrühe und Bockshornklee kurz aufkochen, Frischkäse und Orangensaft einrühren, abschmecken und beim Servieren mit der restlichen Minze garnieren.

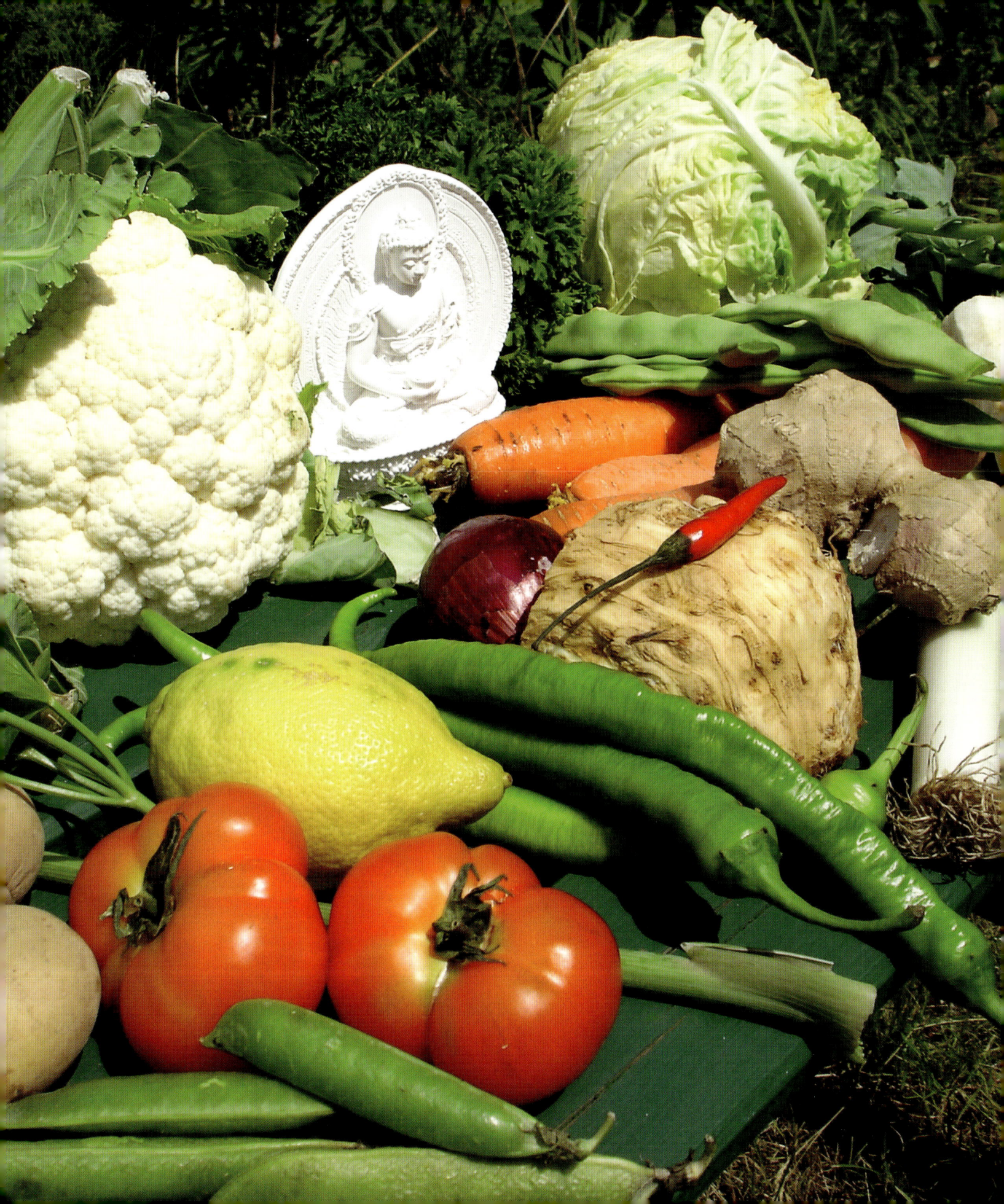

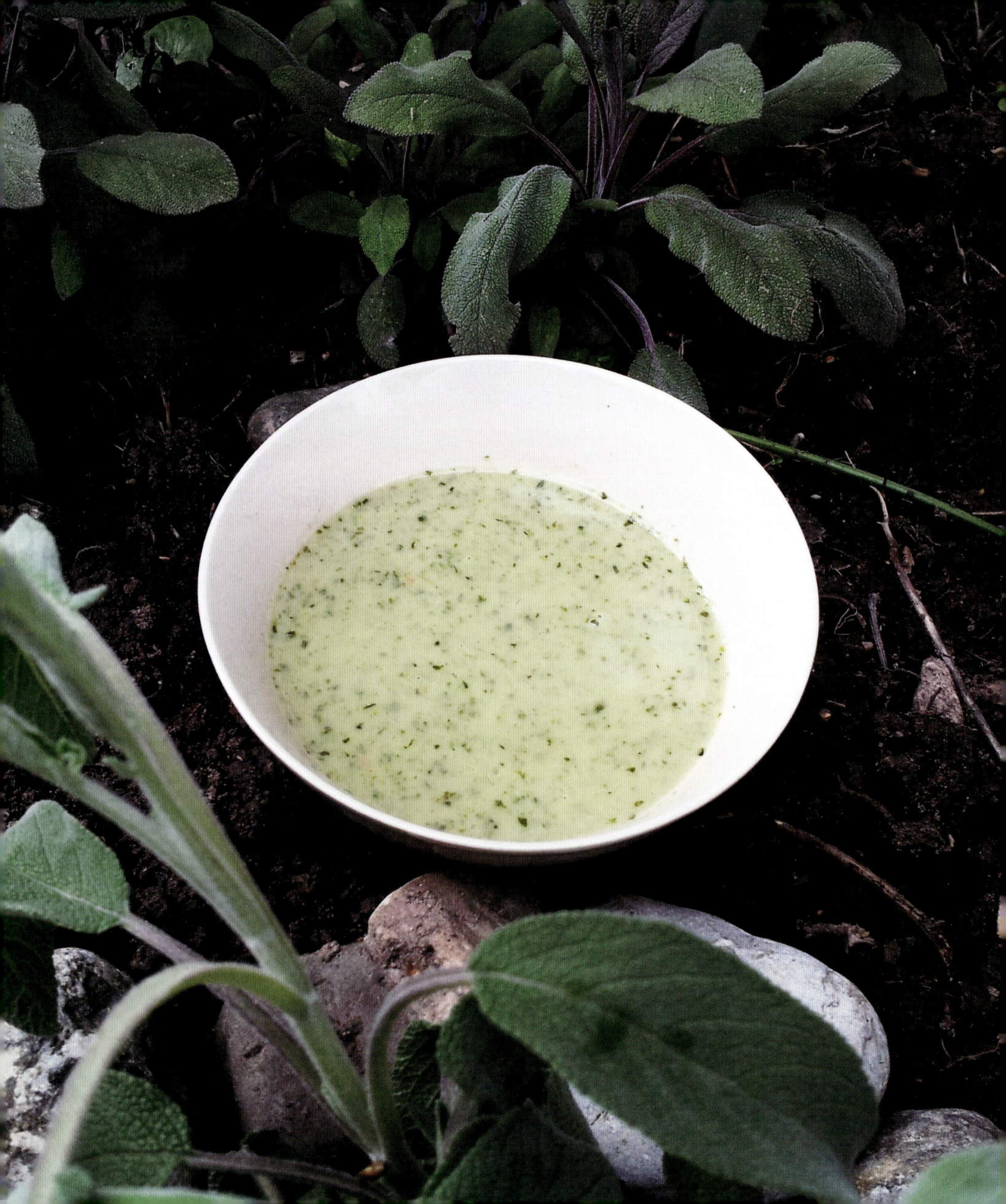

Rezepte – Galle Suppen

# Löwenzahnsuppe

### Zutaten
**150 g Löwenzahn**
**2 EL Butter**
**300 g Kartoffeln**
**2 Frühlingszwiebeln**
**2 Karotten**
**¼ Sellerie**
**800 ml Gemüsebrühe**
**1 Becher Saure Sahne**
**3 EL frische gewürfelte Tomaten**

### Zubereitung
Löwenzahn waschen, blanchieren und klein schneiden.
3 Esslöffel in Streifen geschnittene Löwenzahnblätter zurück lassen. Zwiebeln kurz in Butter andünsten. Mit gewürfelten Kartoffeln, Sellerie, Karotten und Löwenzahn 5 Minuten weiter dünsten. Brühe hinzugeben und gar kochen. Anschließend die Suppe pürieren und mit saurer Sahne legieren. Mit gewürfelten Tomaten und den restlichen Löwenzahnstreifen garnieren.

GALLE

# Wilde Suppe aus dem Frühlingsgarten

### Zutaten
**200 g Brennnesseln**
**200 g Giersch**
**200 g Löwenzahnblätter**
**1 Handvoll Liebstöckel**
**3 EL Butter**
**1 Zwiebel**
**1 Liter Gemüsebrühe**
**½ Becher Saure Sahne**
**Gänseblümchen**

### Zubereitung
Kräuter heiß waschen und blanchieren. Zwiebel in Butter glasig dünsten, mit Gemüsebrühe und Wildkräuter aufkochen und 10 Minuten kochen lassen. Pürieren und mit saurer Sahne legieren. Im Teller mit Gänseblümchen-Blüten dekorieren.
Kann mit Toast oder gerösteten Croutons serviert werden.

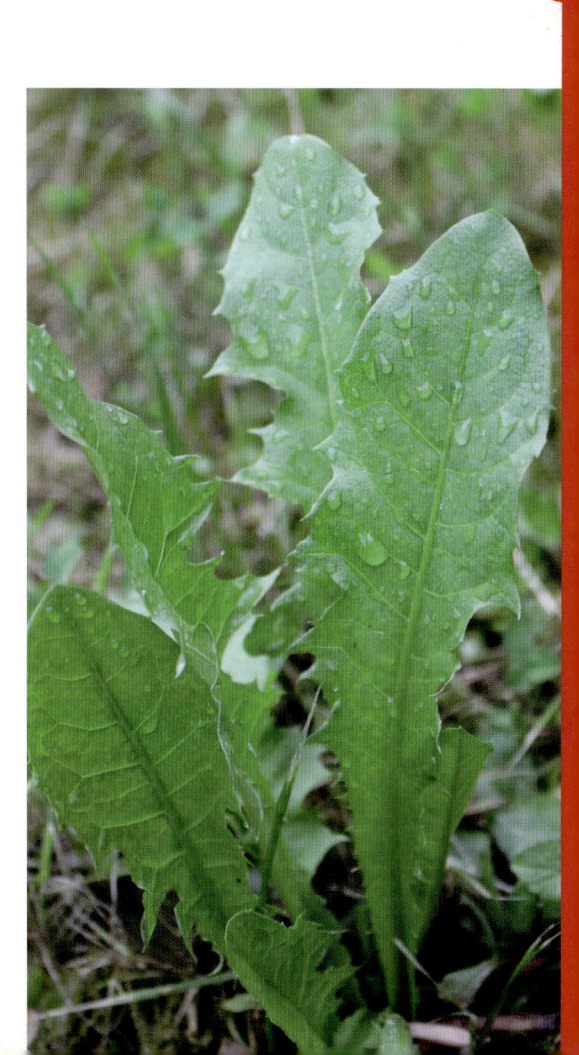

BUDDHA KOCHT

# Erbsensuppe

### Zutaten
3 **Kartoffeln**
500 g **Erbsen**
1 EL **Butter**
100 g **Frischkäse oder Schlagsahne**
300 ml **Gemüsebrühe**
1 Bund **Koriander**

### Zubereitung
In kleine Würfel geschnittene Kartoffeln, Erbsen, einen Teil des Korianders in der Gemüsebrühe gar kochen. Die Suppe pürieren, die Butter und die Sahne oder Frischkäse dazu geben. Den restlichen Koriander zum Garnieren nehmen. Dazu kann man ein frisches Stangenbaguette reichen.

GALLE

# Kalte Gurkensuppe

### Zutaten
3 **Gurken**
2 EL **frische gehackte Minze**
600 g **Naturjoghurt**
2 EL **Olivenöl**
**Gurkenwasser**
1 TL **Salz**
**Minzeblätter zum Garnieren**

### Zubereitung
Gurke fein raspeln, mit dem Salz vermengen und zum Entwässern 15 Minuten in ein Sieb geben.
Die entwässerten Gurken in einer Suppenschüssel mit Olivenöl, Joghurt und Minze mischen. Mindestens 2 Stunden abgedeckt im Kühlschrank ziehen lassen. Vor dem Servieren so viel von dem restlichen Gurkenwasser hinzugießen, dass die Suppe eine cremige Konsistenz erhält und mit etwas Salz abschmecken.

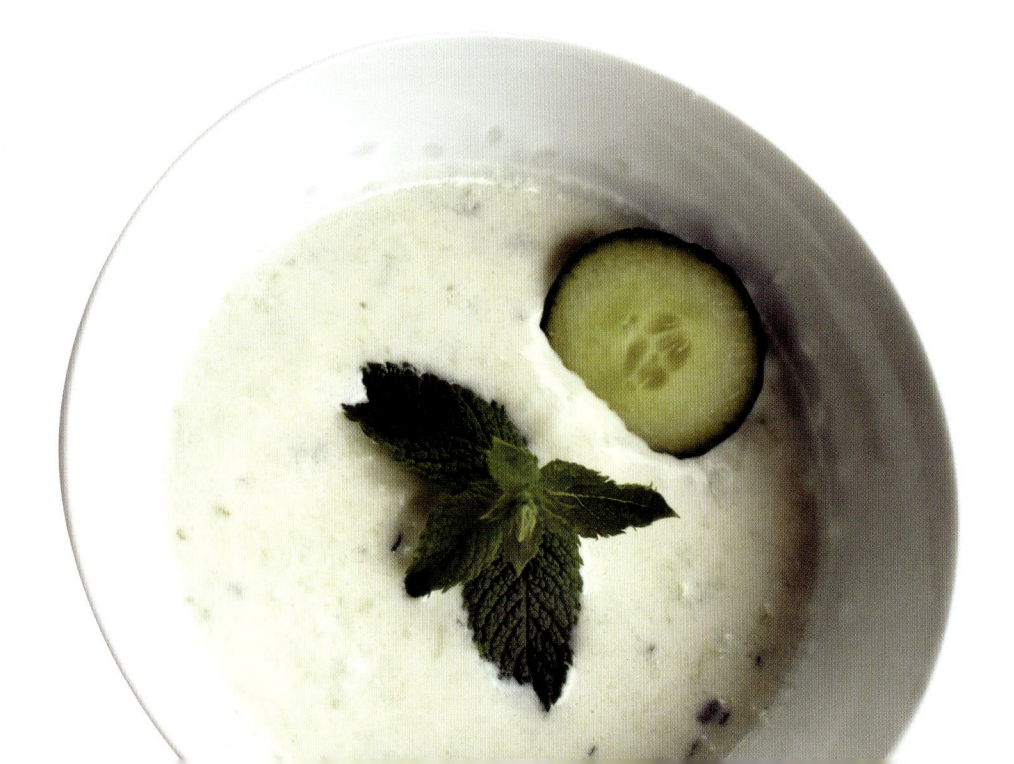

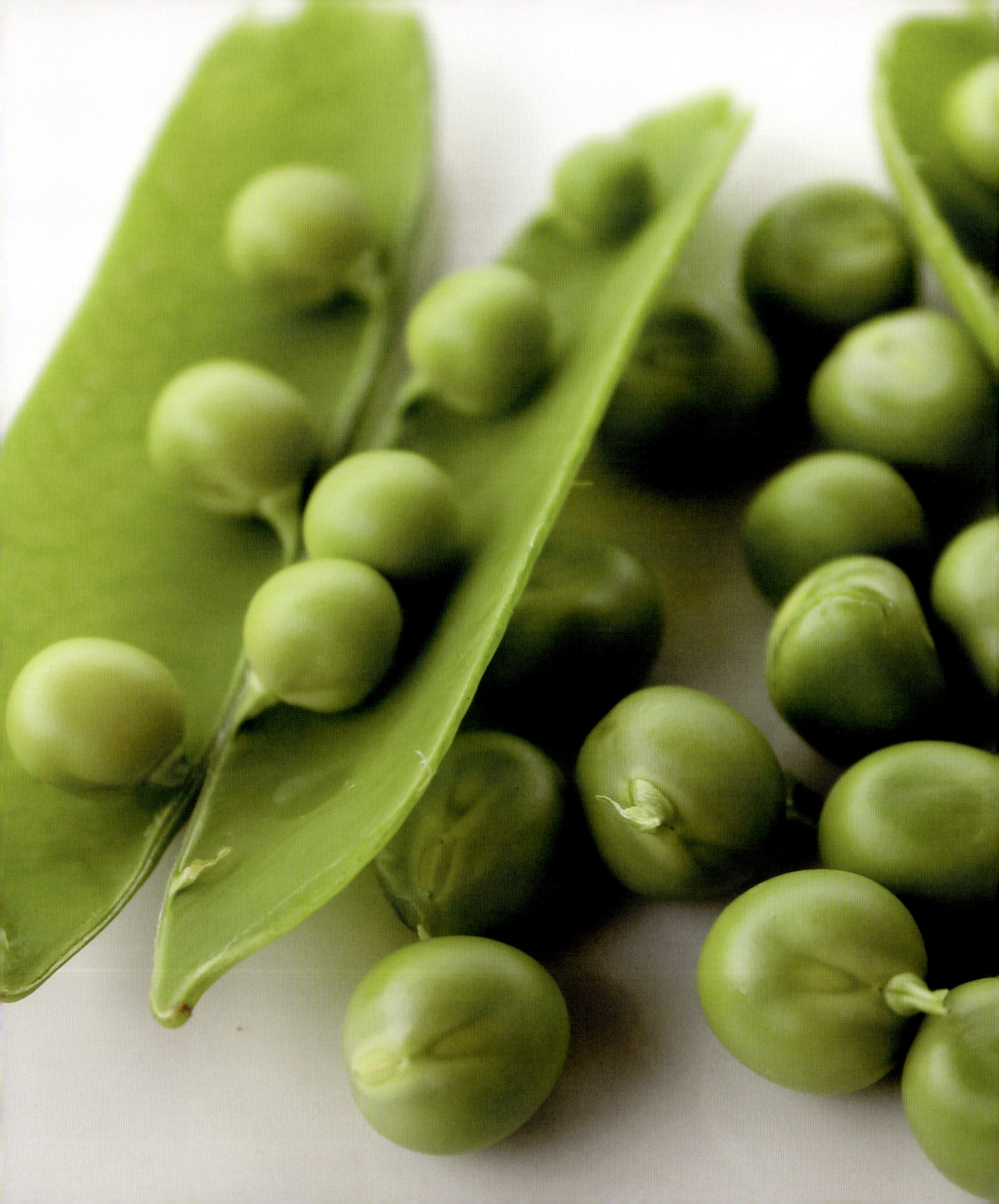

# GALLE Hauptgerichte

## Argentinisches Rumpsteak mit Artischocken und Safrankartoffeln

### Zutaten
4 Rindersteaks
Salz, Pfeffer

4 Artischocken
1 TL Salz
Saft von 2 Zitronen
Wasser

150 ml saure Sahne
150 ml Joghurt
2 - 3 Tomaten
1 Bund Petersilie
1 Handvoll Rucola
1/2 TL Salz
½ TL Pfeffer

12 große Kartoffeln
100 ml Olivenöl
1 TL Kurkuma
Safran
1 TL Salz

### Zubereitung
Die Artischocken waschen und den Stiel abschneiden. Die Spitzen der Artischockenblätter mit einer Schere gerade abschneiden und gleich mit etwas Zitrone einreiben. Zitronensaft, Salz und Artischocken in einen Topf kochendes Wasser geben, sodass die Artischocken komplett mit Wasser bedeckt sind. Dann mit geschlossenem Deckel die Artischocken ca. 30 - 60 Minuten gar kochen. Die Kartoffeln waschen und vierteln. Öl und Gewürze mischen und die Kartoffeln darin kurz marinieren. Dann die Kartoffeln im Backofen bei 180 Grad ca. 20 - 30 Minuten knusprig backen.
Für den Tomaten - Dip die frischen Tomaten ganz klein schneiden und mit saurer Sahne, Joghurt, kleingeschnittener Petersilie und Rucola, sowie Salz und Pfeffer mischen.
Zuletzt das Rindersteak beidseitig in Ghee kurz scharf anbraten und mit Salz und Pfeffer würzen.
Die Artischocken abtropfen lassen, mit Dip, Kartoffeln und dem Fleisch servieren.

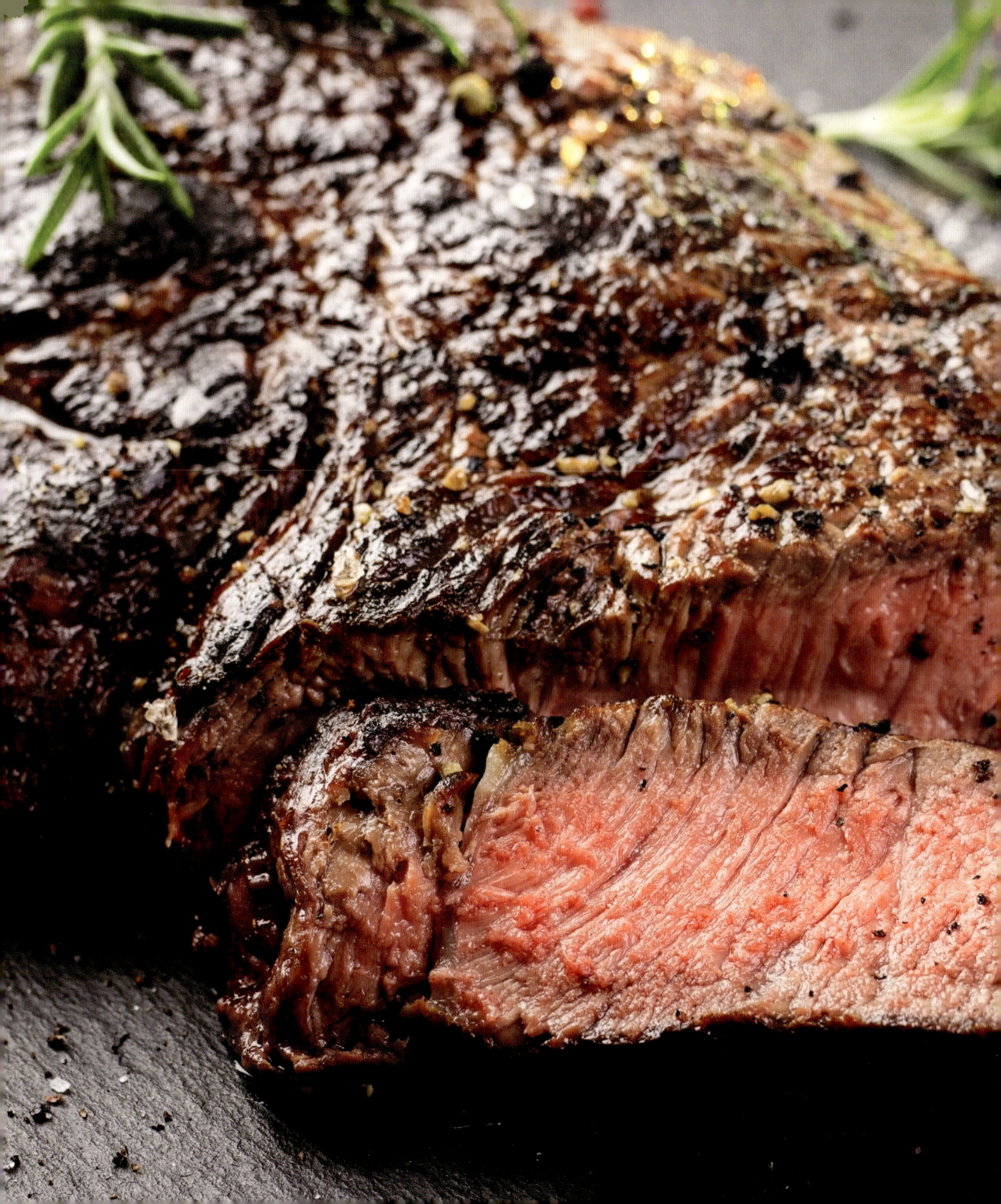

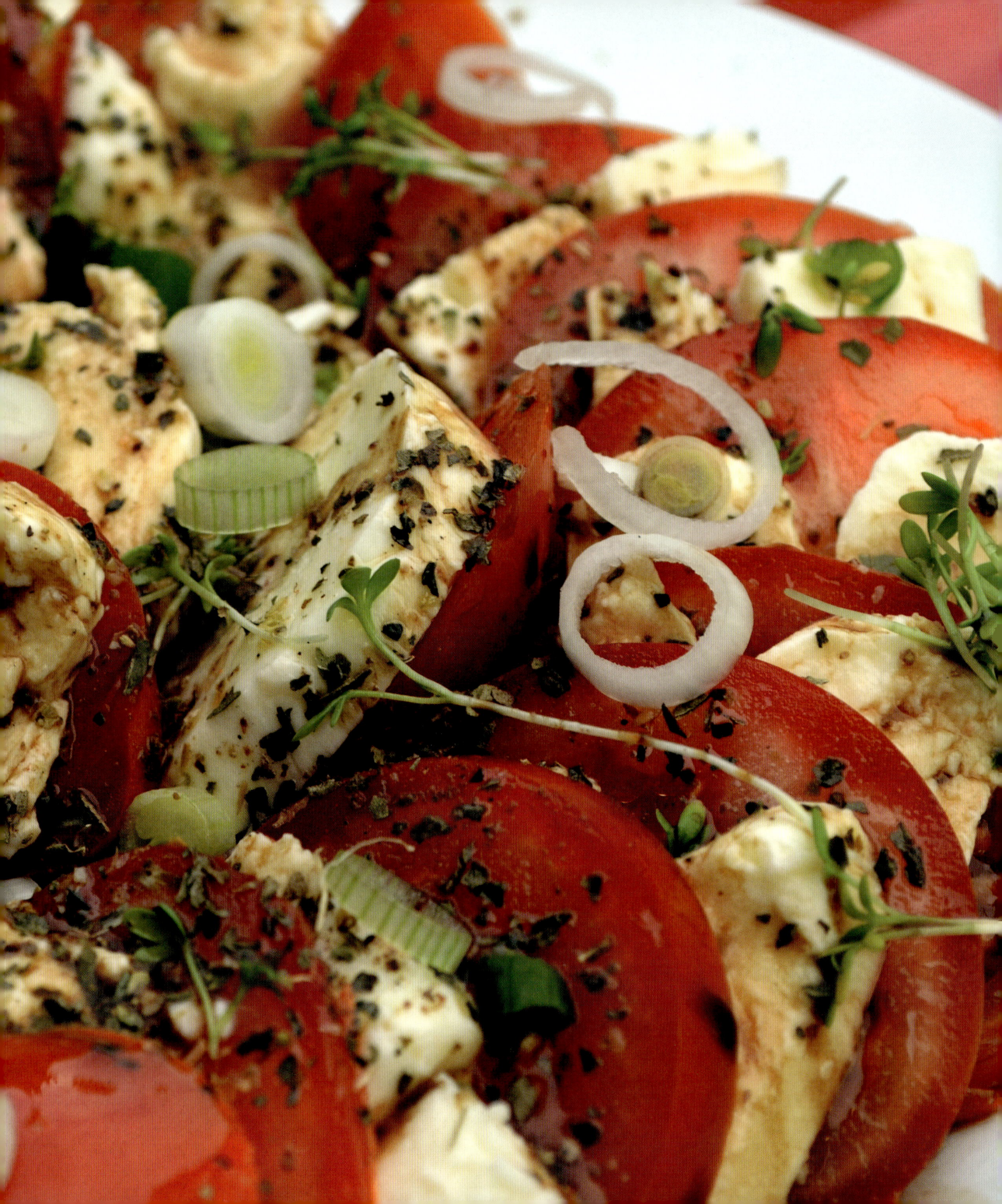

Rezepte – Galle Hauptgerichte

# Gegrilltes Rindfleisch mit Kartoffeln und Tomate-Mozzarella

### Zutaten
4 Rindersteaks

**Marinade:**
½ Tasse Olivenöl
½ Tasse Balsamico-Essig
4 TL Miso
2 EL Rosmarin

8 – 16 Kartoffeln je nach Größe
Butter

4 Tomaten
2 Mozzarella a 125 g
2 EL Olivenöl
Oregano, Basilikumblätter
2 EL Balsamico-Essig

### Zubereitung
Rosmarin mörsern und eine Marinade aus Olivenöl, Essig, Miso und Rosmarin mischen und das Rindfleisch mindestens 1 Stunde (oder bis 12 Stunden) einlegen. Die Kartoffeln gar kochen, pellen und mit heißer Butter übergießen. Tomaten und Mozzarella in Scheiben schneiden, abwechselnd auf den Teller legen, mit Essig und Öl beträufeln und mit Oregano und Basilikumblätter garnieren. Das Rindfleisch grillen, mit dem Salat und den gebutterten Pellkartoffeln servieren.

GALLE

# Gebratene Leber mit Rosenkohl und Kartoffelpüree

### Zutaten
4 Scheiben Leber
Salz
Mehl
Butter

400 g Rosenkohl
Salzwasser

1 kg Kartoffeln weichkochend
Wasser
150 ml Milch
150 ml Sahne
50 g Butter
1 TL Salz

### Zubereitung
Geschälte, geviertelte Kartoffeln in kochendem Salzwasser weich kochen. Milch, Sahne und Butter 2 - 3 Minuten kochen und mit Salz würzen.
Das Kochwasser abgießen, die Kartoffeln sehr gut abtropfen lassen und ganz heiß sofort durch eine Kartoffelpresse drücken.
Nun den Sahne-Milch-Sud nach und nach zu den gepressten Kartoffeln gießen und zu einem Püree verrühren.

Dabei immer erst Flüssigkeit nachgießen, wenn die vorherige völlig aufgenommen wurde.
Die äußeren Blätter des Rosenkohls entfernen, den Strunk abschneiden und waschen. Dann in kochendem Salzwasser gar kochen.
Leber waschen und abtupfen. Dann beidseitig salzen und in Mehl wenden. Anschließend auf beiden Seiten kurz in Butter anbraten und sofort mit Rosenkohl und Kartoffelpüree servieren.

# Wiener Schnitzel mit Kartoffelsalat

GALLE

### Zutaten
4 große Scheiben Kalbsschnitzel
Mehl
Eier
Paniermehl
Pfeffer
Salz
Paprika

2 kg Kartoffeln
2 Zwiebeln
3 EL Essig
2 EL Sonnenblumenöl
1 EL Salz
1 TL Pfeffer
300 ml starke Gemüsebrühe
1 Gurke

### Zubereitung
Die Kalbsschnitzel mit einer glatten Oberfläche beidseitig klopfen. Mit Pfeffer, Salz und Paprika würzen. Anschließend nacheinander beidseitig in Mehl wälzen, durch verquirltes Ei ziehen und in Paniermehl wenden.
In Ghee auf jeder Seite 3 - 5 Minuten knusprig anbraten.
Kartoffeln weichkochen, pellen und in dünne Scheiben schneiden. Die Gemüsebrühe mit fein geschnittenen Zwiebeln, Salz, Pfeffer, Öl und Essig kurz aufkochen. Die Kartoffeln mit dem Sud übergießen, mehrmals umrühren und 30 - 60 Minuten ziehen lassen.
Danach nochmals mit Salz, Pfeffer und Essig großzügig nachwürzen, da die Kartoffeln sehr viel Gewürze aufnehmen.
Im Sommer können auch entkernte Gurken dazugegeben werden.

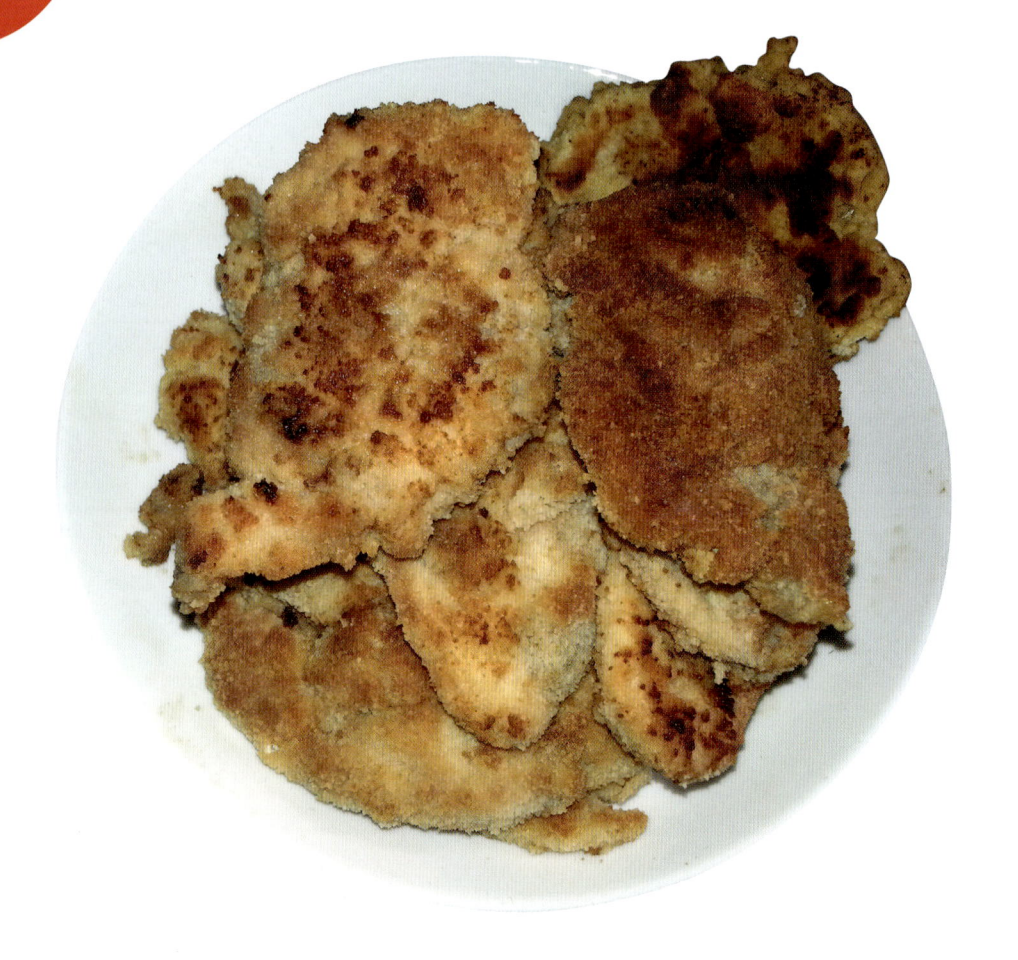

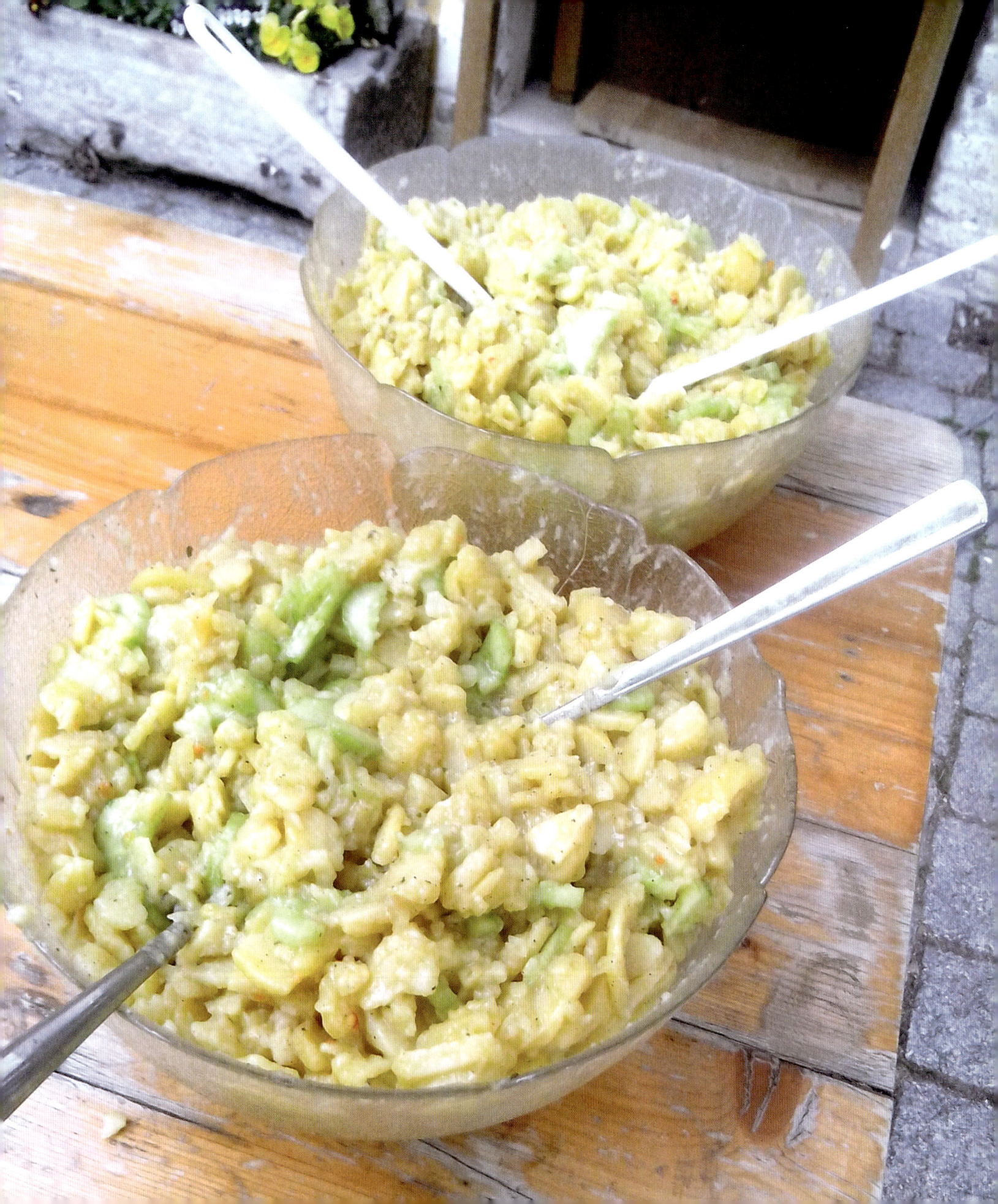

BUDDHA KOCHT

# Rehbraten mit Spätzle und Blaukraut

GALLE

### Zutaten
800 g Rehrücken oder Rehkeule

**Marinade:**
100 ml Apfelessig
½ Flasche Rotwein
1 EL frischen oder getrockneten Estragon
¼ TL Bockshornklee
4 Blatt Lorbeer
1 TL Zucker

500 g Dinkelmehl
4 Eier
4 – 6 EL Mineralwasser
1 TL Salz

600 g Blaukraut/ Rotkraut
1 Zwiebel
2 EL Ghee
1 Apfel
⅛ Apfelsaft
½ TL Zucker
Salz, Pfeffer ⅛

Joghurt
100 g Preiselbeeren
4 halbe Williams-Christbirnen

### Zubereitung
Die Marinade mit Essig, Rotwein und den Gewürzen zubereiten und den Rehrücken völlig bedeckt 1-2 Tage in der Marinade ziehen lassen.

Dann das Reh aus der Marinade nehmen, abtupfen und von allen Seiten scharf in Ghee anbraten.

Nun den Rehrücken mit dem Bratensaft wieder in die Marinade zurückgeben und ca. 1 Stunde darin garen.

Aus dem Dinkelmehl, den Eiern, dem Salz und dem Wasser einen Teig kneten und in gesalzenes, kochendes Wasser mit einer Spätzlepresse hineindrücken. Wenn die Spätzle oben schwimmen, diese mit einem Schaumlöffel abschöpfen.

Den Krautkopf in ganz feine Streifen schneiden. Die fein geschnittene Zwiebel in Ghee andünsten und das Rotkraut dazugeben und zusammen weitere 5 Minuten dünsten. Den Apfel klein schneiden und mit 1/8 l Apfelsaft, Zucker, Salz und Pfeffer gar dämpfen. Den weichen gegarten Rehrücken aus der Marinade nehmen und in dünne Scheiben schneiden. Die Marinade abseihen, den Sud für die Soße mit etwas saurer Sahne legieren und nochmals abschmecken.

Den Rehbraten mit Spätzle und Soße, dem Blaukraut sowie Birne und Preiselbeeren servieren.

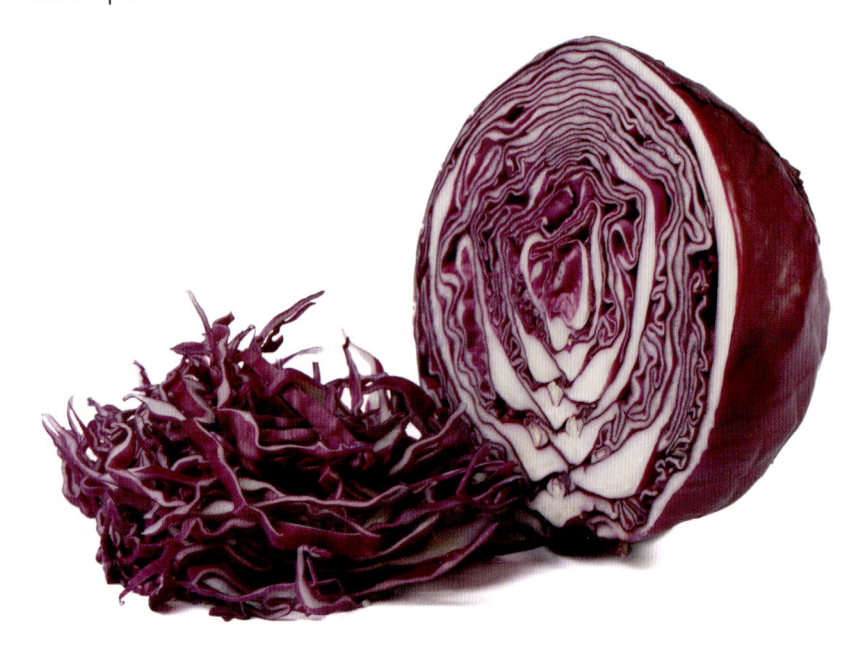

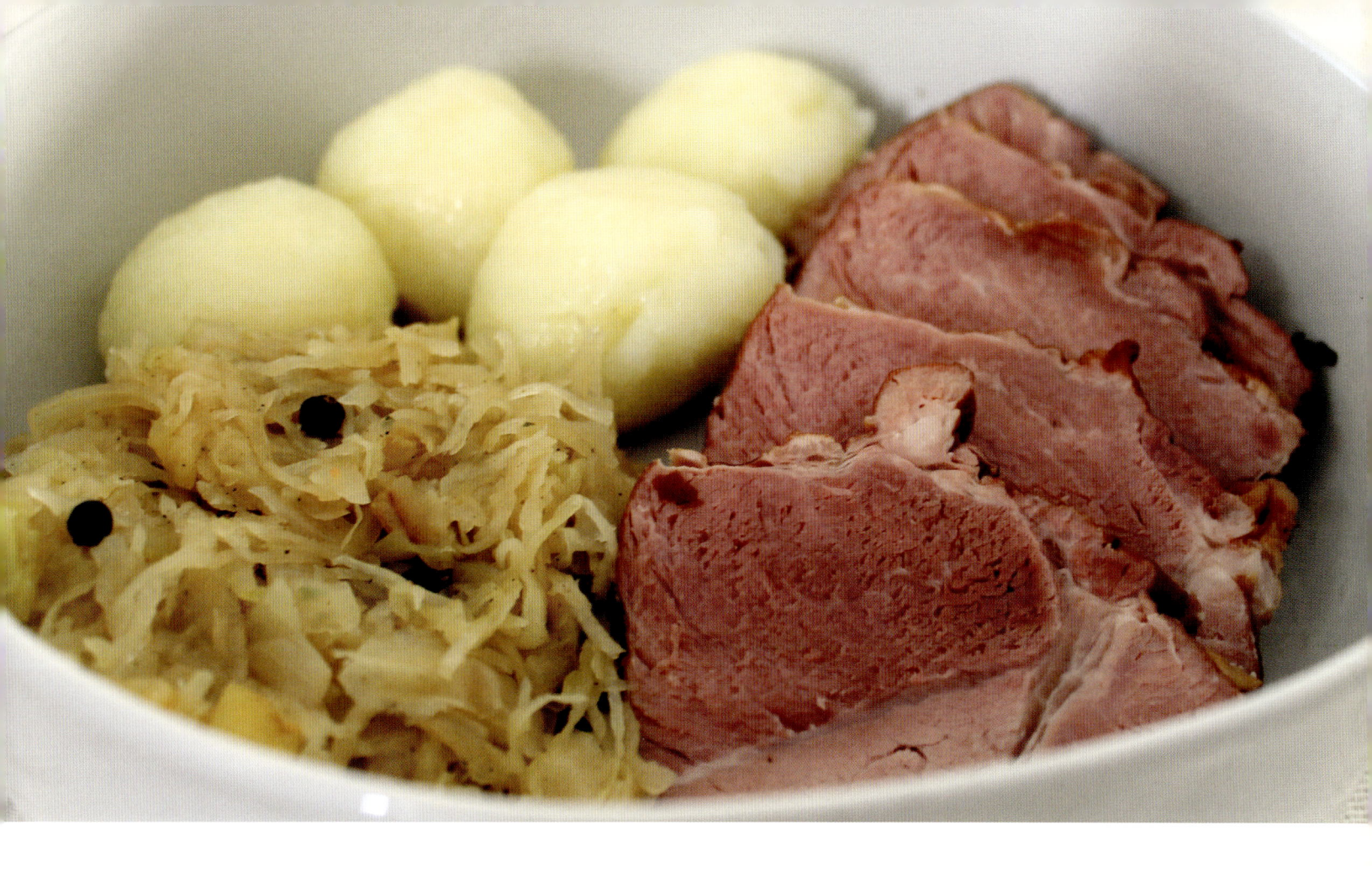

# Schäufele mit Sauerkraut und Kartoffelknödel

### Zutaten
800 g Schäufele (Schweineschulter)
Wasser

600 g Sauerkraut
¼ l Apfelsaft
1 Apfel
1 Zwiebel
2 – 3 Scheiben Ananas
Salz, Pfeffer, Zucker
1 EL Schweineschmalz oder Ghee

1 kg Pellkartoffeln
1 Ei
Tasse Mehl
1 TL Salz

### Zubereitung
Das Schäufele ca. 90 Minuten in Wasser garen. Die fein geschnittene Zwiebel in Schweineschmalz andünsten, fein gewürfelten Apfel und Ananas dazugeben. Nun Apfelsaft aufgießen und mit Salz, Pfeffer und Zucker würzen. Das Sauerkraut hinzufügen und weitere 10-15 Minuten dünsten.
Die Kartoffeln gar kochen, schälen und passieren. Die noch warmen Kartoffeln mit Ei, Mehl und Salz, bei Bedarf mit etwas Wasser mischen und zu kleinen Knödeln formen. Diese in kochendem Wasser kurz aufkochen und 15 Minuten ziehen lassen.
Das Schäufele in Scheiben schneiden und mit Sauerkraut und Kartoffelknödel servieren.

BUDDHA KOCHT

# Reistaler mit Salat und Wassermelone

### Zutaten
1 Kopfsalat
1 Bund Rucola oder Löwenzahn
400 g Wassermelone
Balsamico Essig
Olivenöl
1 TL Salz
½ TL gemahlener langer Pfeffer
Frische Kräuter

400 g fertig gekochter Reis
200 g roter Paprika
200 g Kohlrabi
1 Bund Petersilie
3 Eier
1 TL Salz
Mehl zum Binden

### Zubereitung
Gekochten Reis mit ganz fein geschnittenem Paprika und Kohlrabi, kleingehackter Petersilie, Eiern, Salz und etwas Mehl zu einem Teig kneten.
In der Pfanne mit etwas Ghee runde knusprig braune Taler braten.
Kopfsalat und Rucola bzw. Löwenzahn waschen und klein zupfen. Wassermelone in kleine Würfel schneiden.
Mit Essig, Öl, Salz, Pfeffer und frischen Kräutern anmachen.

GALLE

# Gebratenes Hirschfilet mit breiten Nudeln und Wirsing

### Zutaten
4 Scheiben Hirschfilet

**Marinade:**
3 EL Olivenöl
2 EL Essig
6 EL Weißwein
2 TL Rosmarin
Lorbeerblatt

3 EL Olivenöl zum Braten
600 g breite Nudeln
Wasser, Salz

1 Kopf Wirsing
Preiselbeerkompott

### Zubereitung
Hirschfilets waschen und trocken tupfen und 1-2 Tage in der Marinade einlegen und kalt stellen.
Danach die Filets wieder trocken tupfen und von beiden Seiten scharf anbraten. Dann in Alufolie wickeln und warmstellen. Den Bratensatz mit 8 EL der Marinade aus der Pfanne lösen und für die Soße mit etwas Preiselbeerkompott kurz aufkochen.

Wirsing schneiden, in kochendem Salzwasser blanchieren, herausnehmen, abtropfen lassen und in einer Pfanne mit etwas Butter schwenken und würzen. Die Nudeln in Salzwasser kochen.

Fleisch, Soße, Nudeln und Wirsing zusammen anrichten und mit Preiselbeeren garnieren.

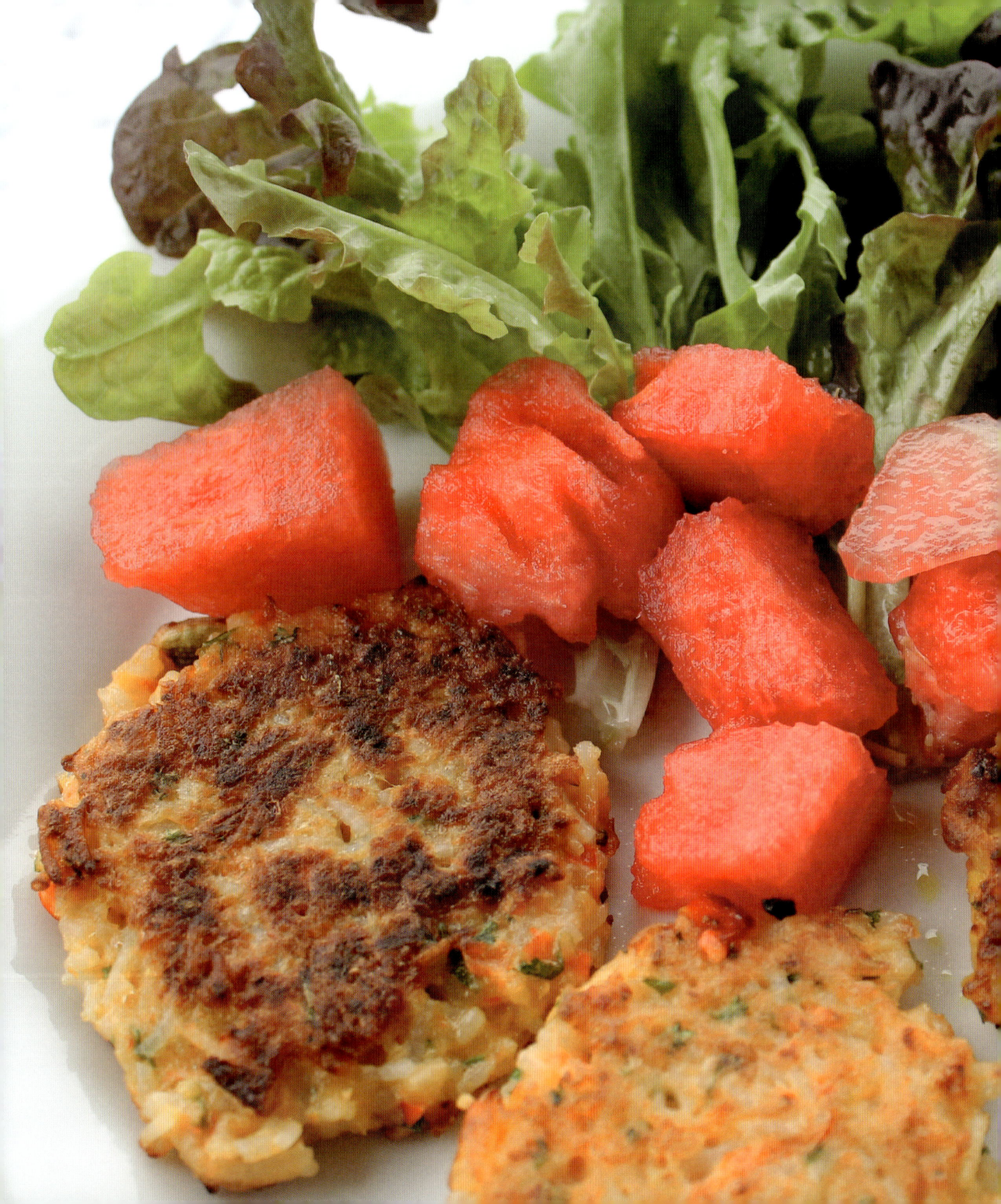

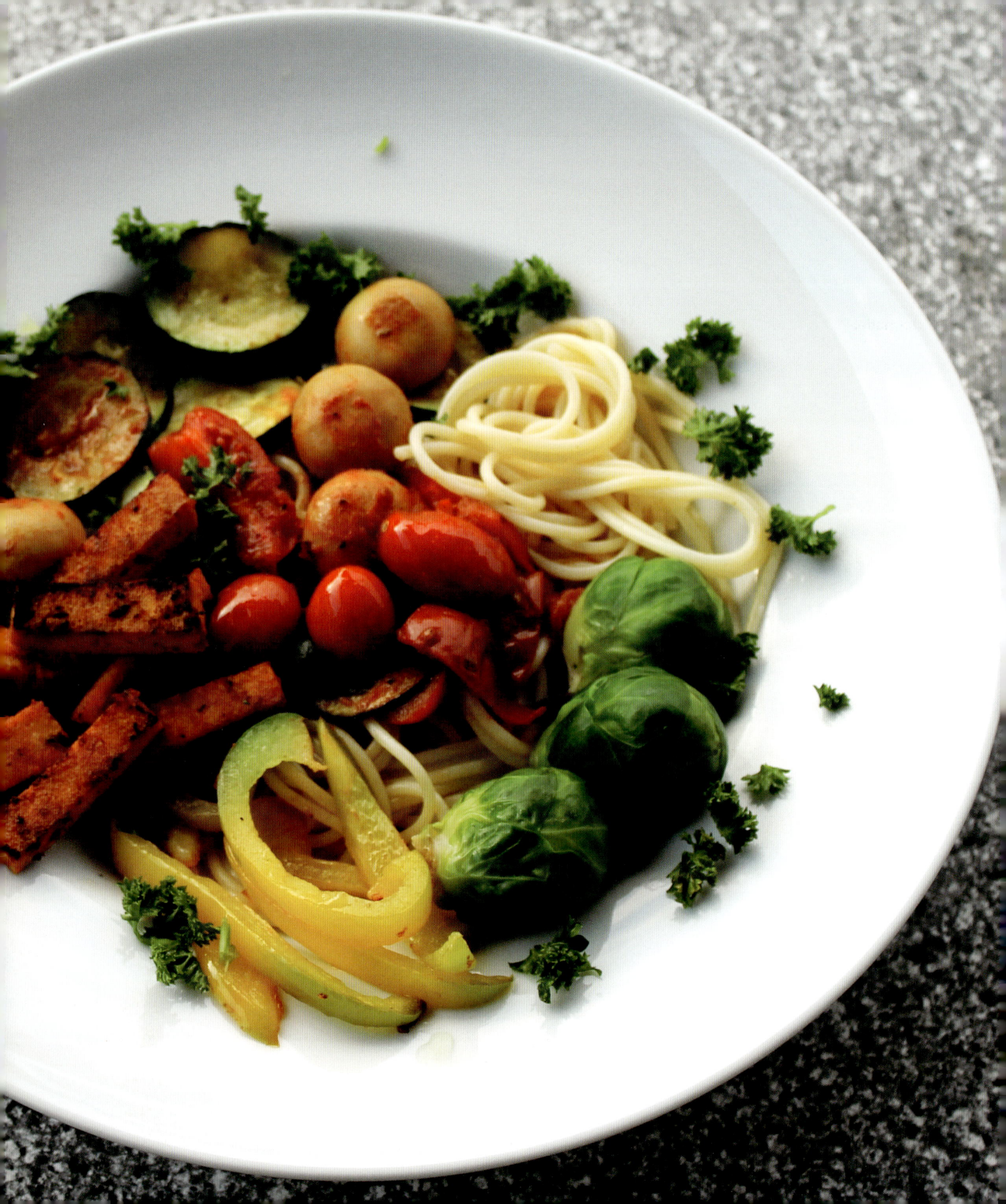

# Wok-Gemüse mit Tofu und Spaghetti

### Zutaten
300 g schnittfester Tofu
1 EL Olivenöl

**Marinade:**
4 EL Fischsauce
2 EL Tomatenmark
2 TL Salbei
1 TL Kurkuma
½ l Orangensaft
¼ TL Bockshornklee
1 TL Zucker
Prise Steinsalz

1 gelber Paprika
2 kleine Zucchini
6 Tomaten
12 Röschen Rosenkohl
100 g Champignons
500 g Spaghetti
Wasser
Salz

### Zubereitung
Die Zutaten für die Marinade mischen. Den Tofu in dünne Streifen schneiden und in der Marinade 1-3 Stunden einlegen. Spaghetti in Salzwasser gar kochen. Rosenkohl in Salzwasser gar kochen. Klein geschnittene Paprika in Olivenöl zusammen mit dem Tofu anbraten. Wenn diese fast gar sind, noch klein geschnittene Zucchini, Tomaten und Champignons hinzufügen und alles nochmal kurz braten. 3 EL Marinade hinzugeben und auf den Spaghetti im Teller anrichten und mit frischer Petersilie bestreuen.

# Spaghetti Soja-Bolognese

### Zutaten
500 g Spaghetti
150 g Sojagranulat
10 Cocktailtomaten
2 rote Paprika
1 kl. Zwiebel
½ TL Salz
1 TL langer Pfeffer
1 TL Oregano
1 TL Majoran
½ TL Thymian
1 EL Tomatenmark
1 EL Olivenöl
50 g geriebener Ziegenkäse

### Zubereitung
Das Sojagranulat 10 Minuten in kaltem Wasser einweichen.
Währenddessen die kleingeschnittene Zwiebel und Paprika mit 1 EL Olivenöl anbraten. Dann das abgetropfte Sojagranulat in die Pfanne dazugeben und gut anbraten. Die anderen Gewürze, sowie die Tomaten und das Tomatenmark noch dazugeben und etwas einkochen. Die Spaghetti in Salzwasser al dente kochen, mit der Soja-Bolognese servieren und mit geriebenem Ziegenkäse bestreuen.

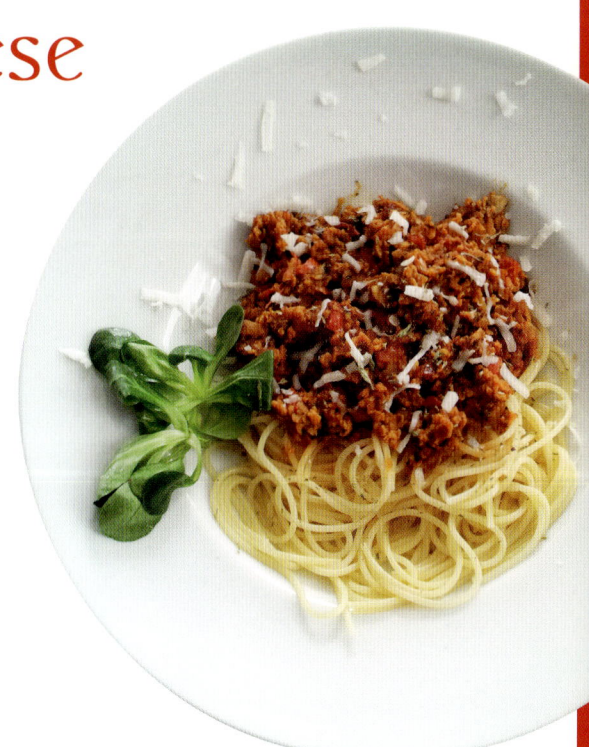

# Karotten-Quark-Bratlinge mit Mairübchen-Mousseline und Salat

### Zutaten
400 g Karotten
400 g Quark
150 - 200 g Haferflocken (Getreidemischung)
2 EL Tomatenmark
1 Lauchzwiebel
½ Bund Petersilie
100 ml Wasser
1 TL Salz
1 EL Ghee
50 feine Haferflocken

3 Mairübchen
200 ml Milch
1 EL Butter, 1 TL Salz
1 TL Tamarinde
1 TL Gemüsebrühe
1 Prise Zucker

300 g Bittesalate (Rucola, Endivie, Eichblatt, Chicoree, Löwenzahn, Radiccio)
2 EL Olivenöl
100 ml Joghurt
1 Prise Salz

### Zubereitung
Die Karotten schälen und fein raspeln, Lauchzwiebel in ganz feine Ringe schneiden, Petersilie klein hacken. Zusammen mit dem Quark und dem Tomatenmark in eine Schüssel geben, Haferflocken und Salz hinzugeben und alles gut vermengen. Mit etwas Wasser zu einem festen Teig kneten. Ghee in einer beschichteten Pfanne erhitzen.

Mit den Händen aus der Karotten-Quark-Masse Bratlinge formen und in den Haferflocken wälzen. Die Bratlinge von beiden Seiten goldbraun braten. Die Mairübchen waschen, in Scheibchen schneiden und in Butter kurz anbraten. Milch darüber gießen, die Gewürze dazugeben und dann weichkochen. Mit dem Mixer pürieren.
Die Bittersalate gründlich waschen und klein zupfen. Mit dem Dressing aus Joghurt, Öl, und Salz mischen. Die Bratlinge, die Mairübchen und den Salat auf dem Teller anrichten und servieren.

# Wok-Gemüse mit Safranreis

### Zutaten
300 g Karotte
300 g Paprika
300 g Kartoffeln
300 g Wirsing
1 TL Rosmarin
1 EL Estragon
1 EL frischer Salbei
1 TL Salz
1 - 2 EL Olivenöl

Saure Sahne
1 EL Estragon zum Servieren

1 große Tasse Reis
2 große Tassen Wasser
Safran

### Zubereitung
Im Wok mit Olivenöl zuerst die feingeschnittenen Karotten und Paprika mit allen Gewürzen, nach 5 Minuten die Kartoffeln und nach weiteren 10 Minuten den Wirsing bissfest dünsten. Gegen Ende noch mit saurer Sahne legieren und den restlichen Estragon darüber streuen.
Den Reis mit Wasser und Safran kochen und alles zusammen servieren.

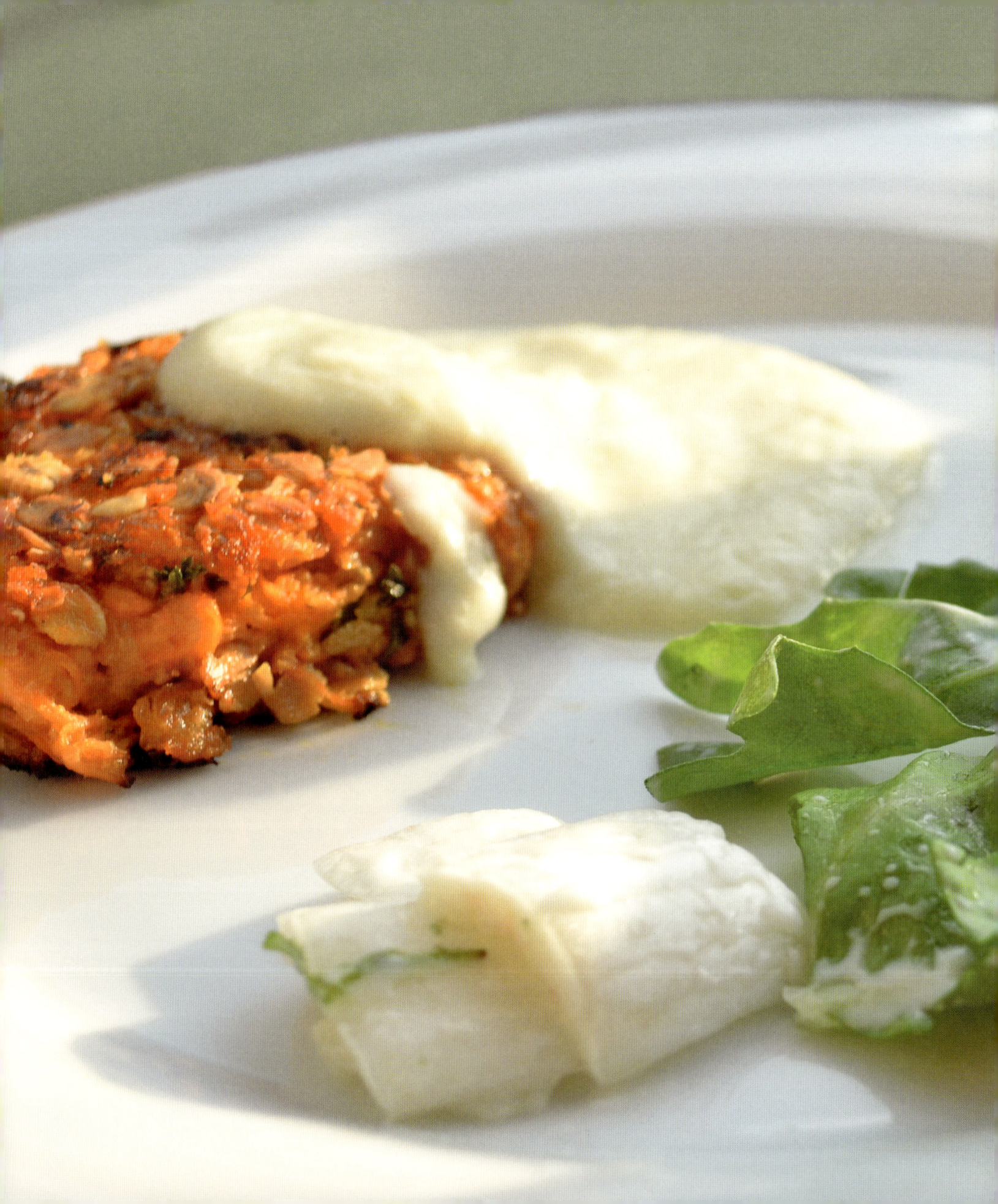

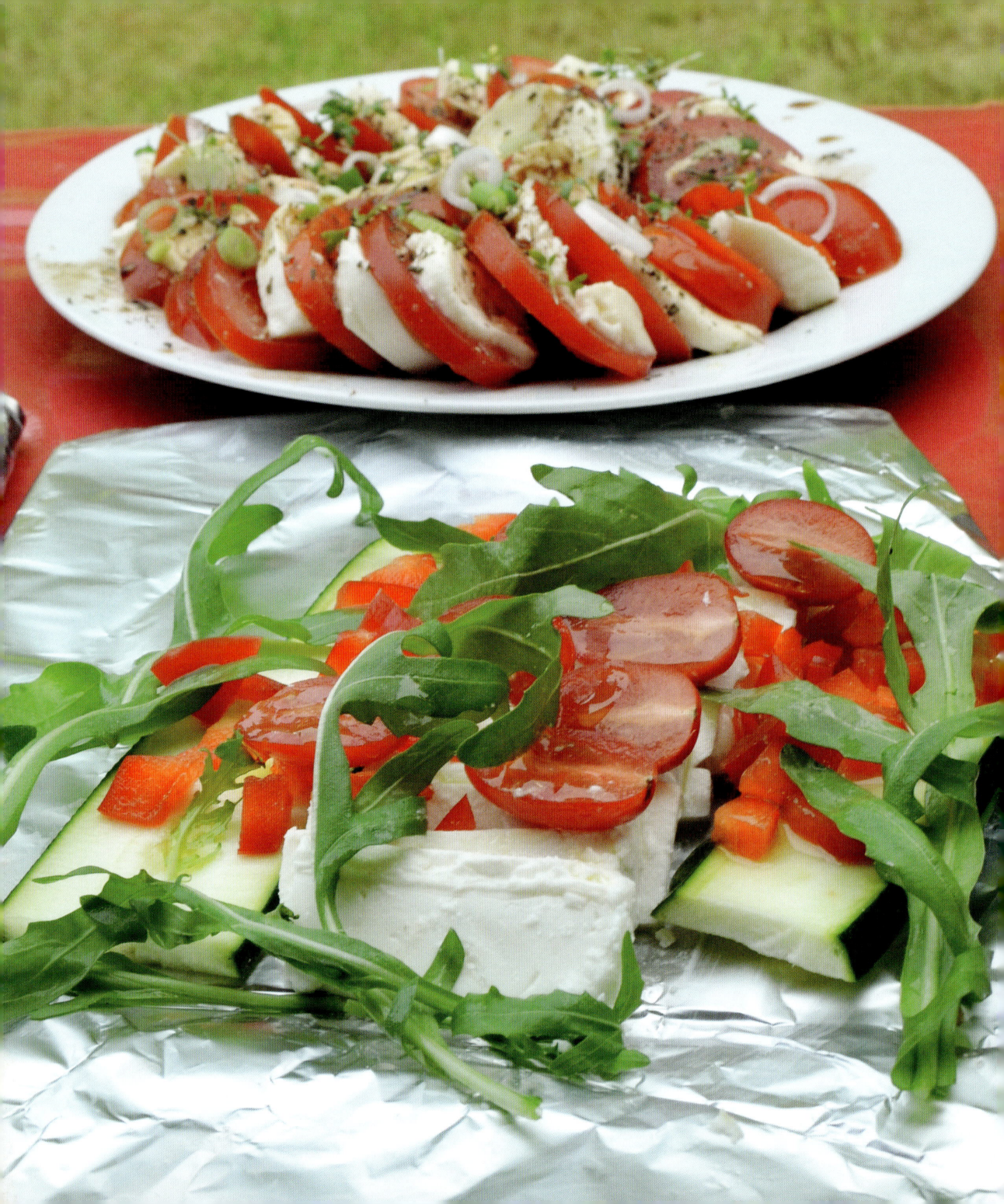

# Gegrillter Ziegenkäse mit Gurkensalat und Fladenbrot

### Zutaten
600 - 800 g Ziegenkäse
1 EL Olivenöl
50 g Pilze
50 g Paprika
50 g Rucola
50 g Zucchini
2 Tomaten
1 große Gurke

1 - 2 TL Dill
50 g Joghurt
½ TL Salz, ½ TL Pfeffer
1 EL Essig, 1 EL Olivenöl

### Zubereitung
Den Ziegenkäse mit dem kleingeschnittenen Gemüse auf der Alufolie anrichten, mit Olivenöl beträufeln und grillen.
Die Gurke waschen, in dünne Scheiben schneiden und dann mit Dill, Salz, Pfeffer, Essig, Öl und Joghurt zu einem Salat anrichten. Dazu schmeckt frisches Fladenbrot.

# Tofu-Gemüse-Auflauf

### Zutaten
5 große Kartoffeln
2 Karotten
2 kleine Zucchini
400 g Rosenkohl
2 Paprika
4 Tomaten
Wasser
1 ½ EL Oregano
1 ½ EL Majoran
½ TL Bockshornklee
1 TL Kurkuma
2 TL Salz
200 g Saure Sahne
250 g Mozzarella
300 g Tofu

**Marinade:**
4 EL Fischsauce
2 EL Tomatenmark
2 TL Salbei
1 TL Kurkuma
½ l Orangensaft
1 TL Bockshornklee

### Zubereitung
Zuerst den Tofu in dünne Streifen schneiden und 1 Stunde marinieren. Rosenkohl halb gar dünsten. In einem extra Topf in Scheiben geschnittene Karotten und in Streifen geschnittene Paprika in 200 ml Wasser andünsten und nach 5 Minuten in feine Scheiben geschnittene Kartoffeln dazugeben. Alles biss-fest dünsten.
Alle Gewürze mit der sauren Sahne mischen.
Den Rosenkohl halbieren und zusammen mit dem Gemüse, der sauren Sahne und dem Tofu in einer Auflaufform mischen, den gewürfelten Mozzarella, in Scheiben geschnittene Zucchini dazugeben und die halbierten Datteltomaten oben drauflegen.
Das Ganze noch 15-20 Minuten bei 180 Grad backen.

# Überbackener Chicorée mit Pellkartoffeln und Chicoréesalat

### Zutaten
4 Chicorée
4 Tomaten
400 g Ziegenkäse
2 EL Salbei

8 - 16 Kartoffeln
1 Bund Petersilie
2 EL frische Butter

**Salat:**
3 Chicorée
1 Birne, 1 Apfel
3 Mandarinen
200 g Joghurt
Zitronenmelisse
1 – 2 EL Olivenöl
Prise Salz
Prise Zucker

### Zubereitung
Die Chicorée waschen und halbieren. Mit Tomaten, Salbei und dem Ziegenkäse in eine Auflaufform geben und im Backofen 20 Minuten backen. Die Kartoffeln gar kochen, schälen und die erwärmte Butter darüber gießen. Mit gehackter Petersilie bestreuen. Für den Salat Chicorée, Birne und Apfel klein schneiden und mit Joghurt, Olivenöl, Salz und Zucker mischen. Zum Servieren die Mandarinen und gehackte Zitronenmelisse darüber geben.

# Gebackene Sellerie-Schnitzel mit Endiviensalat

### Zutaten
8 Scheiben Sellerie

1 l Gemüsebrühe
Paniermehl
1 – 2 Eier
2 - 3 EL Ghee
Salz
Pfeffer

Endiviensalat
Saure Sahne
Olivenöl
Essig
Zucker
Salz

### Zubereitung
Sellerie schälen und in 1 - 2 cm dicke Scheiben schneiden. In die Gemüsebrühe geben und bissfest kochen. Dann die Sellerie-Scheiben herausnehmen, etwas auskühlen, mit Salz und Pfeffer würzen und die Scheiben zuerst in verrührtem Ei und dann in Paniermehl wenden. In Ghee beidseitig anbraten.
Den Endiviensalat waschen, in Streifen schneiden und kurz in heißes Salzwasser legen. Nun den abgetropften Endiviensalat in einer Salatschüssel mit saurer Sahne, Olivenöl, etwas Essig, Zucker und einer Prise Salz vermischen.
Sellerie-Schnitzel und Endiviensalat zusammen servieren.

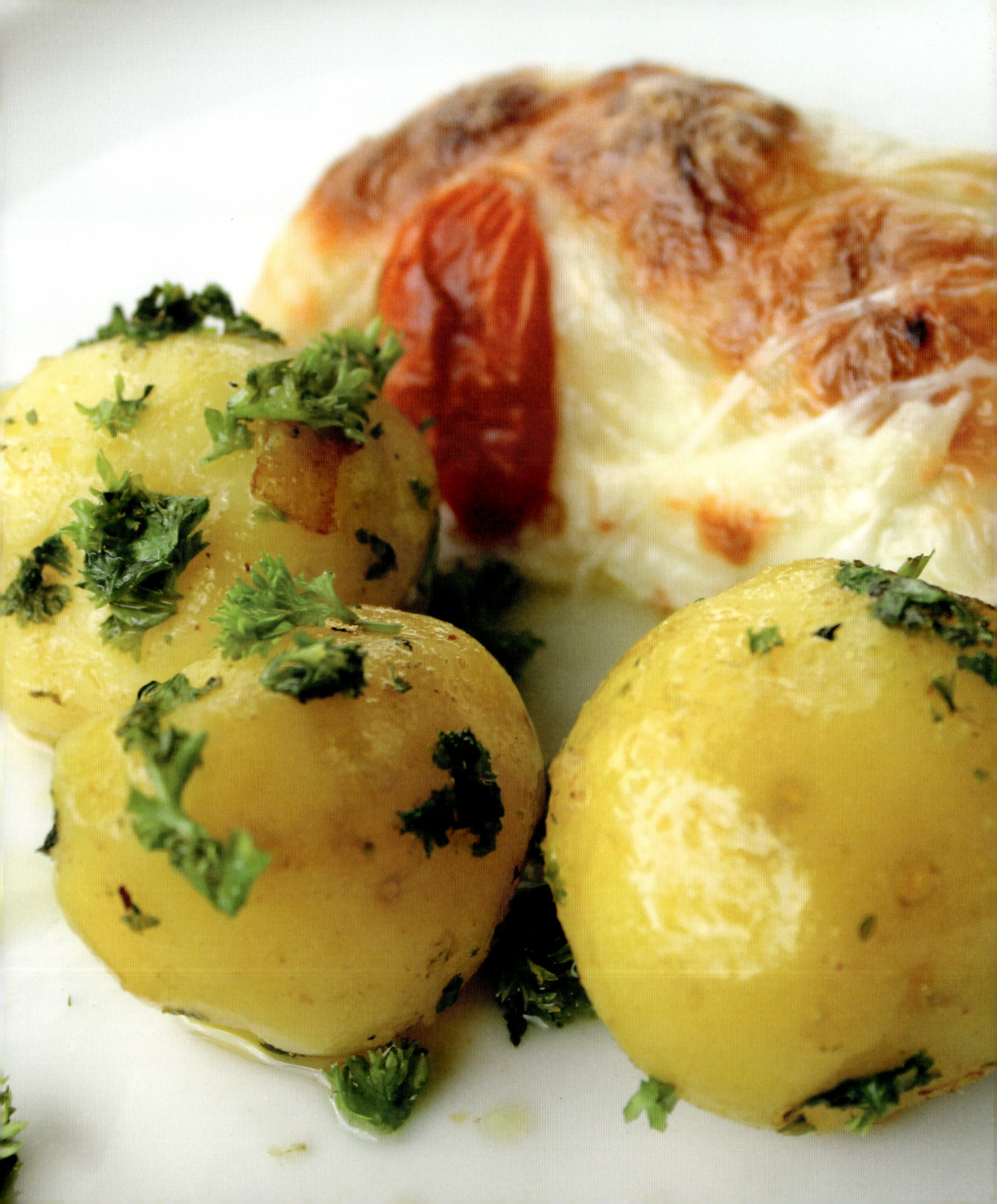

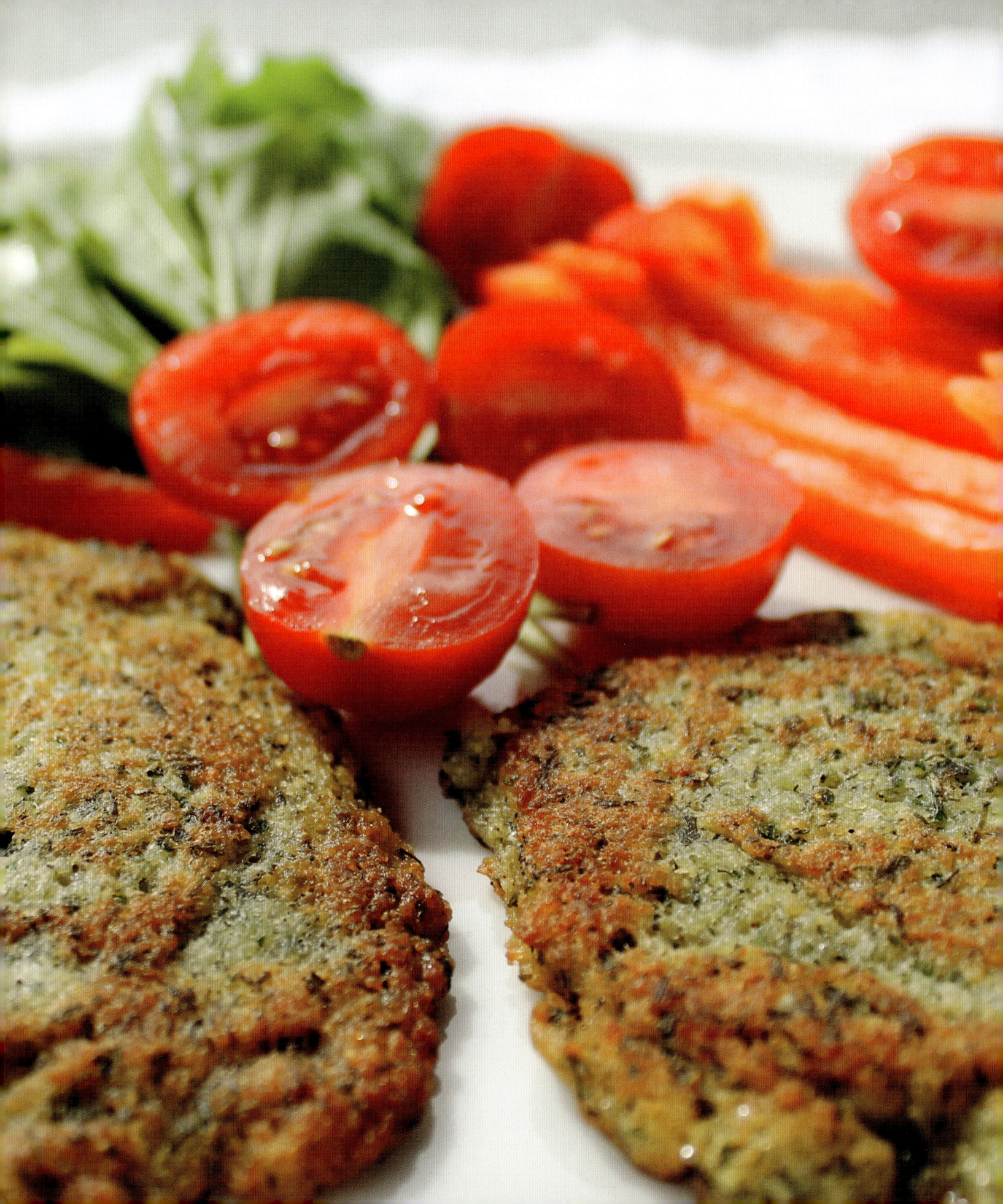

# Kräuter-Kartoffelpuffer mit Champignonsoße und Rohkost

### Zutaten
1,5 kg Kartoffeln
4 Eier
1 TL Salz
½ TL langer Pfeffer
5 EL Petersilie (fein gehackt)
5 EL Salbei (fein gehackt)
5 EL Dill
2 - 3 EL Ghee
etwas Kartoffelmehl

500 g Champignons
2 EL Butter

1 TL Salz, ½ TL langer Pfeffer
200 ml Crème fraîche
2 EL Petersilie

1 Bund Rucola
2 rote Paprika
12 Cherrytomaten

### Zubereitung
Rohe Kartoffeln reiben, etwas salzen und 30 Minuten in einem Sieb Wasser ziehen lassen. Die Kartoffeln mit Eiern, gehackten Kräutern und Gewürzen zu einem Teig kneten, mit Kartoffelmehl etwas binden. Die Puffer portionsweise in Ghee ausbacken.
Die gesäuberten und geschnittenen Champignons in Ghee andünsten. Mit Salz und Pfeffer würzen, die Crème fraîche etwas einkochen lassen. Die Soße mit Petersilie bestreuen und mit Kartoffelpuffer und Rohkost wie Rucola, rotem Paprika und Cherrytomaten servieren.

# K's Momos für Galle

### Zutaten
500 g Mehl
180 ml Wasser
1 TL Salz
1 EL Ghee
**Füllung:**
200 g Kartoffeln
200 g Karotten
300 g Spinat
100 g Ziegenkäse
2 – 3 EL Minzblätter
1 EL Olivenöl, 1 TL Salz
**Dip 1:**
200 g Joghurt
½ Salatgurke
2 EL gehackte Minzblätter, Prise Salz

**Dip 2:**
1 Tomate
1 Paprika
Petersilie
Prise Salz
¼ TL Bockshornklee

### Zubereitung
Das Mehl mit dem Salz in einer Schüssel vermischen, Öl und Wasser zugeben und zu einem Teig kneten. Den Teig ca. 1 Stunde zugedeckt in der Schüssel stehen lassen. Dann den Teig in kleine Portionen teilen und diese auf einem Backbrett sehr dünn ausrollen.
Für die Füllung die Zutaten ganz fein hacken, vermischen und salzen. Ca. 9 cm große Kreise mit einer Tasse aus dem ausgerollten Teig ausstechen und je 1 Esslöffel der Füllung in die Mitte des Teiges geben. Den Teigrand über der Füllung zusammennehmen und durch Drehung verschließen. Dann in Wasser-Dampf garen. Für den Dip 1 die Salatgurke ganz fein reiben, die Minzblätter ganz fein hacken und mit dem Joghurt vermischen. Für den Dip 2 alle Zutaten im Mixer pürieren. Die Momos mit den Dips servieren.

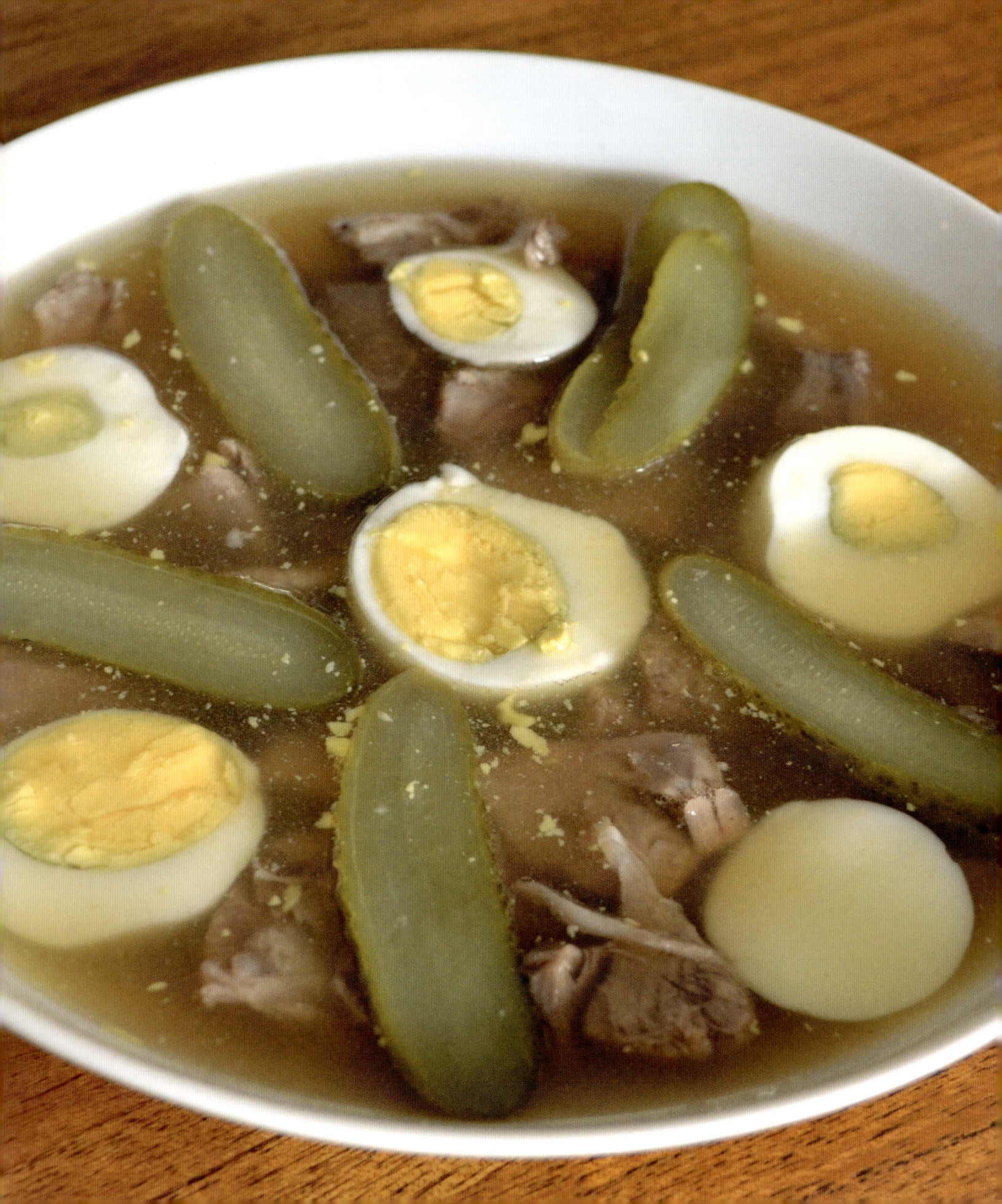

# Schwäbische Tellersülze

## Zutaten
4 Schweinefüße (evtl. noch Schweineohren, Schwarte, Schweineschwänzchen)
500 g mageres Schweinefleisch (von der Keule)
3 - 4 Karotten
3 - 4 Petersilienwurzel
¼ Selleriewurzel
1 große Zwiebel
Wasser
1 Paprika
1- 2 TL Salz
1 TL gemahlener langer Pfeffer
4 - 6 Eier
4 - 6 große saure Gurken

## Zubereitung
Das Fleisch gründlich in Wasser waschen. Mit grob zerkleinertem Gemüse, Zwiebel, Salz in so viel kaltem Wasser zum Kochen bringen, dass der Inhalt vollständig mit Wasser bedeckt ist und am Ende ca. 1 1/2 Liter Brühe übrig bleibt. Das verkochte Wasser mit so viel frischem Wasser ersetzen, dass das Fleisch immer bedeckt bleibt. 3 - 4 Stunden köcheln lassen, bis die Schwarten und Knochen gut ausgekocht sind. Es muss so lange ausgekocht werden, damit es beim Erkalten geliert. Das magere Schweinefleisch in die kochende Brühe geben. Wenn es weich ist, sofort herausnehmen und abgekühlt in dünne Scheiben schneiden. Dann beiseite stellen.

Hart gekochte Eier und die sauren Gurken in Scheiben schneiden. Die Brühe durch ein Sieb in ein Gefäß abgießen. Das Gemüse, die Schweinefüße und Schwarten werden nicht mehr gebraucht.
Nun hohe Suppenteller mit einigen dünnen Fleischscheiben auslegen, die Gurken und Eierscheiben dekorativ darüber anrichten und so viel Brühe mit einem Schöpflöffel darüber geben, dass alles gut 1 -2 cm hoch bedeckt ist. Die Teller kühl stellen (nicht einfrieren). Jetzt geliert die Sülze während sie erkaltet. Die fertigen Sülze mit frischem Holzofenbrot servieren.

# Putenbrustsalat

## Zutaten
4 Scheiben Putenbrust
2 EL Butter
etwas Salz

1 – 2 Bund Rucola
1 – 2 Chicorée
1/2 Radicchio
¼ Chinakohl
1/2 Gurke
3 Tomaten
6 frische Champignons

1 gelbe Paprika
1 Karotte
100 g Oliven

**Dressing:**
2 EL Olivenöl
1 Orange (Saft)
1 Prise Zucker
1 TL Salz
etwas Balsamico-Essig

## Zubereitung
Die Putenbrust in Streifen schneiden, etwas salzen und in Butter anbraten. Salat und Gemüse waschen und schneiden. Alles in einer Schüssel mit dem Dressing mischen.
Den gemischten Salat auf Tellern anrichten und die gebratenen Putenbruststreifen schön darüber legen.

# GALLE
# Frühstück, Desserts & Getränke

## Getreidebrei – Porridge

### Zutaten
**200 – 400 g feine Haferflocken oder Getreideflocken (Weizen, Gerste, Roggen, Hafer, Dinkel)**
**100 - 200 ml Wasser**
**Prise Salz**
**4 EL Orangensaft**
**Obst: Am besten eine Auswahl von Apfel, Birne, Banane, Ananas, Kiwi, Melone, Orange, Mandarine, Trauben, Erdbeere, Heidelbeere, Grapefruit**
**Buttermilch**

### Zubereitung
Die Haferflocken in einen Topf geben und mit soviel Wasser auffüllen, dass ein leicht suppiger Brei entsteht. Eine Prise Salz hinzugeben und den Brei unter Rühren kurz aufkochen.
Dann das klein geschnittene Obst (Apfel, Banane etc. nach Wahl) und Orangensaft hinzufügen und bei geschlossenem Deckel 1 - 2 Minuten mitkochen. Zwischendurch die Konsistenz überprüfen. Falls der Brei zu dick wird, etwas Wasser hinzugeben. Anstatt das Obst mitzukochen, kann es auch dem Brei roh untergemischt werden. Nach Geschmack mit etwas Buttermilch abschmecken.

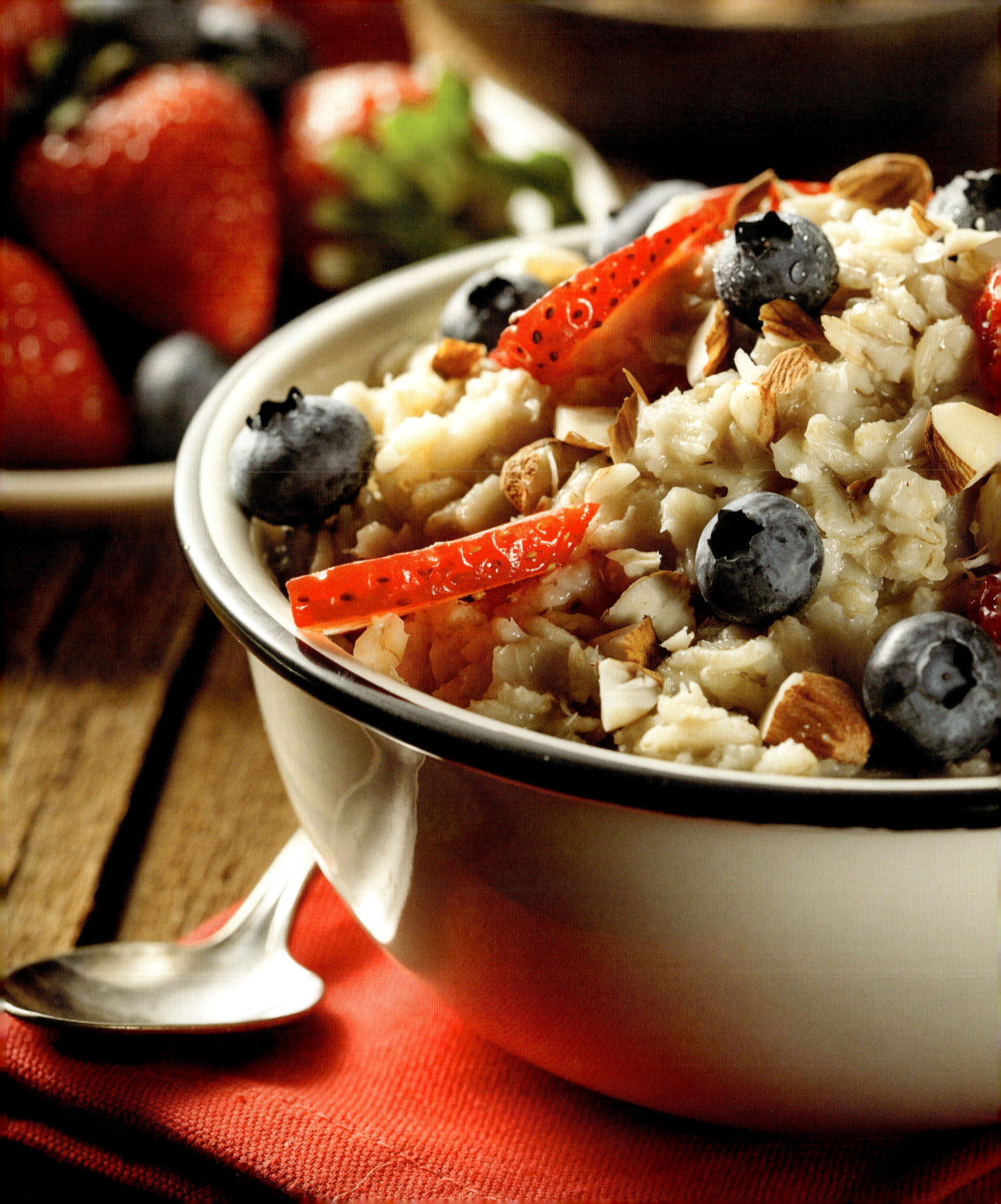

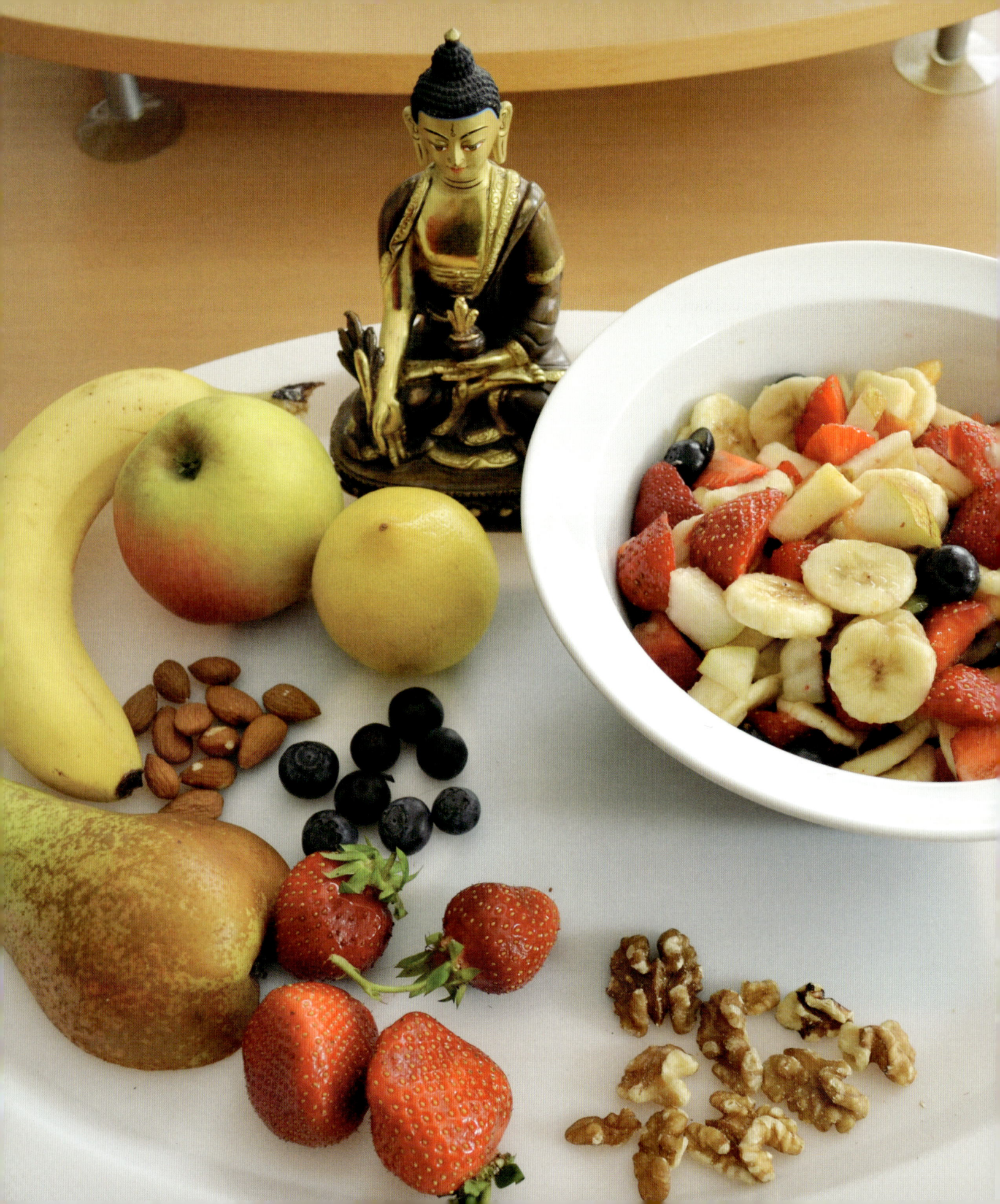

Rezepte – Galle Frühstück

# Fruchtsalat

### Zutaten
**Obst: Am besten eine Auswahl von Apfel, Birne, Banane, Ananas, Kiwi, Melone, Orange, Mandarine, Trauben, wilde Trauben, Grapefruit, Erdbeeren, Heidelbeeren (je nach Saison)**

### Zubereitung
Alles klein schneiden und zusammenmischen:

3 Variationen:
a. Pur
b. Mit Joghurt (Sojajoghurt)
c. Quark

# Brot mit Quark oder Frischkäse

### Zutaten
**8 Scheiben Brot
200 g Fischkäse
200 g Quark
1 Tomate
1 halbe Gurke
1 rote Paprika
1 Bund Petersilie**

### Zubereitung
Die Tomaten, Gurke, Paprika und Petersilie waschen und in Scheiben schneiden bzw. kleinzupfen. Je 4 Brotscheiben mit Frischkäse bzw. Quark bestreichen und mit den einzelnen Gemüse belegen.

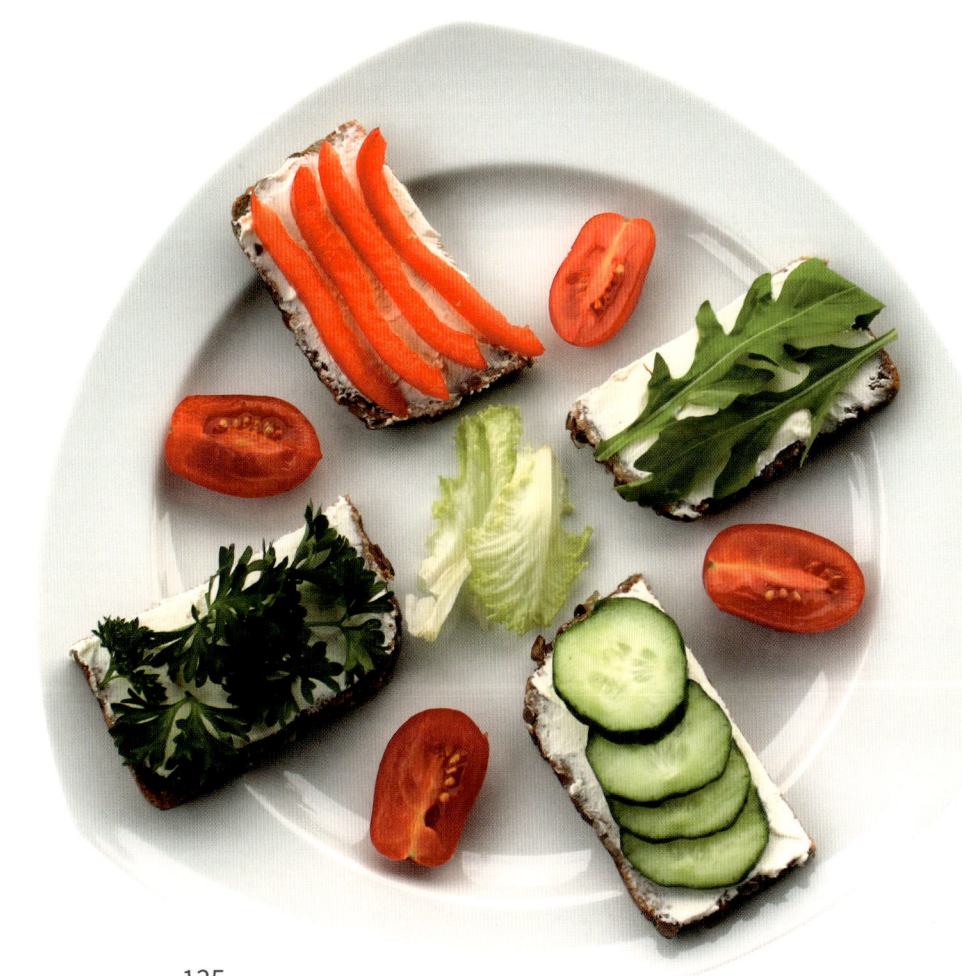

GALLE

# Desserts

## Erdbeerquark

**Zutaten**
500 g Erdbeeren
500 g Sahnequark
5 TL Zucker oder 5 TL Ahornsirup
oder 5 TL Agavendicksaft

**Zubereitung**
Die Erdbeeren waschen und im Mixer zerkleinern, mit Quark und Zucker oder Agavendicksaft mischen und kühl servieren.

## Quark mit Ananas oder Mandarinen

**Zutaten**
500 g Quark
400 g Ananas bzw.
400 g Mandarinen

**Zubereitung**
Ananas bzw. Mandarinen in kleine Stückchen schneiden und mit Quark verrühren und kühl servieren.

## Joghurt mit Banane und Trauben

**Zutaten**
500 g Joghurt
2 Bananen
250 g rote und weiße Trauben

**Zubereitung**
Trauben waschen und mit den Bananen klein schneiden mit Yoghurt verrühren und servieren.

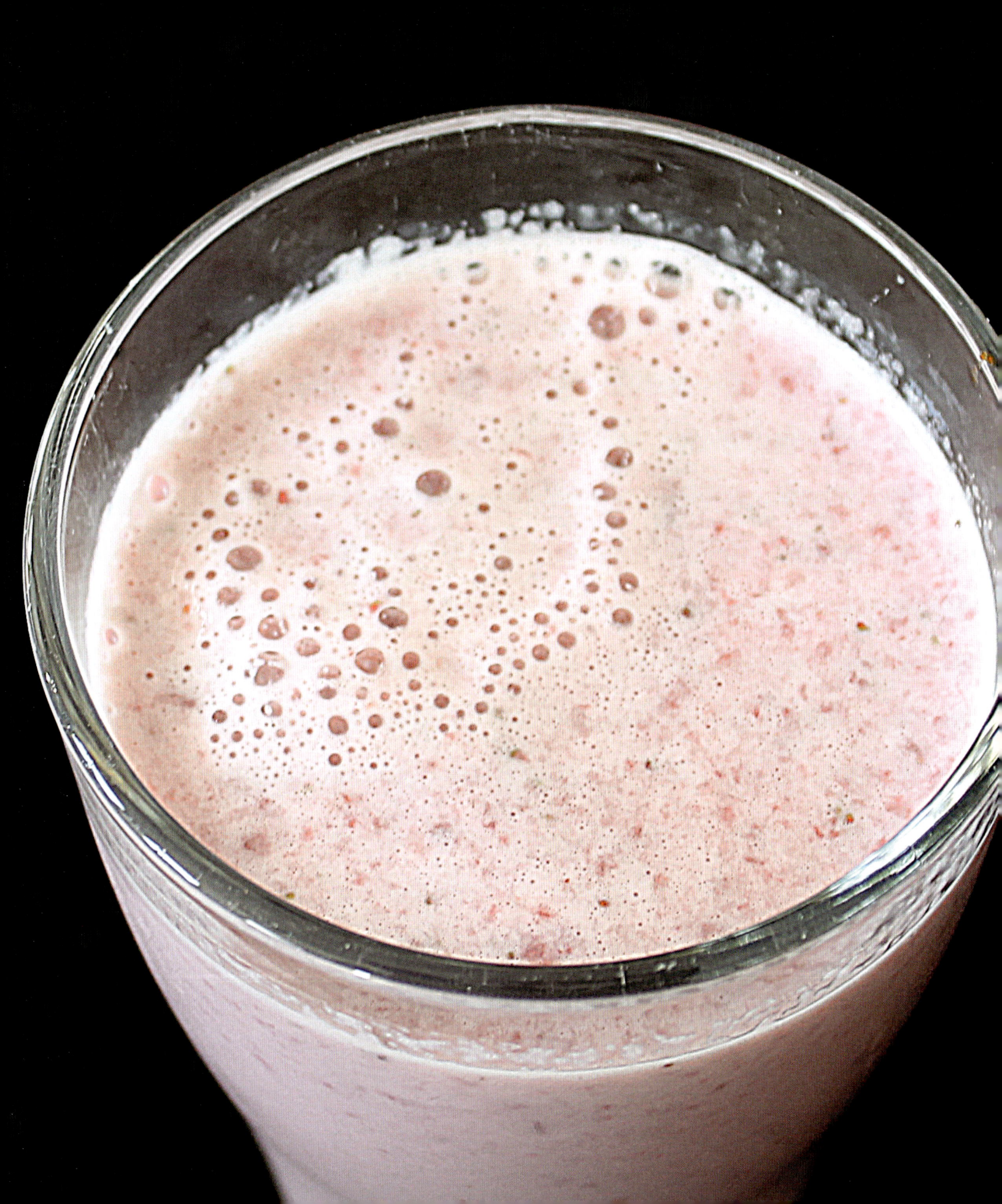

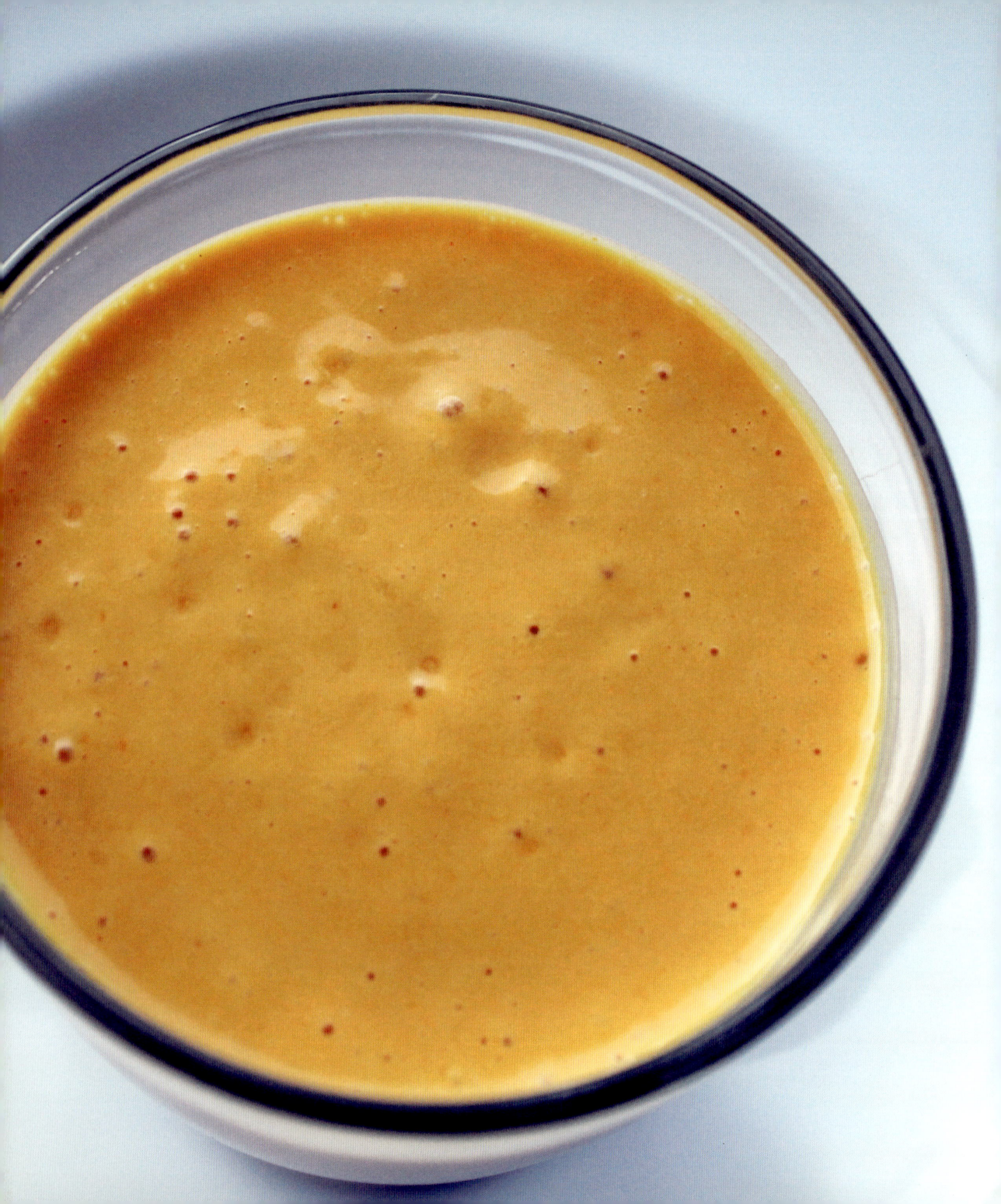

Rezepte – Galle Getränke

# Getränke

## Löwenzahn-Buttermilch
(auch als Frühlingskur zur Entgiftung)

### Zutaten
**400 g Löwenzahn, junge Blätter**
**4 Orangen**
**4 Äpfel**
**500 ml Buttermilch**
**2 EL Zucker**

### Zubereitung
Löwenzahnblätter waschen und in Streifen schneiden. Orange auspressen und die Äpfel vierteln, das Kerngehäuse entfernen und in Stücke schneiden. Alle Zutaten im Mixer pürieren und nach Geschmack mit Zucker süßen.

## Erdbeer-Buttermilch

### Zutaten
**500 ml Buttermilch**
**100 g Erdbeermus**
**2 EL Zucker**

Erdbeeren waschen, im Mixer pürieren und mit Zucker und Buttermilch mischen.

## Bananen-Buttermilch

### Zutaten
**500 ml Buttermilch**
**2 Bananen**

Bananen im Mixer pürieren und mit Buttermilch mischen.

## Mango-Lassi

### Zutaten
**600 ml Natur-Joghurt**
**400 ml Mangopüree**
**2 EL Zucker**
**Zitronensaft**
**etwas Mineralwasser**

### Zubereitung
Alles zusammen im Mixer pürieren, kühl stellen und dann in Gläser servieren.

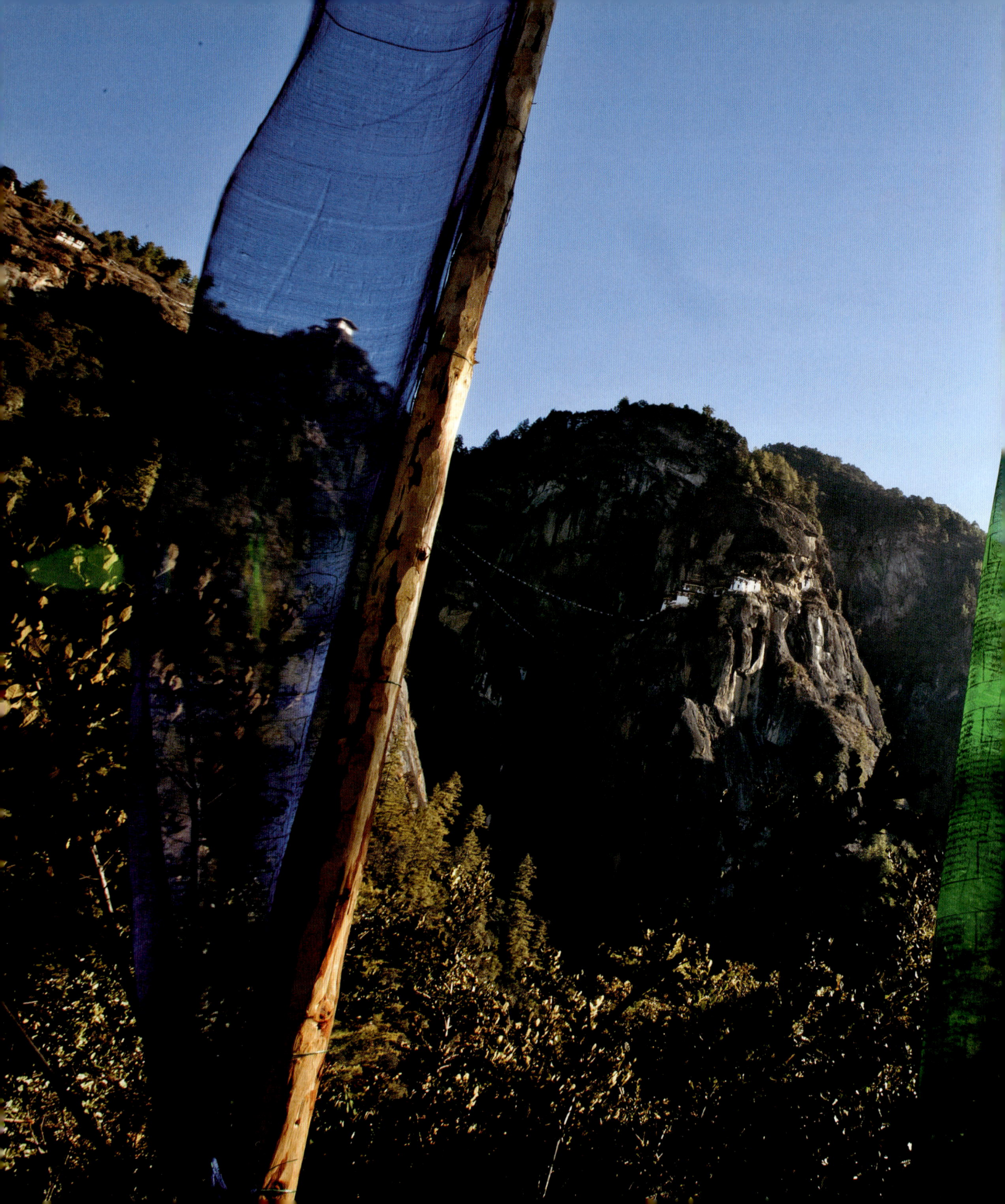

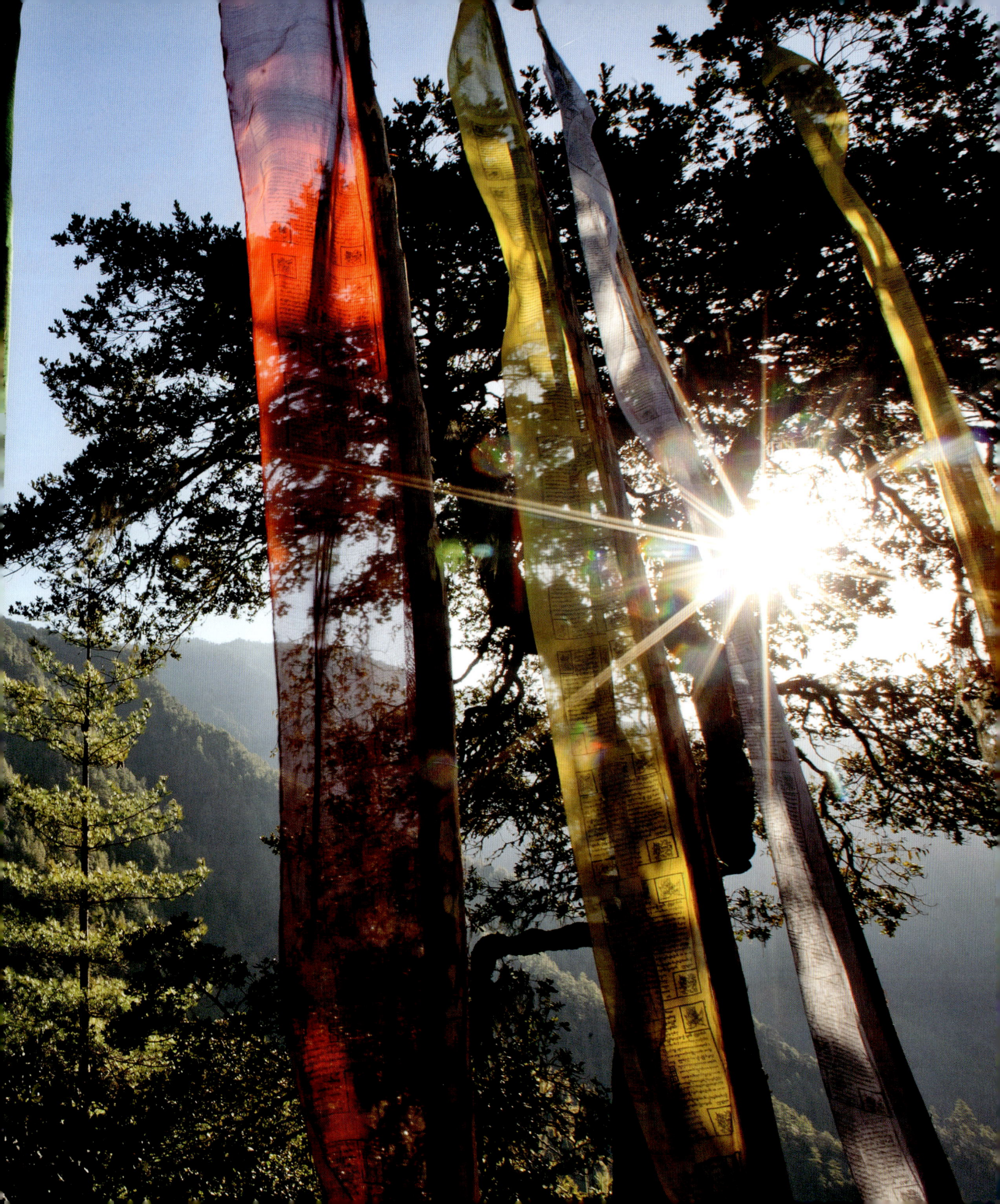

## Schleim Suppen

| | |
|---|---|
| Tom Kha Gai | 144 |
| Bohnensuppe | 147 |
| Hühnerkraftbrühe | 147 |
| Ungarische Fischsuppe | 148 |
| Gemüsesuppe für Schleim | 148 |
| Kürbis-Ingwer-Suppe | 151 |
| Scharfe Tomatensuppe | 151 |
| Maronensuppe | 152 |
| Linsen-Kokosmilch-Suppe | 152 |
| Thailändische Reissuppe (Kao Tom) | 155 |

## Schleim Hauptgerichte

| | |
|---|---|
| Lammcurry mit Dal | 156 |
| Lamm mit Couscous | 159 |
| K´s Momos für Schleim | 160 |
| Karibisches Chicken in Rosinen-Limonenmarinade | 161 |
| Putenbrust in Erdnuss-Sauce mit Lauchgemüse | 162 |
| Hühnerbrust (Pollo con Mole) in Schokoladensauce | 164 |
| Paella Valenciana | 165 |
| Hühnchen-Gemüse-Spieße | 167 |
| Linsen mit Dinkelspätzle und Putensaiten | 167 |
| Wildschwein mit Serviettenknödel, Pilzen und Fenchel | 168 |

# Rezepte Schleim

Hirschgulasch mit Maronen und Granatapfelsoße ..... 171

Gefüllte Pfannkuchen mit Mungosprossen ........... 172

Hasenrücken mit Spätzle und Preiselbeeren ......... 172

Lachsgratin mit Zitronenreis und Meerrettichsoße .... 175

Lachsfilet Grillmais und karamellisiertem Rhabarber .. 176

Seelachscurry ................................... 179

Forelle mit Maisgrieß-Schnitten ................... 179

Gemüsecurry mit Grünkern ....................... 180

Wintergemüse ................................... 183

Tofu-Schnitzel mit Sellerie-Mandel-Gemüse ......... 183

## Schleim Frühstück

Gebratener Kräuter-Reis mit Tofu .................... 184

Thailändische Nudelsuppe ......................... 187

Dinkelbrot mit Sanddorn- oder Granatapfel-Marmelade 187

## Schleim Desserts

Milchreis mit Reismilch und Obstkompott ........... 188

Pfannkuchen mit karamellisiertem Ingwer-Rhabarber . 188

Obstteller mit Granatapfel, Kaki und Physalis ......... 191

## Schleim Getränke

Chai ............................................ 191

Heißes Ingwer-Wasser ............................ 191

# SCHLEIM Suppen

## Tom Kha Gai

### Zutaten
**600 g Hühnerbrustfilet**
**250 g Champignons**
**400 ml Kokosmilch**
**200 ml Hühnerbrühe**
**3 Stängel Zitronengras**
**4 Zitronenblätter**
**5 cm frischen Galgant (oder Ingwer)**
**3 Frühlingszwiebeln**
**Thai-Curry-Paste (Zitronengras, Chili, Schalotte, Salz, Galgant, Garnelenpaste und Zitronenblätter)**
**2 Chili**
**1 Limone**
**2 EL Fischsauce**
**½ TL Salz**
**½ TL Pfeffer**
**½ TL Rohrzucker**
**1 Bund Koriander zum Garnieren**

### Zubereitung
Zitronengras waschen und in größere Stücke schneiden. Die Zitronenblätter ein paar mal knicken.

Den Galgant waschen und in dünne Scheiben schneiden. Die Chilis halbieren.

Das Hühnerbrustfilet in kleine Stücke schneiden, mit etwas Salz und Pfeffer würzen und in Ghee kurz anbraten.

Die Kokosmilch mit der Hühnerbrühe erhitzen, Zitronengras, Zitronenblätter, Galgant sowie Chili dazugeben und kurz köcheln lassen.

Die Pilze vierteln, die Lauchzwiebeln fein schneiden und mit dem Hühnerfleisch dazugeben und weitere 10 - 15 Minuten köcheln.

Zum Schluss mit Limonensaft, Fischsauce, Salz, Rohrzucker und Thai-Curry-Paste abschmecken.

Vor dem Servieren das Zitronengras, die Zitronenblätter und evtl. den Galgant entfernen und die Suppe mit fein gehacktem Koriander servieren.

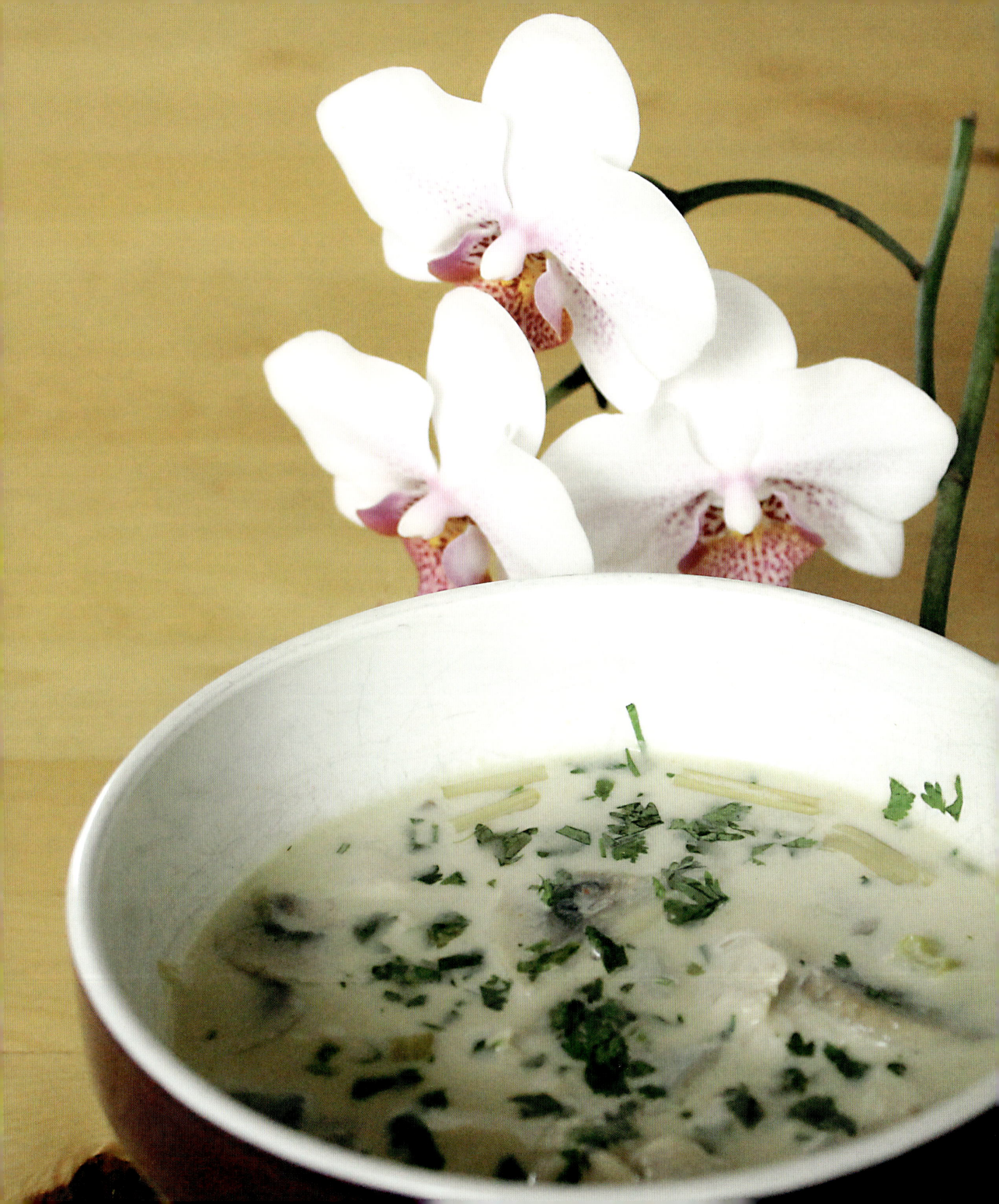

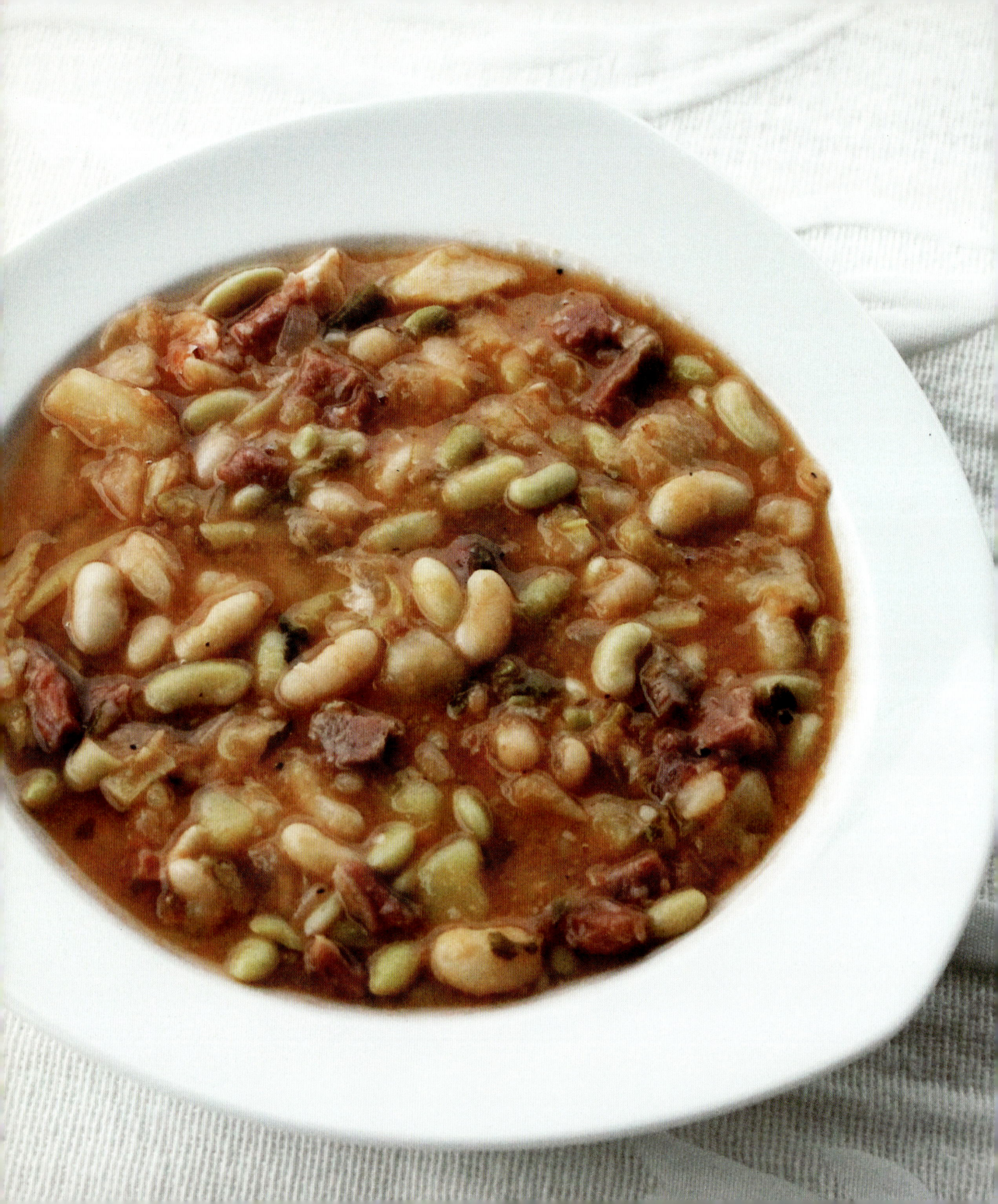

Rezepte – Schleim Suppen

# Bohnensuppe

## Zutaten
300 g weiße Bohnen
2 Möhren
2 Petersilienwurzeln
2 EL Tomatenmark
400 g geräucherter Speck
1 große Zwiebel
1 EL Ghee
2 TL Paprikapulver süß
1 TL Paprikapulver scharf
1 TL Pfeffer
Salz
1- 2 EL Essig

## Zubereitung
Die Bohnen waschen und mit kaltem Wasser bedeckt über Nacht ca. 12 Stunden einweichen lassen.
Vor dem eigentlichen Kochen das Einweichwasser abgießen. In einem großen Topf die fein gehackte Zwiebel und den gewürfelten Speck in Ghee kurz anbraten. Salz, Pfeffer und Paprika dazugeben. Die Bohnen mit 1 - 2 Liter Wasser, den gewürfelten Möhren, Petersilienwurzeln und dem Tomatenmark ca. 1 Stunde kochen; Zwiebeln und Speck hinzufügen.
Vor dem Servieren nochmals abschmecken, mit Essig und Paprika würzen. Darf gerne scharf sein.

SCHLEIM

# Hühnerkraftbrühe

## Zutaten
1 frisches Bio-Suppenhuhn
6 cm Ingwer
1 Chilischote
3 Liter Wasser
4 Karotten
½ Knollensellerie
4 Petersilienwurzeln
1 Bund Petersilie
10 Pfefferkörner
2 - 3 TL Steinsalz
4 Blatt Lorbeer
10 Wacholderbeeren

## Zubereitung
Das Suppenhuhn und alle Zutaten in einem Topf mit kaltem Wasser bedecken, aufkochen, und 1 – 12 Stunden köcheln.
Dann abseihen und die Kraftbrühe heiß servieren.

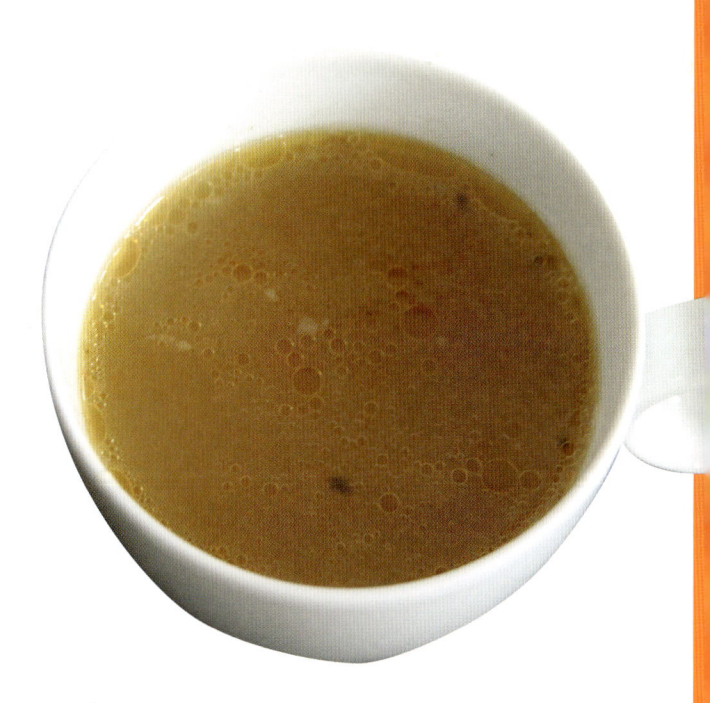

# Ungarische Fischsuppe

### Zutaten
500 g Karpfen
1 - 2 TL Salz
1 TL Pfeffer
100 g Sellerie
1 Stange Lauch
2 EL Ghee
1 Zwiebel
1 TL Paprikapulver
⅛ L Weißwein
1 EL Zitronensaft
3 EL Tomatenmark
3 EL Koriander (gehackt)
6 Pfefferkörner
1 l Wasser
etwas Fischsauce und Tamarindensauce

### Zubereitung
Den Fisch waschen, in Stücke schneiden, salzen und kaltstellen.
Ghee in einem Topf erhitzen, fein gehackte Zwiebel darin anbraten, Paprikapulver darüber stäuben mit Wein, Wasser und Zitronensaft sofort ablöschen. Tomatenmark, Pfefferkörner, 2 EL Koriander, gewürfelten Sellerie, geschnittenen Lauch dazu geben und alles 15 Minuten kochen lassen. Nun die Fischstücke in den Sud legen, mit Salz und Pfeffer würzen. Bei schwacher Hitze nochmals ca. 15 Minuten ziehen lassen. Mit Fischsauce und Tamarindensauce abschmecken. Zum Servieren den restlichen gehackten Koriander oder Frühlingszwiebeln darüber streuen.

# Gemüsesuppe für Schleim

### Zutaten
2 – 3 l Wasser
1 große Zwiebel
1 EL Ghee
250 g Pilze
12 Rosenkohlröschen
1 Sellerie
200 g Erbsen
200 g grüne Bohnen
1 kleinen Blumenkohl
1 Stange Lauch
½ TL Pfeffer
2 TL Steinsalz
1 Chili
4 Nelken
Etwas Zitronensaft
Scharfer Paprika
Salz
Kresse zum Bestreuen

### Zubereitung
Zwiebeln in Ghee kurz anbraten, zerkleinertes Gemüse dazu geben und alles glasig dünsten. Wasser und die Gewürze Salz, Pfeffer, Chili, Nelken dazugeben und gar kochen. Zum Schluss Zitronensaft dazugeben und eventuell mit etwas scharfem Paprika nachwürzen. Im Teller mit Kresse bestreuen.

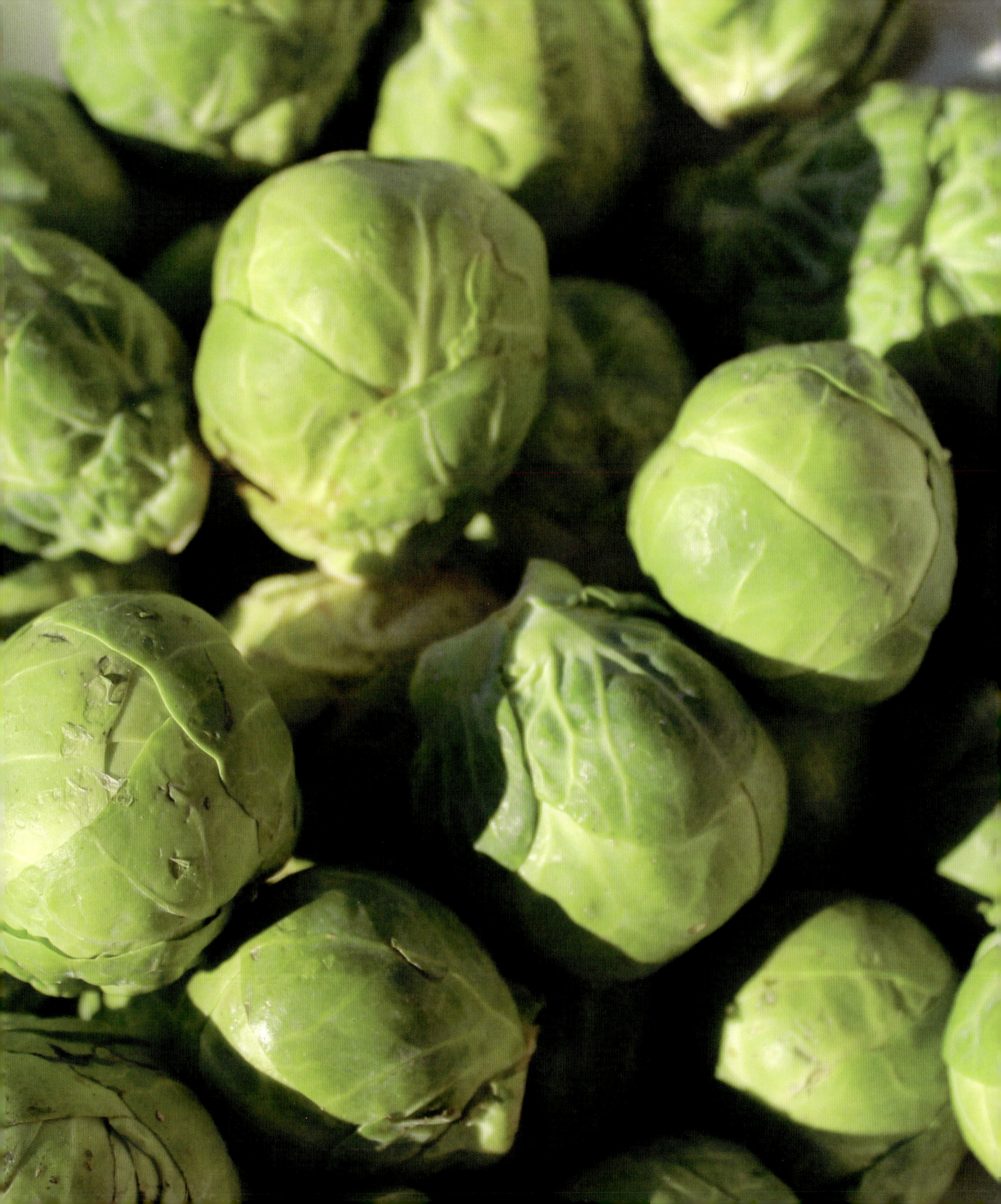

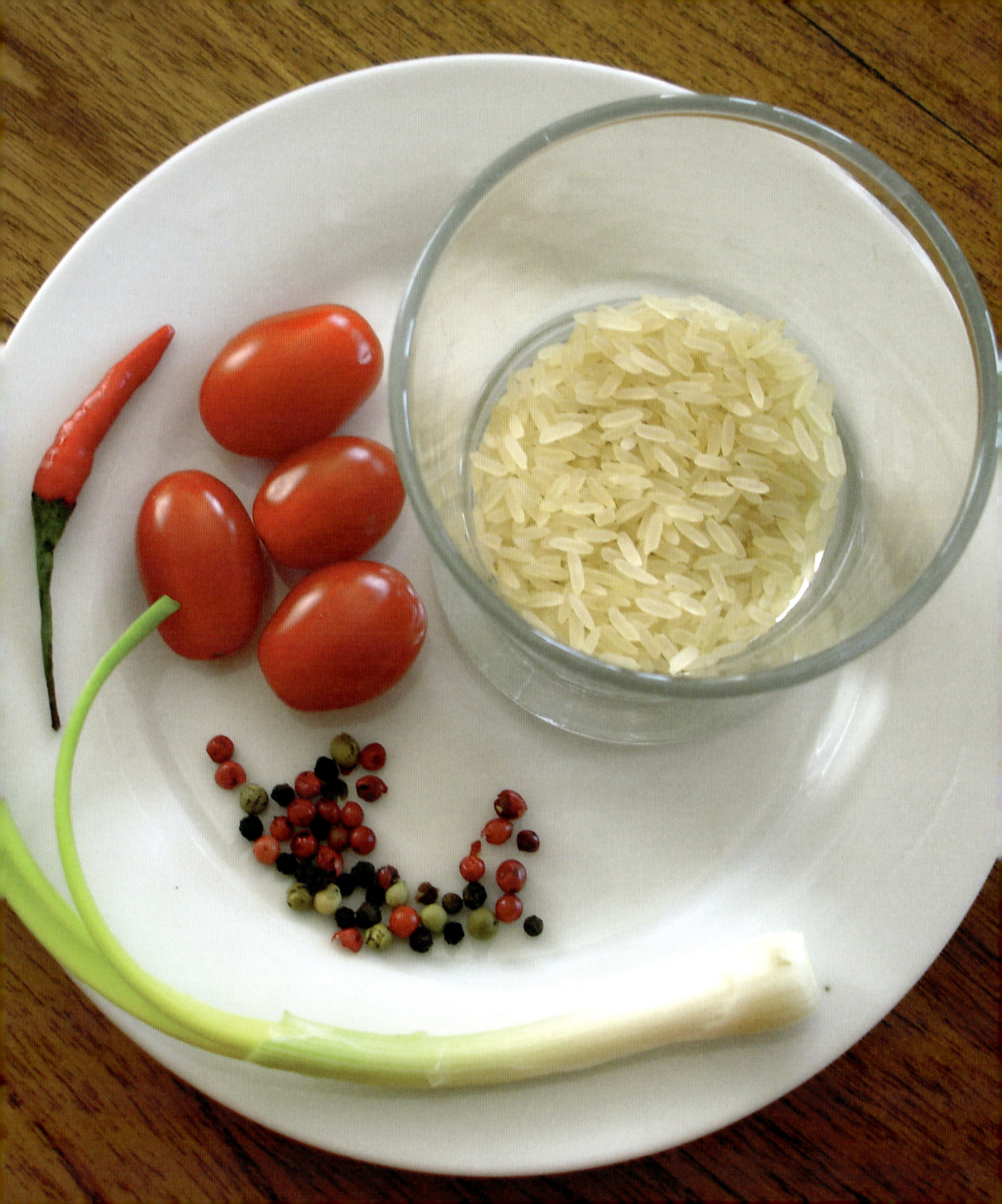

# Scharfe Tomatensuppe

## Zutaten

1 kg Tomaten
1 Bund Frühlingszwiebeln
1 kleiner Chili
4 Ingwer (2 cm)
1 - 2 TL Meersalz
¼ l Wasser
2 TL Honig
1 Prise Black Salt
1 Prise Zimt
1 Prise Muskat
2 EL Ghee
8 Pfefferkörner
8 EL saure Sahne
2 EL gerösteter Sesam
1 Tasse Reis

## Zubereitung

Die Tomaten waschen, einritzen, mit kochendem Wasser überbrühen, dann durch ein Sieb passieren. Die Zwiebel, Ingwer, Pfefferkörner und den halbierten Chili in Ghee leicht anbraten.
Nun die passierten Tomaten dazugeben und mit Salz, Honig, Zimt, Black Salt und Muskat mischen und 5 Minuten köcheln.
Mit etwas saurer Sahne servieren und mit geröstetem Sesam bestreuen.
Bei Bedarf gekochten Reis hinzufügen.

# Kürbis-Ingwer-Suppe

## Zutaten

1,5 kg Hokkaido-Kürbis
2 - 3 Zwiebeln
7 cm Ingwer
2 EL Ghee
½ TL gemahlene Nelken
½ TL gemahlenes Zimt
1,5 l Gemüsebrühe
Chili
Schwarzer Pfeffer
Steinsalz
Kürbiskerne
Kürbiskernöl
Sesam

## Zubereitung

Kleingeschnittene Zwiebeln und Ingwer in Ghee anbraten. Die Kürbisse vierteln, das Kerngehäuse ausschaben, in Würfel schneiden und ungeschält zu den Zwiebeln geben und ein paar Minuten zusammen dünsten. Gemüsebrühe und die Gewürze dazu geben und gar kochen.
Zum Schluss das Ganze pürieren, nochmals abschmecken und mit einem Tropfen Kürbiskern-Öl und leicht gerösteten Kürbiskernen oder Sesam servieren.

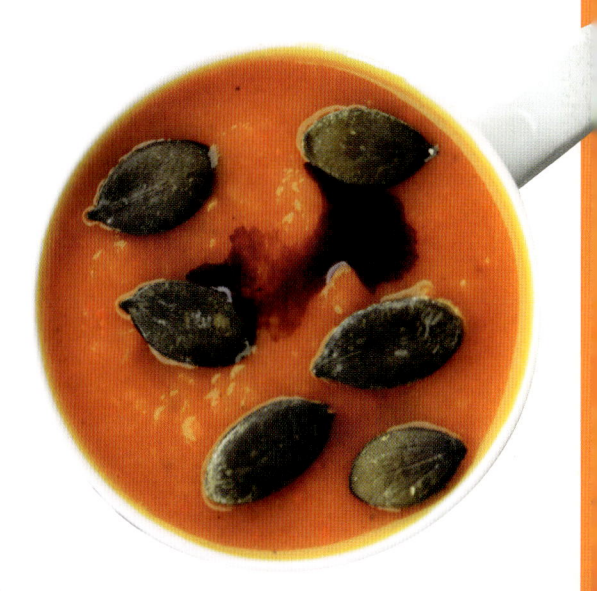

# Maronensuppe

### Zutaten
1 El Ghee
¼ Selleriekopf
1 Stange Lauch
500 g Kastanien (Maronen), gegart und geschält (oder aus der Vakuumpackung)
1 l Gemüsebrühe
1 Prise Zimt
1 TL Steinsalz,
½ TL Cayenne-Pfeffer
1 - 2 Schnapsglas Eierlikör
etwas Kresse

### Zubereitung
Den Lauch in feine Ringe und den Sellerie in kleine Würfel schneiden, in Ghee andünsten und die klein geschnittenen Kastanien zugeben. Brühe und Gewürze zugeben und ca. 15 Minuten kochen lassen. Die Suppe pürieren und abschmecken.
Mit gehackten Kastanien, Kresse und einem Schuss Eierlikör im Teller garnieren.

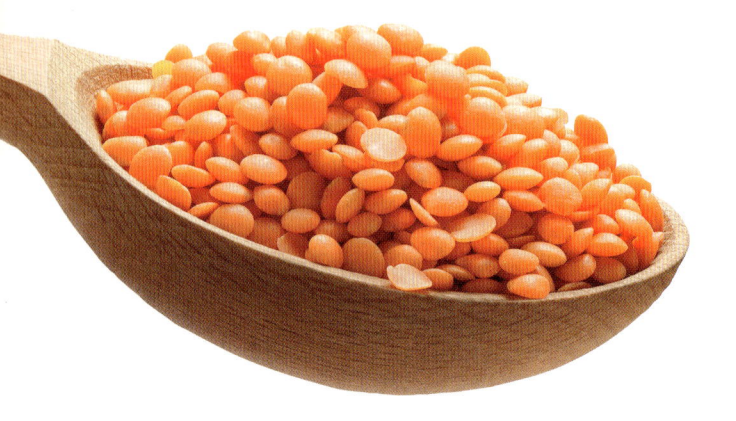

SCHLEIM

# Linsen-Kokosmilch-Suppe

### Zutaten
400 g rote Linsen
800 ml Gemüsebrühe
400 ml Kokosmilch
4 El Ghee
2 EL Miso
4 cm frischen Ingwer
2 Stangen geschnittenes Zitronengras
1 Bund Lauchzwiebeln
¼ - ½ TL Chili
1 TL Salz
½ TL weißer oder roter Pfeffer
1 Prise Kreuzkümmel
1 EL mittelscharfer Senf

Evtl. Cayenne-Pfeffer und Zitronensaft

### Zubereitung
In Ghee die Lauchzwiebeln und die roten Linsen langsam und vorsichtig leicht andünsten.
Dann Tomatenmark, Senf, Paprikapulver, Miso, Ingwer, Zitronengras, Pfeffer, Salz, Kreuzkümmel, Gemüsebrühe und Kokosmilch dazu geben und garen
Vor dem Servieren noch einmal abschmecken und evtl. mit Chili und Zitronensaft nachwürzen.

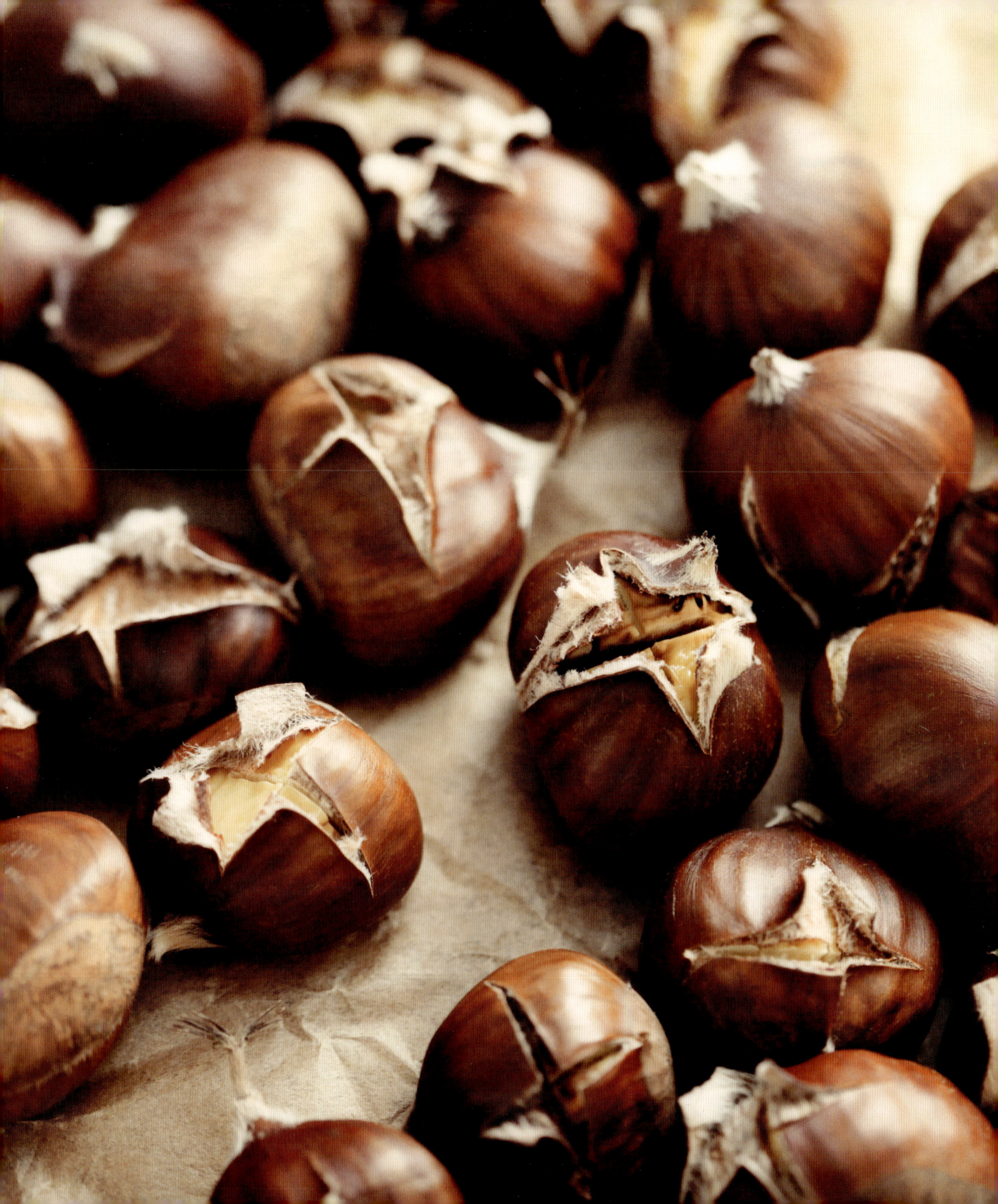

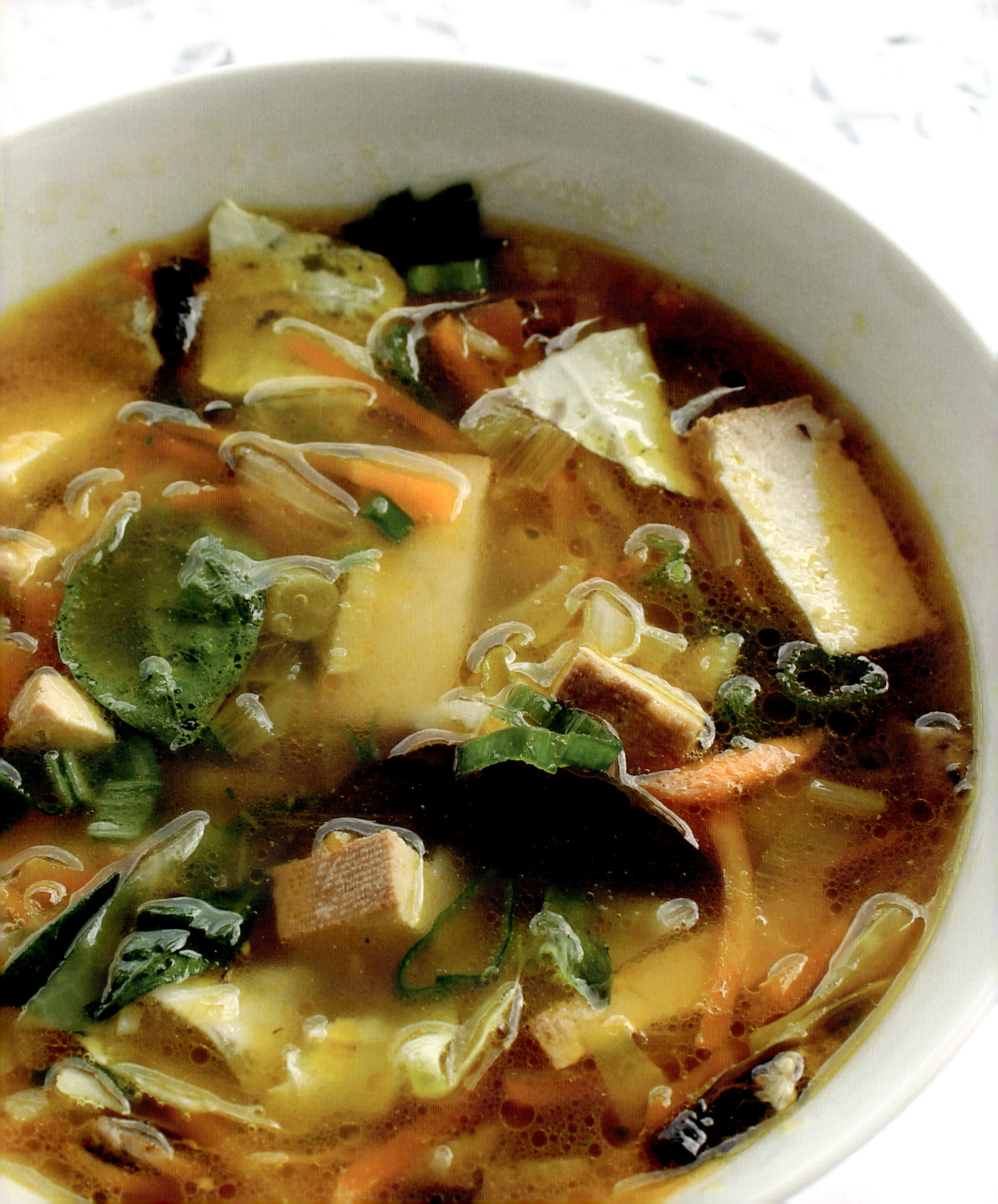

# Thailändische Reissuppe (Kao Tom)

## Zutaten

1 Tasse Reis
2 Tassen Wasser
Etwas Salz

1 EL Ghee
1 Bund Frühlingszwiebeln
(fein geschnitten)
50 g Weißkohl
1 – 2 Karotten
200 g Tofu (gewürfelt)
12 große Basilikumblätter
(grob geschnitten)
2 Stangen Zitronengras (fein gerädelt)
4 cm Ingwer
1,5 Liter Hühner-oder Gemüsebrühe
1 Ei
1 - 2 TL rote Currypaste nach Geschmack

4 EL Fischsoße
1 grüner Chili (geschnitten)
1 roter Chili (geschnitten)
Rohrzucker

## Zubereitung

Reis in Salzwasser kochen. Frühlingszwiebeln, Karottenstreifen, Tofu, Ingwer und Zitronengras in Ghee kurz anbraten. Den in Streifen geschnittenen Weißkohl und die Basilikumblätter dazugeben und kurz weiterbraten. Mit Hühner- oder Gemüsebrühe auffüllen, den Reis und die rote Currypaste dazu geben und kurz aufkochen. Nun das Ei einrühren und servieren.
Kleine Schälchen mit je 1 EL Fischsauce, Rohrzucker sowie eingelegten roten und grünen Chilistreifen zum individuellen Würzen am Tisch dazu reichen.

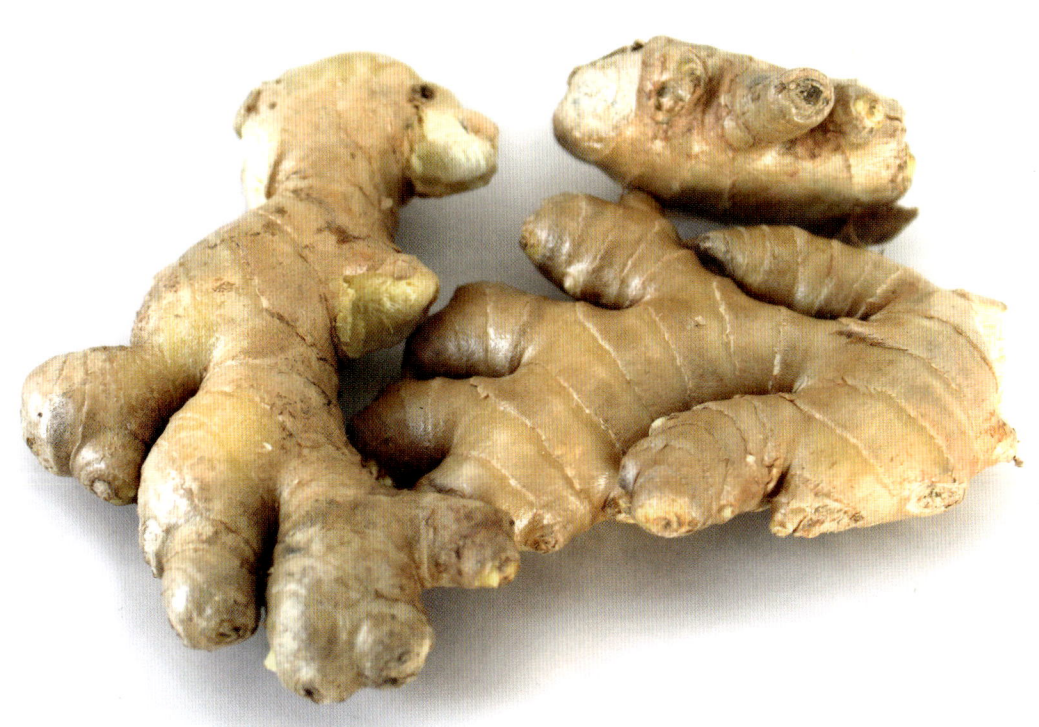

# SCHLEIM Hauptgerichte

## Lammcurry mit Dal

### Zutaten

600 g Lammkeule oder Lammschulter
2 EL Ghee
3 große Zwiebeln
4 cm Ingwer
200 g Cashewnüsse
200 - 400 ml Wasser
1 - 2 kleine Chilischoten

1 TL Koriander
½ TL Kreuzkümmel
½ TL Zimt
½ TL Kurkuma
½ TL Nelken
2 TL Rohrzucker
¼ TL Pfeffer
1 TL Salz
1 TL Tamarindenpaste

250 g rote Linsen
2 EL Ghee
Wasser
1 Zwiebel
1 kleine Dose geschälte Tomaten

1 TL Koriander
1 Chilischote
1 TL Kreuzkümmel
¼ TL Zimt
½ TL Paprika, edelsüß
¼ TL Schwarzer Pfeffer
1 TL Salz
1 TL Rohrzucker
1 TL Tamarindenpaste

1 Tasse Basmati Reis
5 Kardamon, ¼ TL Kurkuma
½ TL Salz
2 Tassen Wasser

### Zubereitung

Fleisch in kleine Würfel schneiden und mit feingeschnittenen Zwiebeln, Ingwer und Chili in Ghee gut anbraten. Dann Wasser, alle Gewürze und Tamarindensauce dazugeben und das Fleisch darin gar köcheln. Kurz vor Ende des Garvorgangs die Cashewnüsse dazu geben und eventuell nachwürzen. Es darf gerne scharf sein.

Für den Dal zuerst Koriander, feingeschnittenen Chili, Kreuzkümmel und Zimt in einer Pfanne trocken unter Rühren etwas anrösten. Die Gewürze danach kurz abkühlen und im Mörser zerkleinern.

Zwiebel und Ingwer fein hacken und in Ghee anbraten.

Dann die gewaschenen Linsen, die gerösteten Gewürze, Paprika, Pfeffer, Rohrzucker, Tomaten, Salz und Wasser hinzufügen und zugedeckt garen.

Den Reis mit Koriander, Salz und Kurkuma kochen.

Die fertigen Linsen mit den übrigen Gewürzen und der Tamarindenpaste abschmecken und mit dem fertigen Fleisch und dem Reis servieren.

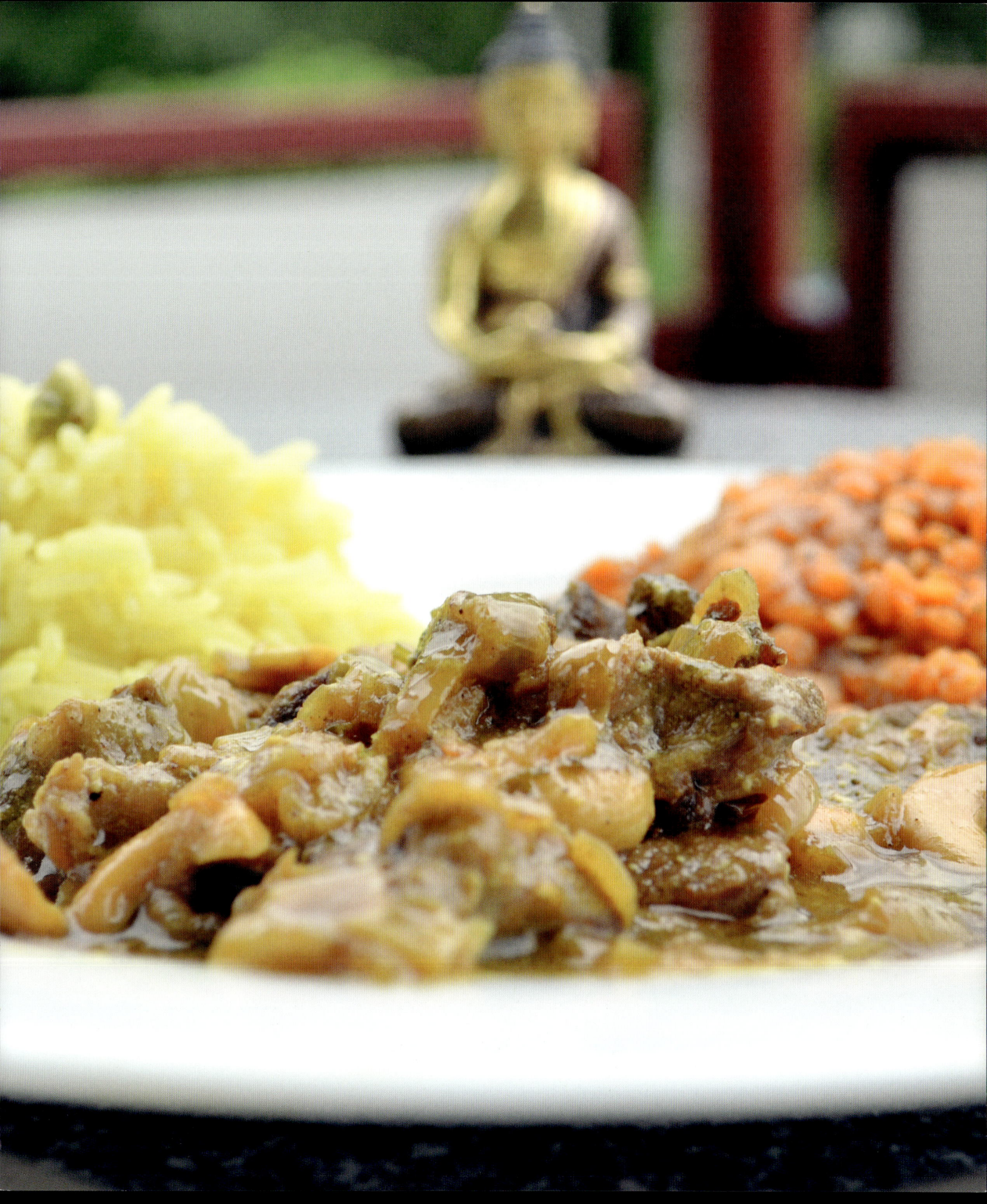

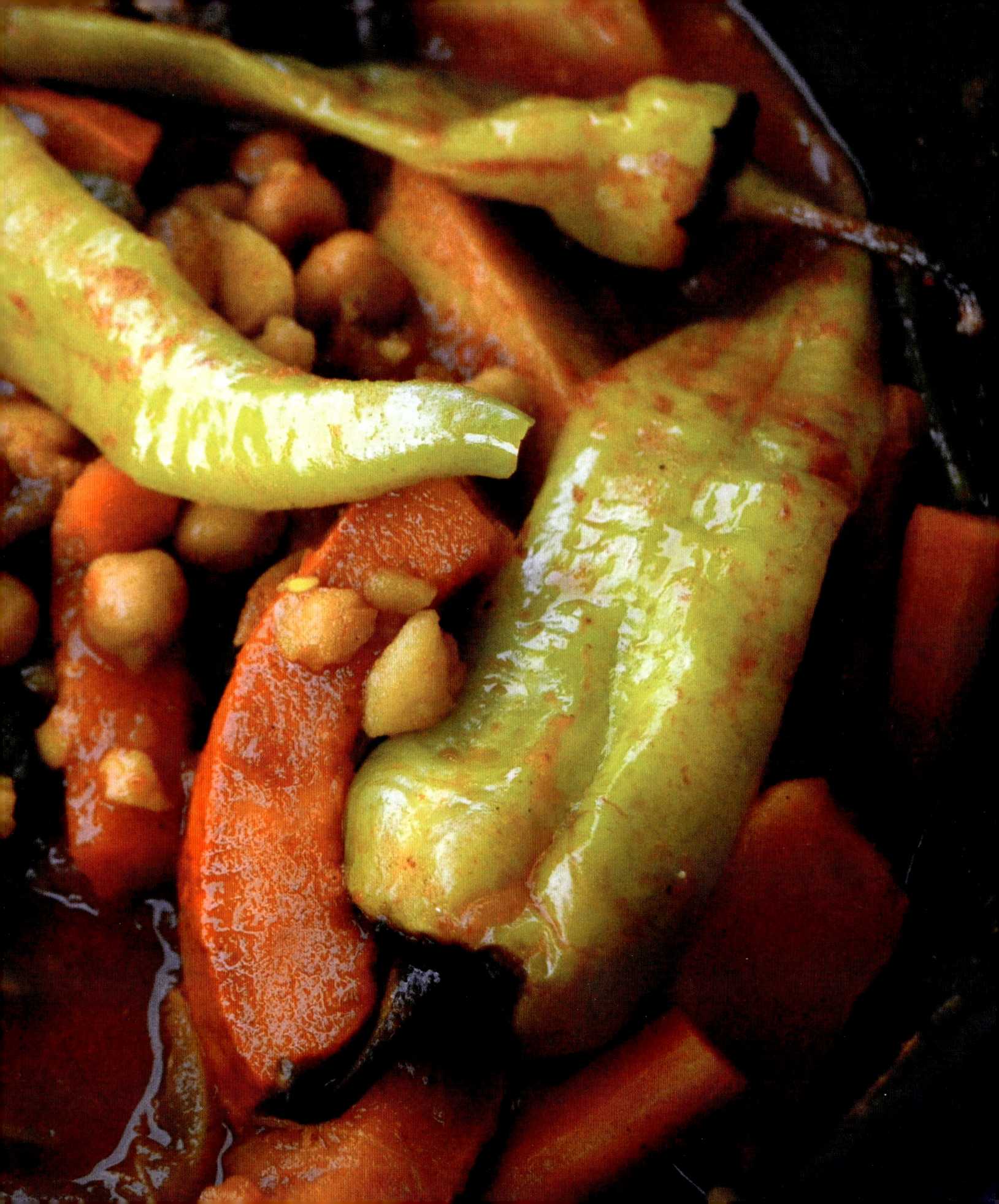

# Lamm mit Couscous

### Zutaten
600 - 800 g Lammkeule

10 Nelken
10 schwarze Pfefferkörner
2 TL Salz
10 bunte Pfefferkörner
1 kleine Dose Tomatenmark
1 l Wasser

4 Kartoffeln
6 Karotten
2 Petersilienwurzeln
300 g grüne Bohnen
100 g eingeweichte Kichererbsen
8 grüne Chilischoten
1 Hokkaido Kürbis

1 TL Zimt
2 TL Kurkuma
3 TL Kreuzkümmel
2 TL Koriander
1 TL Nelkenpulver
1 TL Kardamon
1 TL Cayennepfeffer
1 TL süßes Paprikapulver
1 TL Honig

300 g Couscous
1 EL Ghee
1 TL Salz
Etwas kochendes Wasser

### Zubereitung
Wasser mit Tomatenmark, Salz, Lorbeerblätter und Pfefferkörner aufkochen, das Lammfleisch dazu geben und weich köcheln.
Fleisch herausnehmen, vom Knochen lösen und beiseite stellen.
Gewürze, Honig, gewürfelte Petersilienwurzeln und Karotten, die Kichererbsen und die grünen Bohnen in die kochende Fleischbrühe geben und 10 Minuten kochen. Nun die geviertelten Kartoffeln und nach weiteren 5 Minuten den in Scheiben geschnittenen Hokkaido und die Chilischoten dazu geben. Das Ganze weich garen. Kurz vor Schluss das Fleisch dazugeben, um es zu erwärmen.
In der Zwischenzeit Couscous, Ghee und Salz in eine Schüssel geben, mit kochendem Wasser übergießen und ca. 5 Minuten quellen lassen, mit einer Gabel mehrmals umrühren und bei Bedarf heißes Wasser nachgießen.
Zum Anrichten den Couscous in eine kleine Schüssel geben, in einen Teller stürzen, das Fleisch und Gemüse dazu und darüber legen.

# K's Momos für Schleim

### Zutaten
500 g Mehl
180 ml Wasser
1 TL Salz

### Füllung:
500 g gehacktes Lammfleisch
2 Zwiebeln
5 cm Ingwer
1 Stange Lauch
1 TL Cayennepfeffer
1 EL Sherry
1 EL Ghee
¼ TL grüner Kardamon
1 TL Salz

### Dip 1:
50 ml Tamarindenpaste
1 EL Zitronensaft
¼ TL Chilipulver
2 EL Rohrzucker,
¼ TL Salz

### Dip 2:
1 große Zwiebel
1 EL Ghee
1 TL Currypulver
2 Chilischoten (entkernt und fein zerhackt)
1 EL Tomatenmark
1 TL Zitronensaft
¼ TL Salz
Honig zum Abschmecken

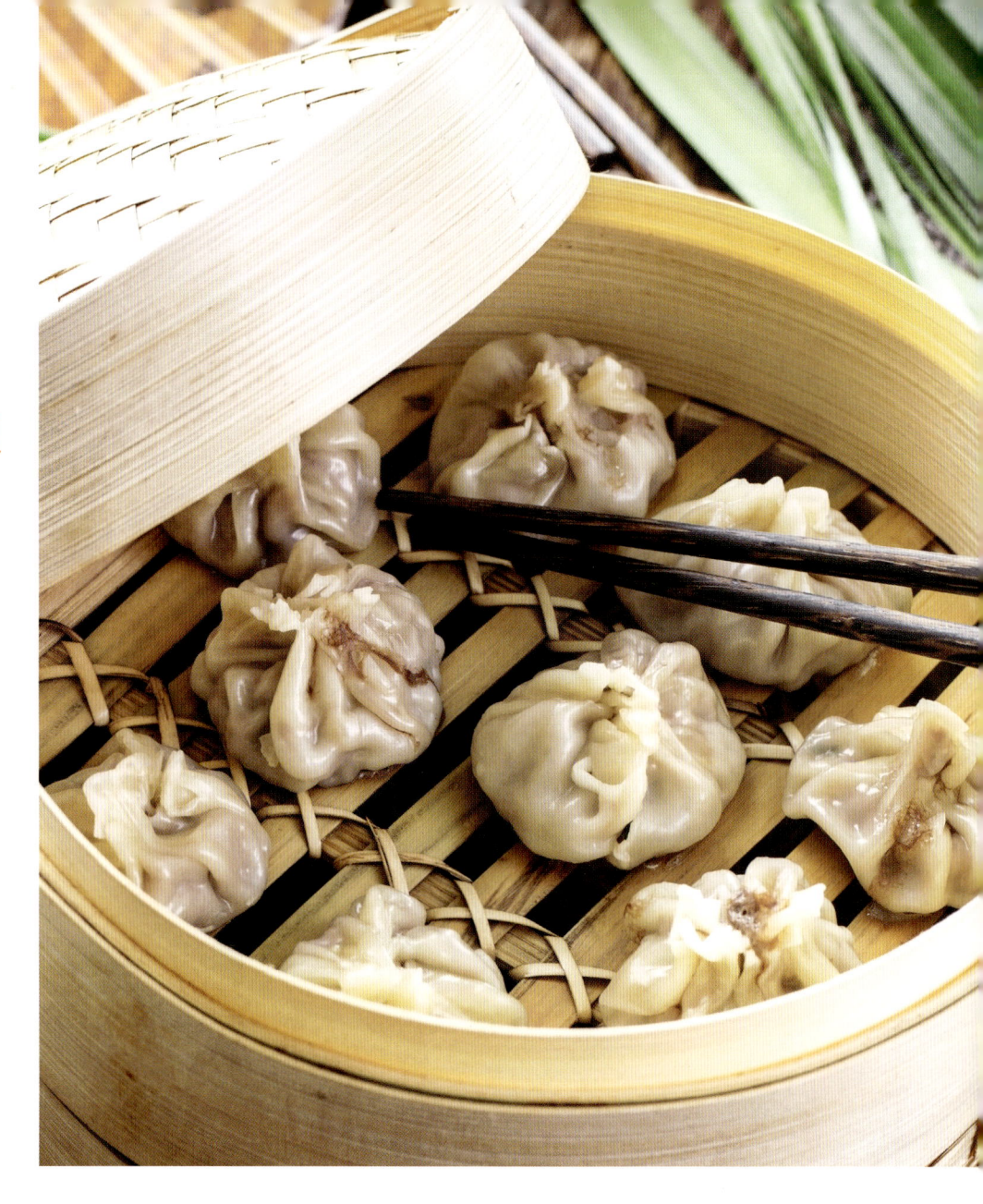

### Zubereitung
Das Mehl mit Salz und Wasser zu einem Teig kneten. Den Teig ca. 1 Stunde abgedeckt in einer Schüssel stehen lassen. Für die Füllung Zwiebeln ganz fein hacken und mit dem Lammfleisch kurz anbraten. Den feingeschnittenen Lauch und Ingwer etwas mitbraten. Nun mit den restlichen Zutaten vermischen. Dann den Teig in kleine Portionen teilen und diese auf einem Backbrett sehr dünn ausrollen. Ca. 9 cm große Kreise mit einem Glas aus dem ausgerollten Teig ausstechen und je 1 Esslöffel der Füllung in die Mitte des Teiges geben. Den Teigrand über der Füllung zusammennehmen und durch Drehung verschließen. Dann in Wasserdampf garen.
Für den Dip 1 alle Zutaten gut vermischen. Für den Dip 2 die Zwiebel in Ghee anbraten und mit den restlichen Zutaten leicht köcheln lassen. Dann die Momos mit den Dips warm essen.

# Karibisches Calypso-Chicken in Rosinen-Limonenmarinade

### Zutaten
4 Hühnerbrüste

**Marinade:**
2 Limonen oder 5 EL Limonensaft
1 Zitrone oder 4 EL Zitronensaft
100 ml Zitronenlikör
75 g Rosinen
2 TL Worcestersauce
6 cm Ingwer
200 g Ananas
15 Mandeln
½ TL Zimt
1 TL Meersalz

3 EL Ghee
2 Bund Frühlingszwiebeln
1 Tasse Reis
Safran
5 Kardamon

1 rote Peperoni zum Garnieren und Nachwürzen

### Zubereitung
Zuerst die Hühnerbrust in Limonensaft, Zitronensaft, Zitronenlikör und Rosinen (mindestens 1 - 12 Stunden) marinieren. Dann die Hühnerbrust abtupfen und mit Ghee und Frühlingszwiebeln scharf anbraten.
Danach die Hühnerbrust mit der Marinade, Ananas, Worcestersauce, Ingwer, Zimt, Meersalz und Mandeln in einem Römertopf oder Bräter für 30 - 45 Minuten backen.
Nun noch den Reis mit 2 Tassen Wasser, Safran und Kardamon kochen. Alles zusammen heiß servieren und mit der roten Peperoni garnieren; es darf scharf gegessen werden.

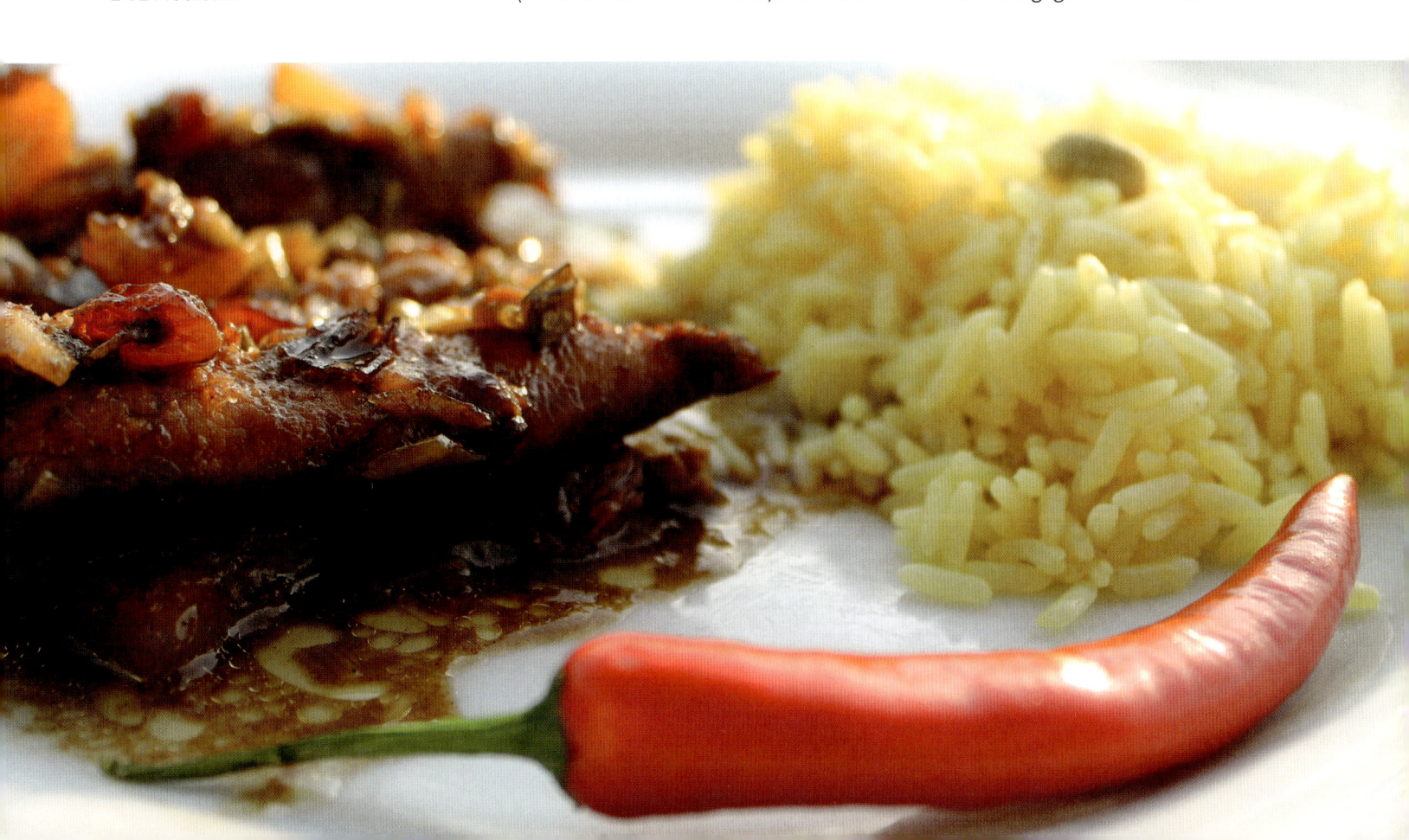

# Putenbrust in Erdnuss-Sauce mit Lauchgemüse

## Zutaten
600 - 800 g Putenbrust

**Marinade:**
½ Bund Petersilie
1/2 Bund Liebstöckel
1 rote gehackte Chili
4 EL Rotwein
2 EL Fischsoße
1 Prise Muskat
½ TL Nelke
1 EL Honig
1 TL Senf

**Sauce:**
3 EL Erdnussbutter
400 ml Kokosmilch
5 EL Erdnüsse
3 EL Ghee
3 Lauchstangen
1 Zwiebel
1 EL Ghee
1 EL Salz
1 EL Wasser
1 EL Schnittlauch frisch
3 TL Sonnenblumenkerne

1 Tasse Basmati Reis oder Dinkelreis
2 Tassen Wasser
1 TL Salz

## Zubereitung
Alle Zutaten für die Marinade im Mixer zerkleinern und gewürfelte Putenbrust darin 1 – 12 Stunden einlegen.
Das Fleisch herausnehmen, abtropfen lassen und dann in Ghee anbraten. Die Marinade, die Kokosmilch, die Erdnussbutter und die Erdnüsse dazugeben und alles kurz etwas einkochen lassen. Nochmals abschmecken.
Für das Gemüse die gehackten Zwiebeln leicht anbraten, den geschnittenen Lauch zugeben, etwas salzen und garen. Bei Bedarf 1 Esslöffel Wasser einrühren. Mit Schnittlauchröllchen und gerösteten Sonnenblumenkerne bestreuen und mit Reis servieren.

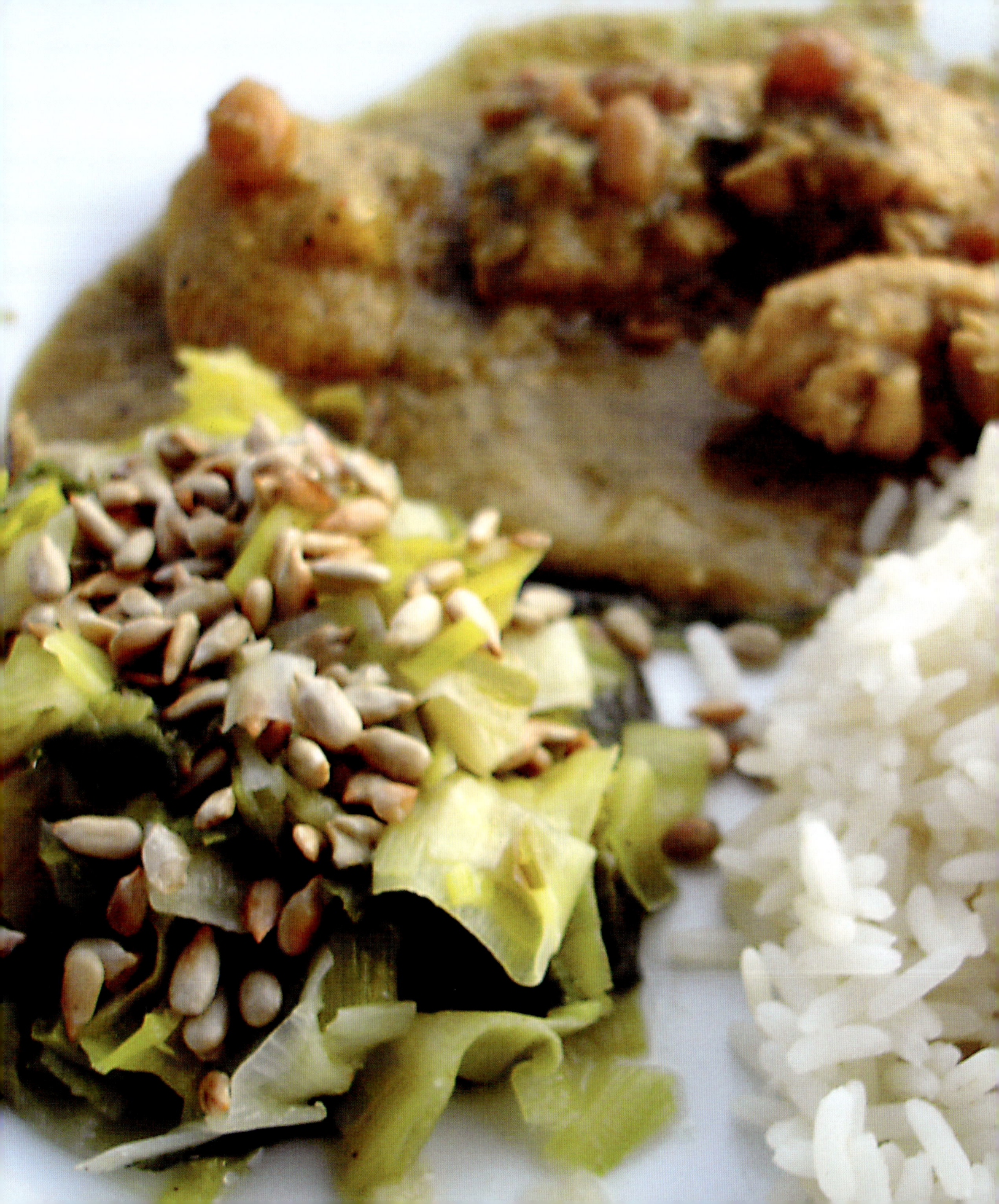

# Hühnerbrust in Schokoladensoße

## Zutaten

4 Hühnerbrüste
Salz und Pfeffer
1 EL Ghee

4 Chilischoten
75 g geschälte Mandeln
75 g Erdnüsse
150 g zartbittere Schokolade
50 g Rosinen
2 EL Sesam
½ TL Zimt
¼ TL Nelken
100 g gehackte Tomaten
1 EL Ghee
400 ml Hühnerbrühe

½ TL Salz, ½ TL Pfeffer
1 TL Rohrzucker

400 g Chilibohnen
Mais-Tortillas oder Reis

## Zubereitung

Für das mexikanische "Pollo con Mole Poblano" die Hühnerbrust mit Salz und Pfeffer würzen und in einer Pfanne mit Ghee zuerst scharf anbraten, wenden und dann gar braten. Die Chilischoten waschen und zusammen im Mixer mit den Mandeln, Erdnüssen, Sesam, Rosinen, Nelkenpulver, Zimt und Tomaten pürieren.

Danach Ghee in einer Pfanne erhitzen und die pürierte Masse hinzufügen und ungefähr 5 Minuten unter ständigem Rühren leicht köcheln. Dann die Hühnerbrühe hinzufügen, geschmolzene Schokolade unterrühren und mit Salz, Pfeffer und Rohrzucker abschmecken. Alles ca. 5 Minuten leicht köcheln lassen und gelegentlich umrühren. Die Soße sollte eine cremige Konsistenz bekommen. Die fertigen Chilibohnen erhitzen. Tortillas in einer Pfanne leicht backen.
Nun das Fleisch, die Tortillas und die Bohnen anrichten und mit reichlich Mole Poblano übergießen.

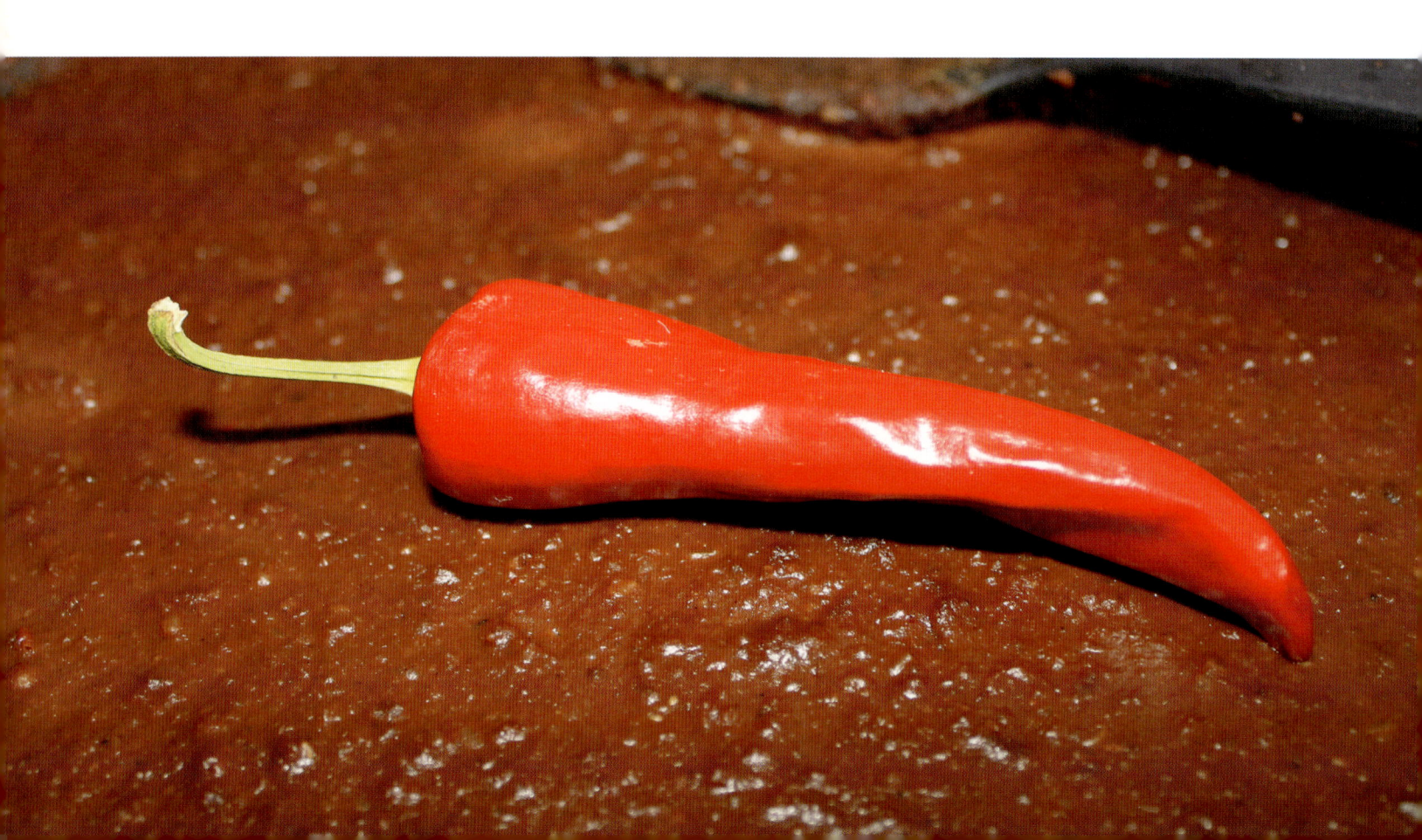

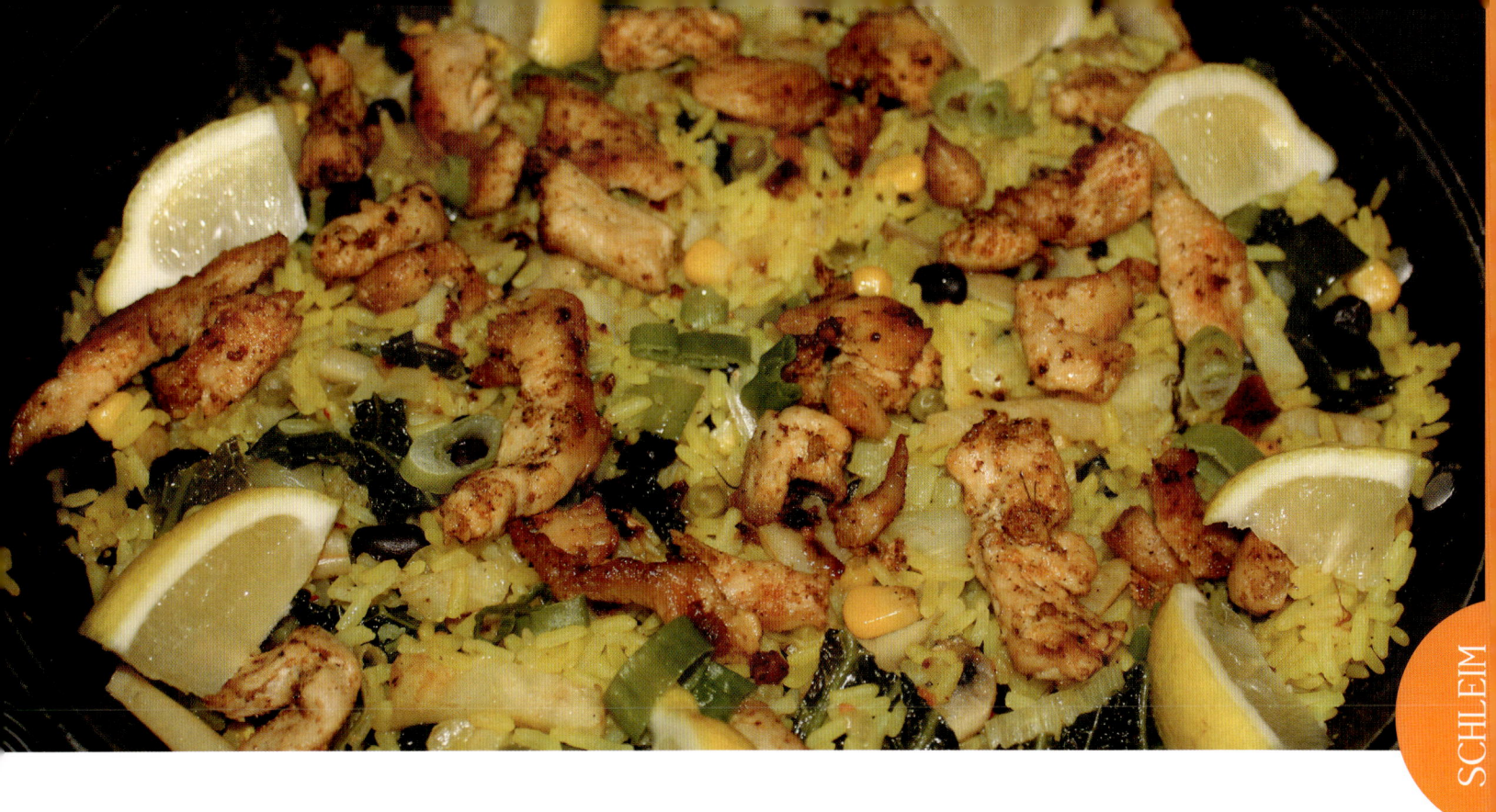

# Paella Valenciana

### Zutaten

300 g Langkornreis
600 g Huhn (evtl. auch Kaninchen oder Fisch)
Salz, Pfeffer, scharfer Paprika

2 EL Ghee
1 - 2 Chilischoten
2 - 3 Zwiebeln

4 - 6 Tassen Hühnerbrühe
1 TL Safran
1 TL Salz
1 TL Pfeffer
1 TL scharfes Paprikapulver
1 Fenchelknolle geschnitten
½ Wirsing gewürfelt
¼ fein geraspelter Sellerie
70 g grüne Bohnen
70 g gelbe Bohnen
70 g Chilibohnen
70 g Erbsen
70 g Mais
2 Tassen Reis

1 - 2 Frühlingszwiebel
1 - 2 Zitronen

### Zubereitung

Das geschnittene Fleisch mit Salz, Pfeffer und scharfem Paprika würzen und in Ghee scharf anbraten.
Dann das Fleisch herausnehmen und beiseite stellen.
Die kleingeschnittenen Zwiebeln und Chilischoten in einer großen Pfanne glasig braten. Die Hühnerbrühe, die Gewürze und den Safran dazu geben und kurz aufkochen. Nun das klein geschnittene Gemüse wie Fenchel, Wirsing, Sellerie und die Bohnen, Erbsen, Mais und den Reis in die Pfanne geben. Alles gut mischen.
Es muss nun so viel Flüssigkeit in der Pfanne sein, dass alles gut bedeckt ist. Gemüse und Reis zusammen ca. 20 -30 Minuten köcheln. Wenn die Flüssigkeit nicht ausreicht, Wasser dazugeben. Es darf nicht mehr umgerührt werden. Kurz vor dem Ende des Garvorgangs das fertige Fleisch darüber legen.
Mit kleingeschnittener Frühlingszwiebel und den Zitronenvierteln garnieren. Die Zitrone im Teller über die Paella träufeln.

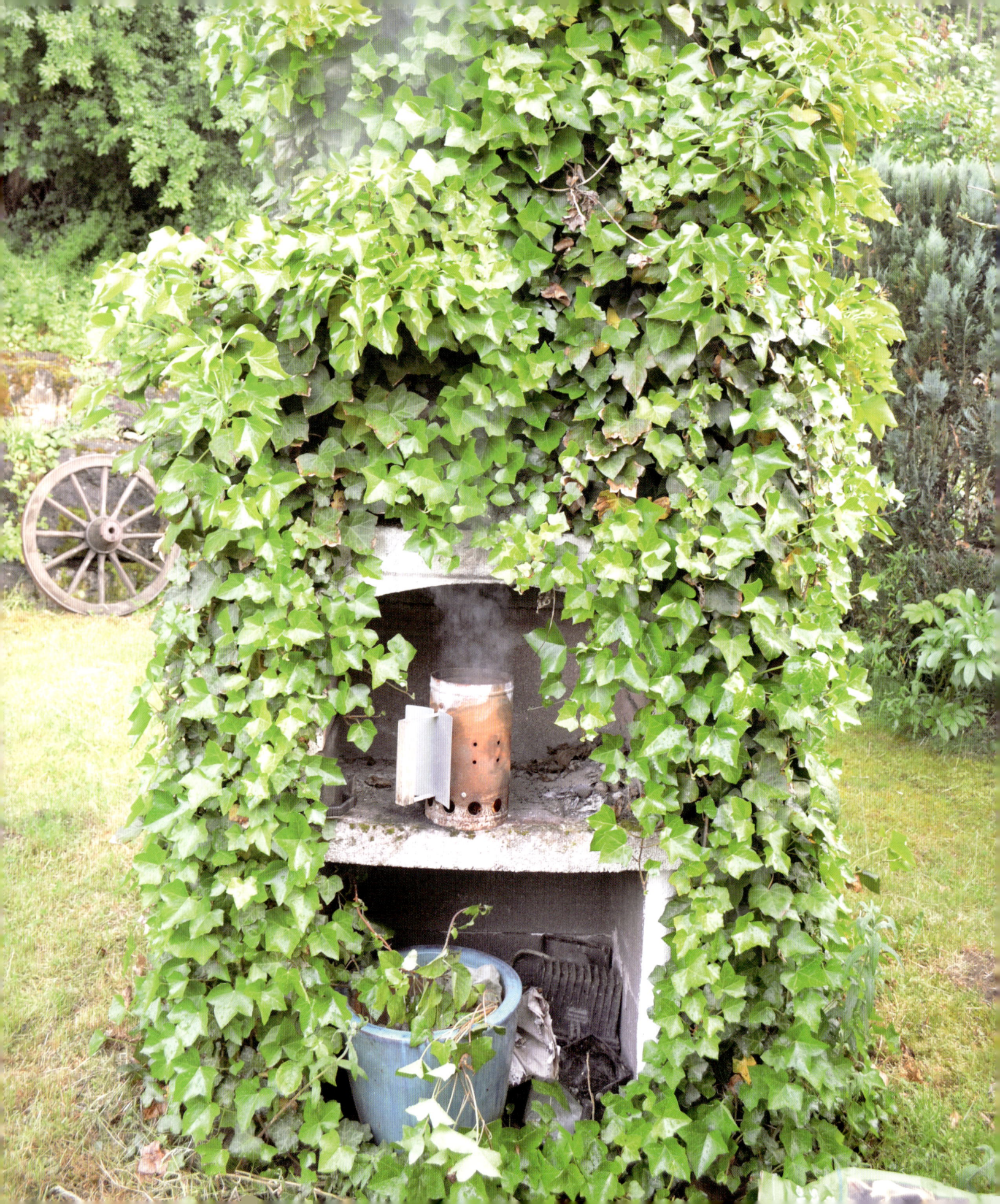

# Hühnchen-Gemüse-Spieße

### Zutaten
600 - 800 g Hühnerbrust

**Marinade:**
1 cm Galgant
1 EL Zitronenmelisse
1 Zwiebel
2 Chilischoten
1 TL Salz
3 TL Tamarinde
1 EL Worcestercauce
4 TL Honig
200 ml Mineralwasser

Zucchini
Champignons
Zwiebel
Scharfer Paprika
Aprikose
Kochbanane mit Honig

**Stockbrot:**
450 g Mehl
50 g Butter,
2 TL Backpulver
½ TL Salz
0,125 l Milch

### Zubereitung
Hühnerbrust in 3 cm große Würfel schneiden.
Kleingeschnittene Zwiebel zusammen mit Galgant, Zitronenmelisse, Tamarinde, Chilischoten, Salz, Worcestersauce, Honig und Mineralwasser zu einer Marinade pürieren.
Die Hühnerbrust darin 1 - 12 Stunden einlegen. Mit dem in Stücke geschnittenen Gemüse abwechselnd aufspießen und grillen bzw. anbraten. Den Stockbrot-Teig aus den Zutaten mischen und am Feuer auf einem Stock backen.

# Linsen mit Dinkelspätzle und Putensaiten

### Zutaten
300 g Linsen (z. B. braune Linsen von der Alb)
2 Zwiebeln
200 g Speckwürfel
1 Bund Suppengrün (Lauch, Karotte, Petersilienwurzel, Sellerie)
1 TL süßes Paprikapulver
1 EL Ghee
1 TL Salz
½ TL Pfeffer
1 - 2 EL Essig

4 Paar Putensaiten
Senf

400 g Dinkelmehl
4 Eier
1 TL Salz, 75 - 100 ml Wasser

### Zubereitung
Fein geschnittene Zwiebeln sowie klein gewürfeltes Suppengrün und Speck in Ghee anbraten.
Linsen mit 1 ½ l Wasser ungewürzt weichkochen.
Die fertigen Linsen zum Gemüse und Speck geben und mit Salz, Paprikapulver, Pfeffer und Essig würzen.
Die Putensaiten in heißem Wasser erwärmen.
Für die Spätzle Dinkelmehl, Eier, Salz und Wasser zu einem Teig verrühren. Den Teig durch eine Spätzlepresse in einen großen Topf mit kochendem Salzwasser drücken. Die Spätzle sind fertig, wenn sie im Topf oben schwimmen. Nun werden sie mit einem Schaumlöffel abgeschöpft.
Alles zusammen servieren. Für die Saiten Senf bereitstellen.

# Wildschwein mit Serviettenknödel, Pilze und Fenchel

### Zutaten

600 – 800 g Wildschwein
Marinade:
100 ml Mineralwasser
8 Wacholderbeeren
¼ l Rotwein
2 Petersilienwurzeln
1 Zwiebel
8 eingelegte Pfirsichhälften
1 rote Chili
1 TL Nelke
1 TL Zimt
1 TL Salz
1 TL Pfeffer
1 EL Honig
2 EL Senf

**Serviettenknödel**
8 – 10 alte Brötchen
Wasser
2 - 3 Eier
1 TL Salz
1 EL Petersilie
100 g Dinkelmehl
Etwas Wasser

4 Knollen Fenchel
Salz
Wasser

400 g Champignons
3 EL Petersilie
1 EL Sesamöl
Salz und Pfeffer
Preiselbeeren

### Zubereitung

Das Fleisch waschen, in Würfel schneiden, die Zutaten der Marinade pürieren und das Fleisch 1 – 12 Stunden darin einlegen.
Das Fleisch mit der Marinade in einem Topf oder im Ofen weich garen. Gegebenenfalls noch mal abschmecken.
Die Brötchen kurz in Wasser einweichen, gut ausdrücken und in eine Schüssel geben. Eier, Salz, Petersilie und etwas Mehl dazugeben und einen Teig kneten. Bei Bedarf Mehl und Wasser zusätzlich einrühren.
Ca. 8 cm lange und 5 cm breite Rollen daraus formen, diese zuerst mit Frischhaltefolie und darüber Alufolie umwickeln und in kochendes Salzwasser legen und ca. 30 Minuten ziehen lassen. Aus dem Wasser nehmen, die Folie entfernen und warmstellen.
Den Fenchel säubern, halbieren und in etwas Salzwasser garen.
Champignons schneiden, mit der gehackten Petersilie und etwas Salz in Sesamöl kurz anbraten. Vor dem Servieren etwas Pfeffer darüber streuen.
Die Serviettenknödel in Scheiben schneiden. Das Fleisch mit je 2 - 3 Scheiben Knödel, ½ Fenchelknolle, 2 Esslöffel Champignons und 1 Esslöffel Preiselbeeren auf vorgewärmten Tellern anrichten und servieren.

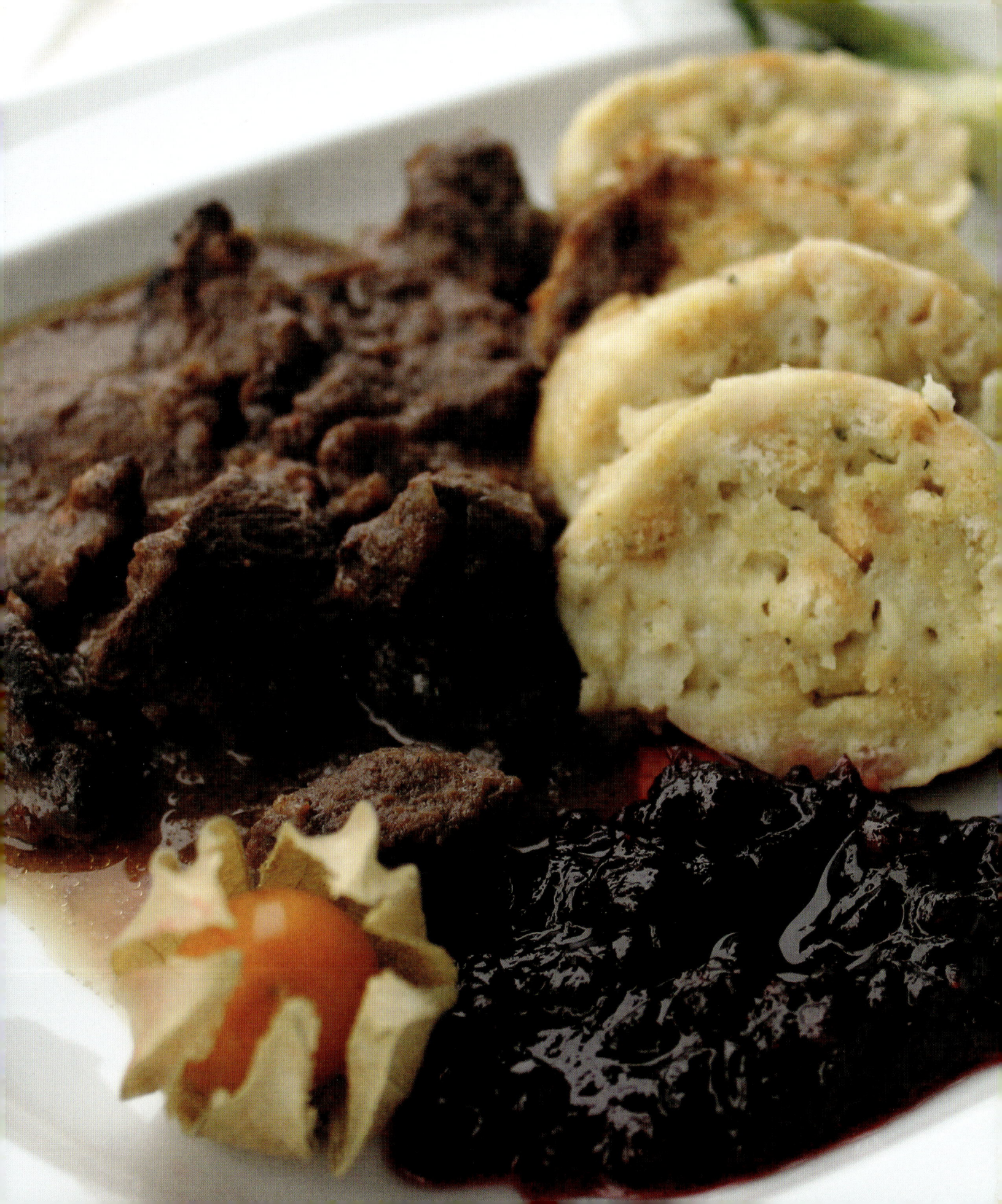

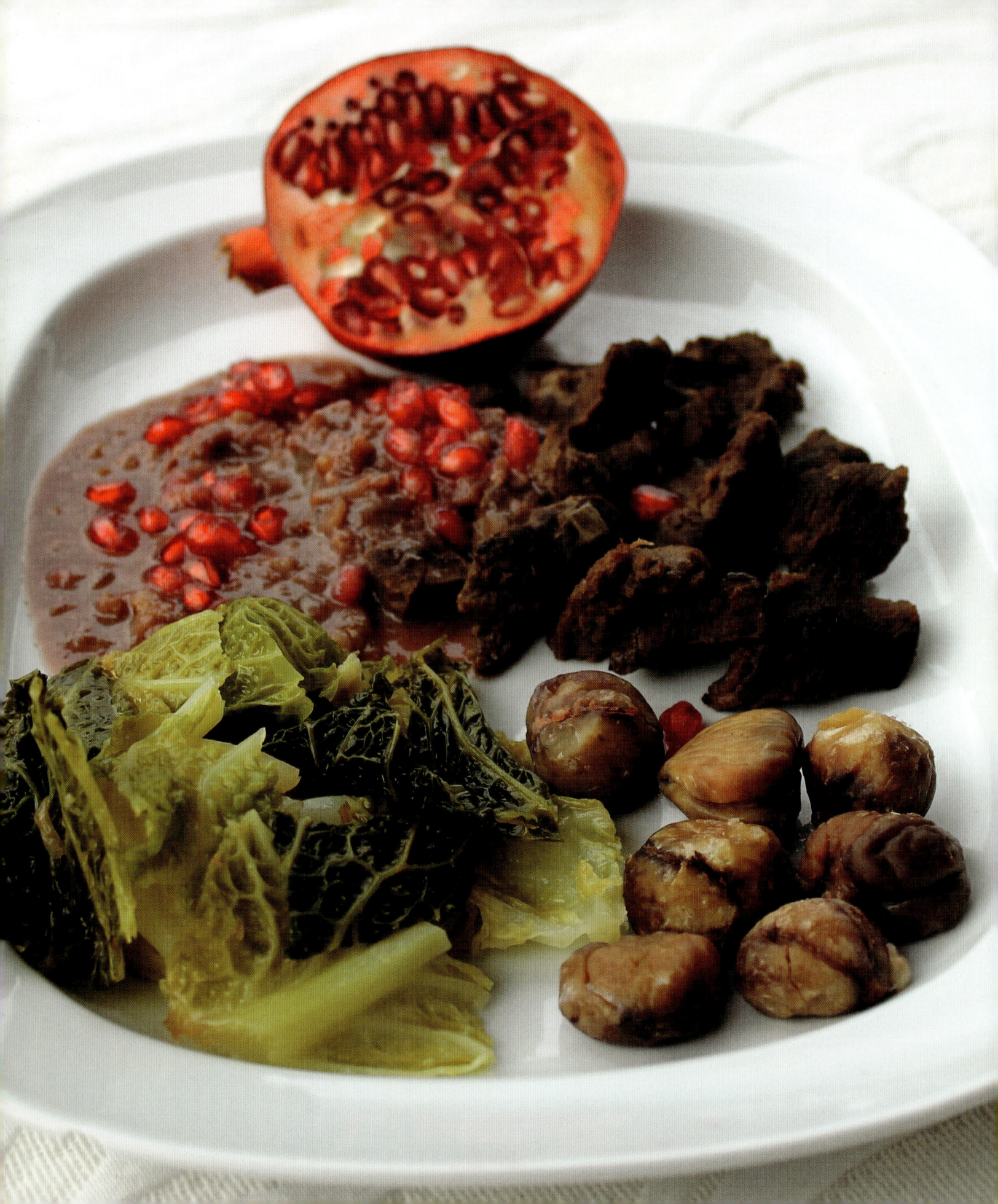

# Hirschgulasch mit Maronen, Wirsing und Granatapfelsoße

### Zutaten
**600 g Hirschgulasch**

**Marinade:**
100 ml Mineralwasser
8 Wacholderbeeren
¼ l Rotwein
1 Petersilienwurzel
1/8 Sellerie
½ Lauch
¼ TL Nelke
¼ TL Zimt
1 TL Salz
¼ TL Pfeffer
1 EL Meerrettich

2 EL Ghee
600 g Zwiebel (halbierte Ringe)

1 Wirsing
1 TL Salz
etwas Wasser

**Granatapfelsoße:**
2 Granatäpfel
250 ml Granatapfelsaft frisch, ersatzweise auch 60 ml Granatapfelsirup mit 190ml Wasser mischen
2 EL Zitronensaft
2 EL Honig
1 TL Zimt
150 g Walnüsse gehackt

500 g Kastanien (Maronen), geschält und gegart (oder aus der Vakuumpackung)

### Zubereitung
Zutaten für die Marinade im Mixer zerkleinern, das in Würfel geschnittene Fleisch 1 – 12 Stunden darin marinieren. Das Fleisch herausnehmen und abtropfen lassen. Zuerst das Fleisch, dann die Zwiebelringe in Ghee anbraten, die Marinade dazubegen und so lange garen, bis das Fleisch weich ist. Kurz vor Ende der Kochzeit nochmals abschmecken.
Den Wirsing in mundgerechte Stücke schneiden und mit etwas Wasser und Salz gar dämpfen.
Für die Soße Granatapfel- und Zitronensaft, Zimt, Honig, Granatapfelkerne und gehackte Walnüsse zusammen kurz aufköcheln.
Maronen schälen und in etwas Wasser garen.
Das Hirschgulasch auf Tellern anrichten, Maronen, Wirsing und Granatapfelsoße dazu geben und sofort servieren.

# Gefüllte Pfannkuchen mit Mungosprossen

### Zutaten
400 g Reismehl
3 Eier
1 Tasse Reismilch
Prise Salz
2 - 4 EL Ghee
200 g Mungosprossen

Füllung:
200 g Pilze
200 g Speckwürfel
1 Bund Frühlingszwiebel
150 g Schafskäse
1 TL scharfer Paprika

### Zubereitung
Mehl, Eier, Milch und Salz zu einem Teig mischen. Jeweils eine Kelle Teig in einer erhitzten Pfanne mit Ghee erst von einer Seite backen.
Kleingehackte Frühlingszwiebeln und den Speck kurz in einer Pfanne anbraten, geschnittene Pilze dazu geben und mit scharfem Paprika würzen.
Dann den Pfannkuchen wenden und mit Käsestreifen, Pilzen, Speck und Zwiebelgemisch belegen und fertig backen.
Zum Schluß den Pfannkuchen zusammenklappen und mit den Mungosprossen servieren.

# Hasenrücken mit Spätzle und Preiselbeeren

### Zutaten
1 Hasenrücken (800 g)
2 EL Ghee
Bunter Pfeffer
Salz
Chilipulver
Piment
Senf
100 g gewürfelter Speck
¼ l Rotwein
¼ l Wasser
2 Zwiebeln
¼ Sellerie
8 Wacholderbeeren
1 TL Honig
1 Glas Preiselbeeren
400 g Dinkelmehl
4 Eier
1 TL Salz
75 - 100 ml Wasser

### Zubereitung
Hasenrücken mit Salz, buntem Pfeffer, Chilipulver, Piment würzen und mit Senf bestreichen.
Zwiebeln, Sellerie und Speck klein schneiden und zusammen mit dem Hasenrücken, Wacholderbeeren, Rotwein und Wasser in einen Bräter geben und bei 180 Grad ca. 60 Minuten bedeckt garen, bis das Fleisch weich ist. Fleisch entnehmen, die Marinade abschmecken und pürieren. Fertig ist die Soße! Für die Spätzle Dinkelmehl, Eier, Salz und Wasser zu einem Teig verrühren. Den Teig durch eine Spätzlepresse in einen großen Topf mit kochendem Salzwasser drücken. Die Spätzle sind fertig, wenn sie im Topf oben schwimmen. Nun werden sie mit einem Schaumlöffel abgeschöpft.
Den Hasenrücken mit Spätzle, der Sauce und den Preiselbeeren servieren.

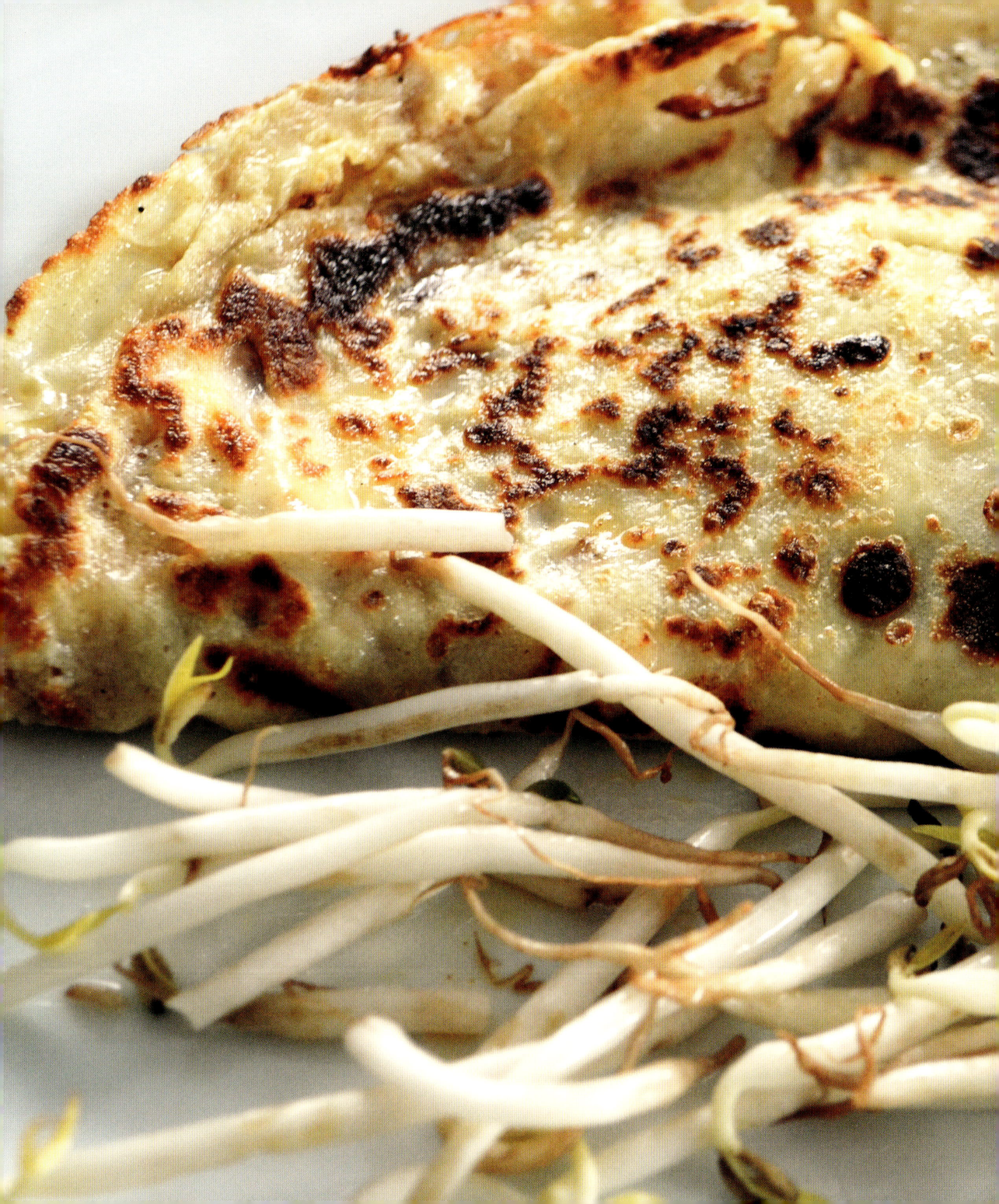

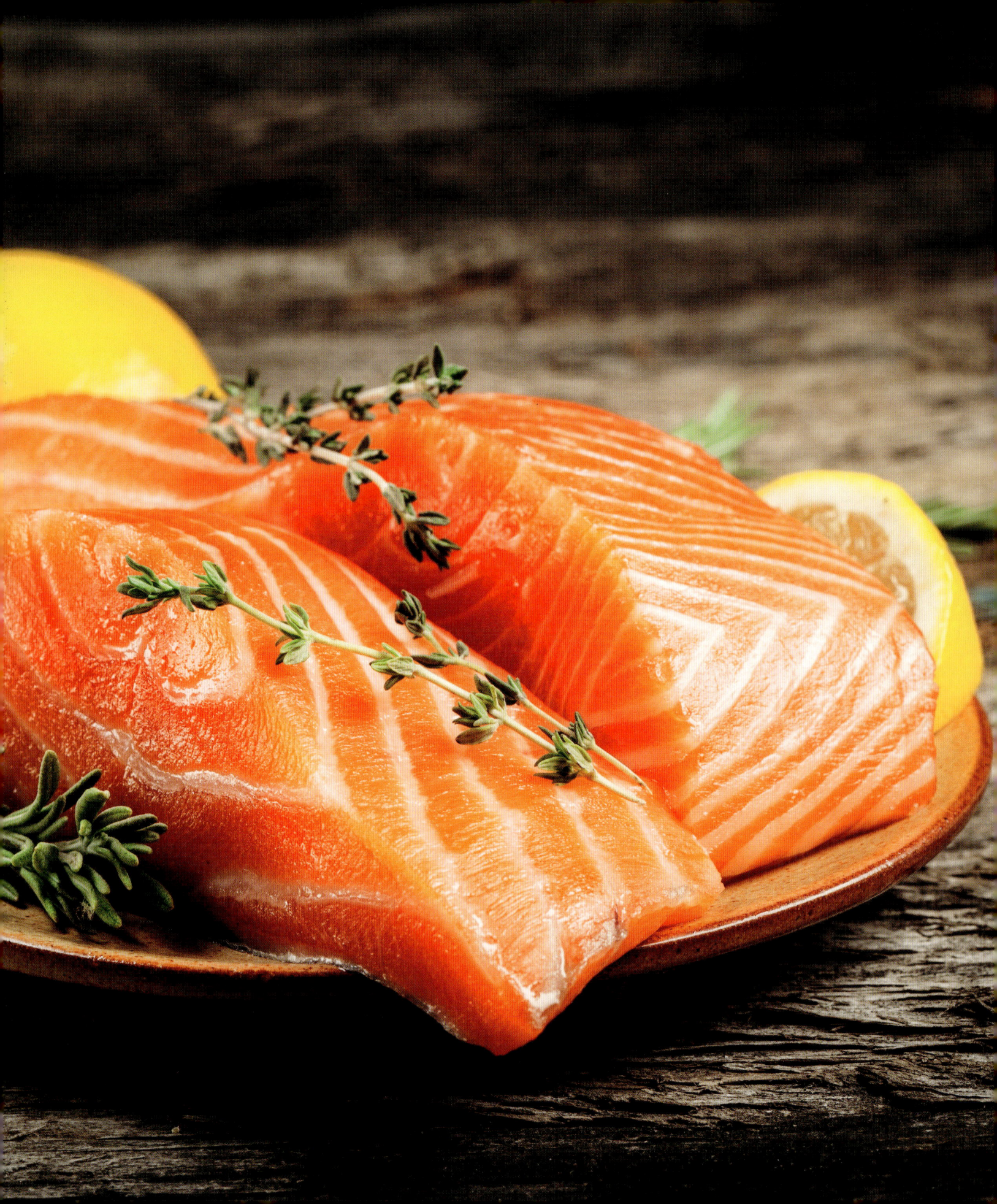

# Lachsgratin mit Dinkelbandnudeln, Zitronenreis und Meerrettichsoße

## Zutaten

**4 Portionen oder 600 - 800 g Lachs**
**1 Zitrone (Saft und Schale)**
**2 Lauchzwiebeln**
**Pfeffer, Salz**

**1 Becher Frischkäse**

**1 Glas Sahnemeerrettich**
**1 TL Gemüsebrühe in 100 ml Wasser**
**Salz, Pfeffer**

**Dinkelbandnudeln**
**1 Tasse Reis**
**2 Tassen Wasser**
**Zitronen-Schale von 2 Zitronen**
**1 EL Ghee**
**½ TL Kurkuma**
**1 TL Salz**

## Zubereitung

Lachstücke waschen und abtupfen, mit Salz, Pfeffer und geriebener Zitronenschale würzen. Dann in eine mit Ghee ausgestrichene feuerfeste Form legen und mit Zitronensaft beträufeln. In feine Scheibchen geschnittene Lauchzwiebeln darüber streuen.

Frischkäse, Meerrettich, in Wasser aufgelöste Gemüsebrühe, Salz und Pfeffer verquirlen und vorsichtig über den Lachs gießen. Nun 30 Minuten bei 180 – 200 Grad im Backofen garen.

Den Basmati Reis in kaltem Wasser 20 Minuten einweichen. Die Zitronen heiß waschen und trocken reiben. Die Schale mit dem Sparschäler in hauchdünnen Streifen abziehen und diese fein hacken. Ghee schmelzen und Zitronenschale darin andünsten. Reis und Wasser zugeben und mit Salz und Kurkuma würzen. Nudeln kochen.

Den Reis kurz aufkochen und zugedeckt bei geringer Hitze in 10 - 12 Minuten ausquellen lassen. Den Lachs auf dem Teller mit Reis, Nudeln und Meerrettichsoße servieren.

# Lachsfilet mit Würzkruste, Grillmais und karamellisiertem Rhabarber

SCHLEIM

### Zutaten
**4 Lachsfilets oder 600 – 800 g Lachs**

**Für die Kruste:**
½ EL Korianderpulver
½ EL Pfeffer
¼ TL Zimt
½ TL süßer Paprika
1 Prise Nelkenpulver
½ EL Salz

1 Zitrone (halbiert in Scheiben)

400 g Rhabarber
Wasser
2 - 4 EL Honig
4 EL Butter

4 Maiskolben

### Zubereitung
Maiskolben in Wasser kochen oder auf dem Grill schmoren. Den Rhabarber schälen und in kleine Würfel schneiden. Mit 1 Esslöffel Wasser (der Rhabarber enthält selbst viel Wasser) und 2 - 4 Esslöffel Honig aufkochen. So lange weiter köcheln lassen, bis das Wasser verdampft ist und der Rhabarber zu karamellisieren beginnt. Die Hitze reduzieren, die Butter hinzufügen und weiter bräunen, aber nicht verbrennen lassen. Vom Herd nehmen.
Die Lachsstücke mit den gemahlenen Gewürzen Koriander, Pfeffer, Zimt, Paprika, Nelke und Salz würzen. Den Backofengrill vorheizen. Die Auflaufform mit Ghee einstreichen und die Lachsportionen mit der Hautseite nach unten in die Form legen. Den Fisch auf der unteren Schiene im Backofen 10-15 Minuten grillen. Auf den Tellern den Lachs jeweils mit dem karamellisiertem Rhabarber bedecken. Die Zitronenscheiben daneben legen und mit dem gekochten oder gegrillten Mais servieren.

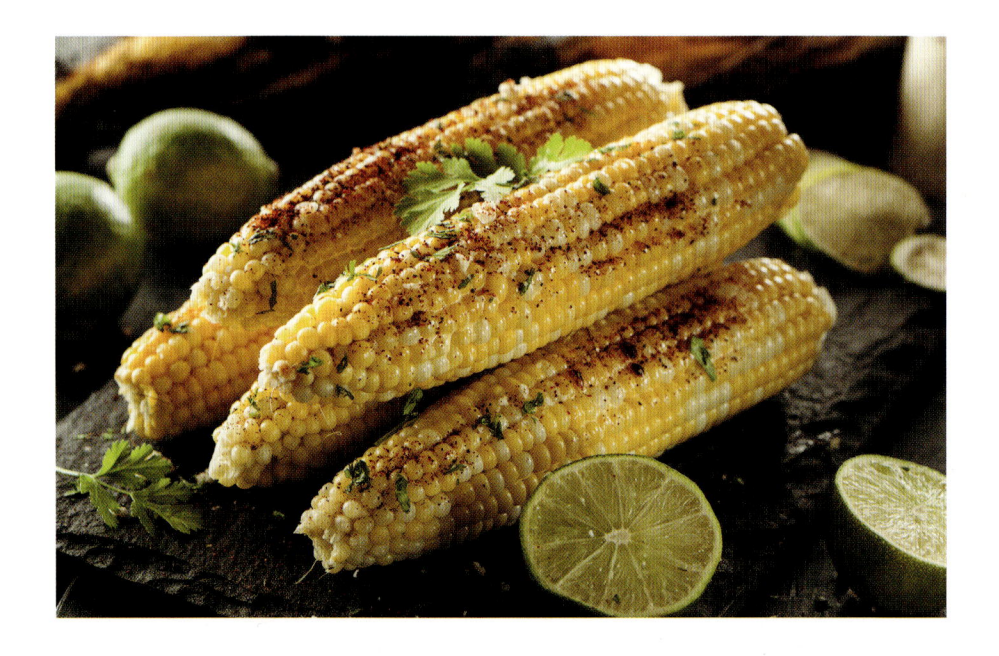

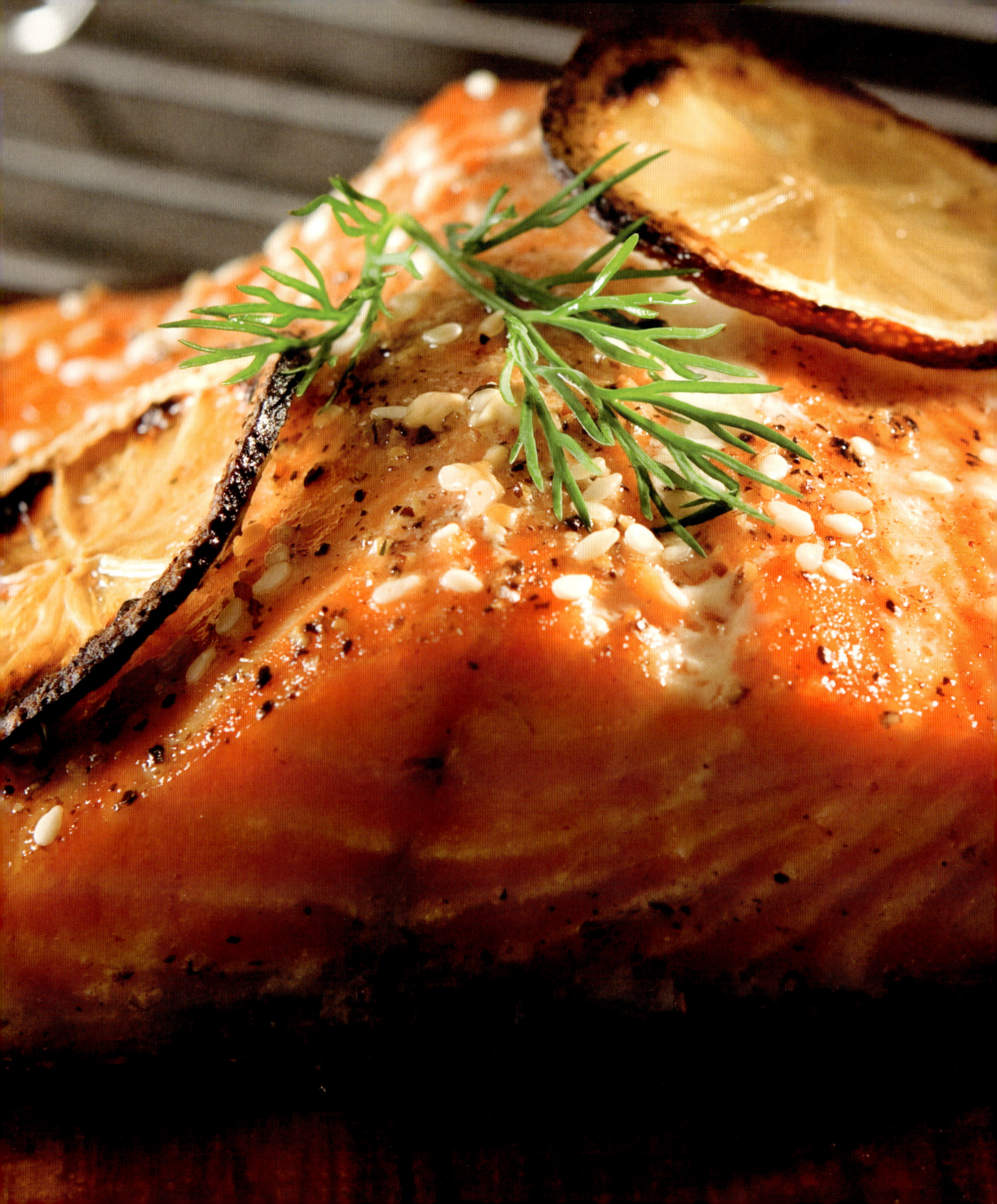

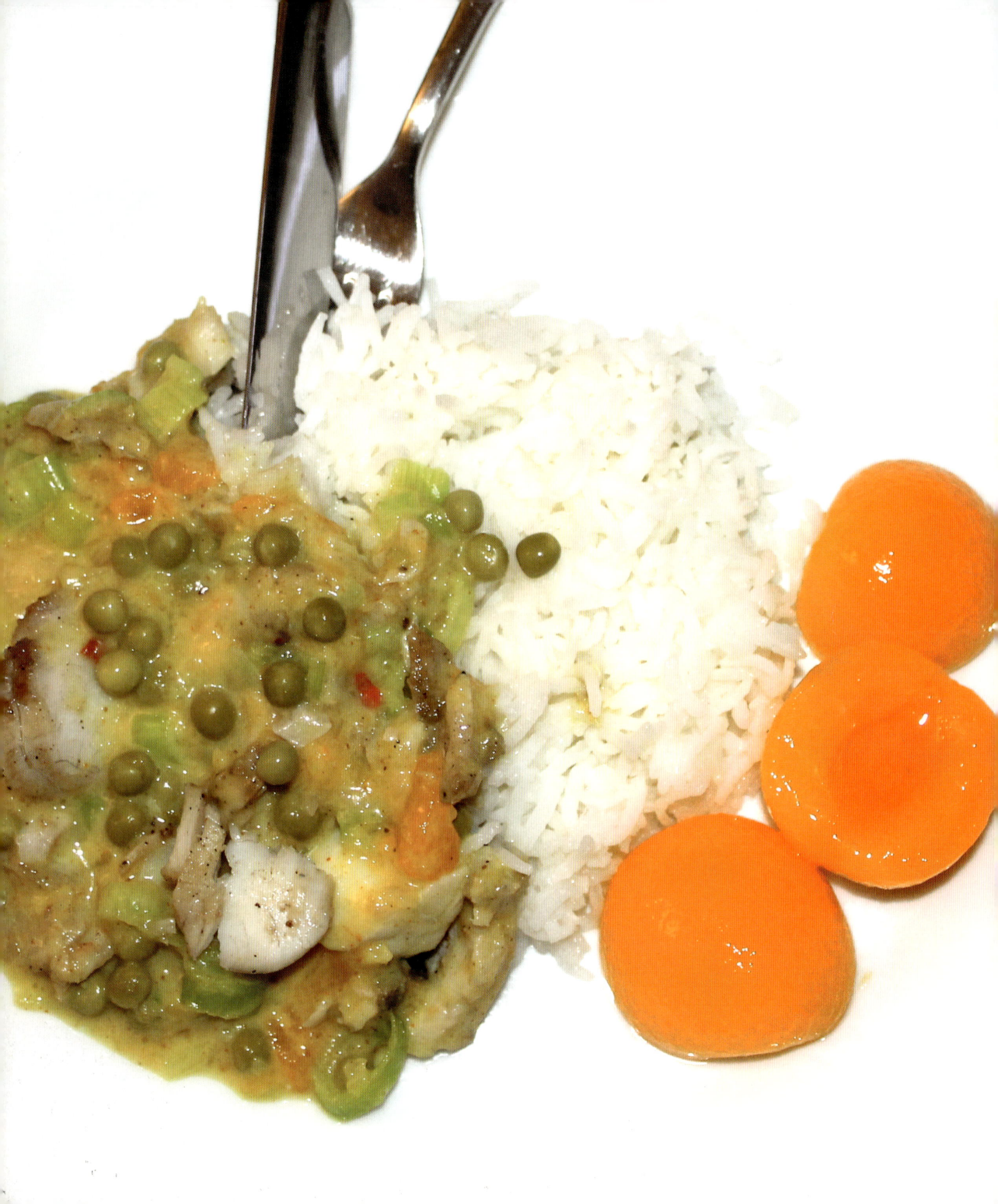

# Seelachscurry

## Zutaten
800 g Seelachs
250 ml Kokosmilch
2 große Zwiebeln
2 Stangen Lauch
1 - 2 Dosen (500 g) Aprikosen
Zitronensaft
4 EL Curry, Currypaste
1 - 2 TL Salz
1 - 2 TL Pfeffer
2 TL edelsüßer Paprika
2 EL Ghee zum Anbraten
4 Handvoll Erbsen
2 EL Fischsauce
evtl. etwas Honig

## Zubereitung
Aprikosen in einem Sieb abtropfen lassen - Saft aufheben, er wird noch gebraucht. Fünf Aprikosen in Streifen schneiden.
Fisch würfeln, mit Salz, Pfeffer und Paprika bestreuen.
Ghee in einer Pfanne erhitzen und die Fischwürfel darin anbraten, dann heraus nehmen und warm stellen.
Das restliche Ghee in der Pfanne erhitzen, feingehackte Zwiebeln darin etwas anbraten, Erbsen dazu geben und fast gar dünsten.
Die Currypaste zugeben und bei milder Hitze etwas mit anschmoren, dann mit der Kokosmilch und dem Aprikosensaft ablöschen und kurz aufkochen. Fischsauce und Currypulver und feingeschnittene Aprikosen einrühren. Fischwürfel zugeben und in der Sauce einige Minuten gar ziehen lassen.
Mit einem Spritzer Zitronensaft und eventuell etwas Honig das Gericht abrunden. Mit Reis und Aprikosenhälften servieren.

# Forelle mit Maisgrieß-Schnitten

## Zutaten
4 Forellen
2 EL Honig
2 EL Senf
2 EL Pflanzenöl
2 Zitronen
Salbeiblätter
Pfeffer
Salz
Sesam

200 g Maisgrieß
1 EL Ghee
1 TL Salz, 800 ml Wasser
2 EL Ghee zum Braten

## Zubereitung
Den Maisgrieß unter Rühren in Salzwasser einstreuen, aufkochen und 4 Minuten leicht köcheln lassen, Ghee zugeben und weitere 2 Minuten rühren.
Danach den Maisbrei auf ein gefettetes Backblech gießen und ca. 1 cm dick ausstreichen. Auskühlen lassen und in gleich große Stücke schneiden. Die Maisgrieß-Schnitten in einer Pfanne mit Ghee goldbraun braten.
Forellen unter fließend kaltem Wasser von innen und außen gründlich säubern und trocken tupfen.
Senf, Honig, Öl, frisch gepressten Saft und geriebene Schale einer Zitrone in einer Schüssel zu einer feinen Masse verrühren.
Forellen von innen und außen salzen, pfeffern und mit der Marinade bestreichen. Die zweite Zitrone in Scheiben schneiden und zusammen mit den Salbeiblättern in die Innenseite der Forelle legen.
Von beiden Seiten grillen, dabei immer wieder mit der Marinade bestreichen. Gegen Ende mit Sesam bestreuen. Mit Maisgrieß-Schnitten und der restlichen Marinade servieren.

# Gemüsecurry mit Grünkern

## Zutaten

3 Schalotten (rote Zwiebeln)
5 cm Ingwer
1 - 2 Tassen Reismilch
1 große Stange Lauch
1 großer weißer Rettich
200 g Bohnen
200 g Erbsen
300 g eingeweichte Kichererbsen (über Nacht)
3 kleine Chili
½ TL Zimt
1 - 2 TL Salz
2 EL Liebstöckel
1 EL Tamarindenpaste
2 TL Curry
1 EL Zitronensaft
Saure Sahne

400 g Grünkern
Wasser
400 ml Gemüsebrühe

## Zubereitung

Die Kichererbsen über Nacht einlegen. Dann mit frischen Wasser etwas vorkochen. Gehackte Schalotten und Ingwer in Ghee anbraten. 1 Tasse Reismilch, die Gewürze, den Zitronensaft, die Bohnen, Kichererbsen, den gehackten Chili und Erbsen dazugeben und kochen. Nach 10 Minuten den in Streifen geschnittenen Rettich und nach weiteren 5 Minuten den geschnittenen Lauch in das kochende Gemüse geben und fertig garen. Eventuell Reismilch nachgießen. Das Gemüse sollte noch etwas bissfest sein.
Den Grünkern in Wasser mindestens 1 Stunde einweichen. Dann mit Gemüsebrühe weichkochen.

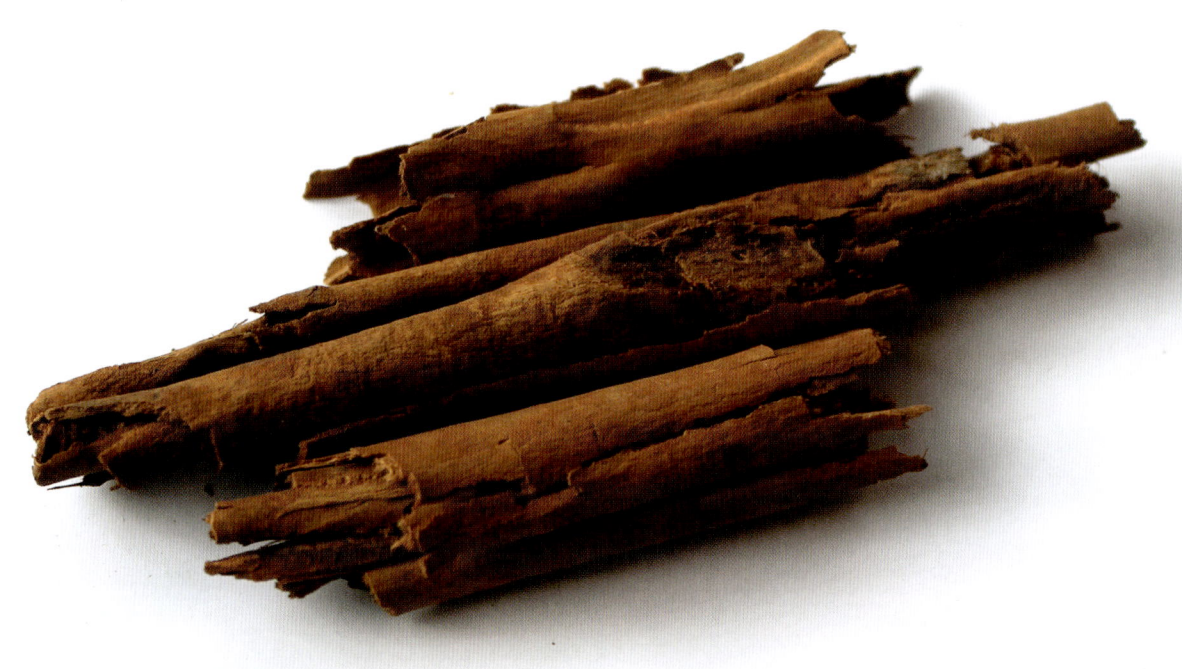

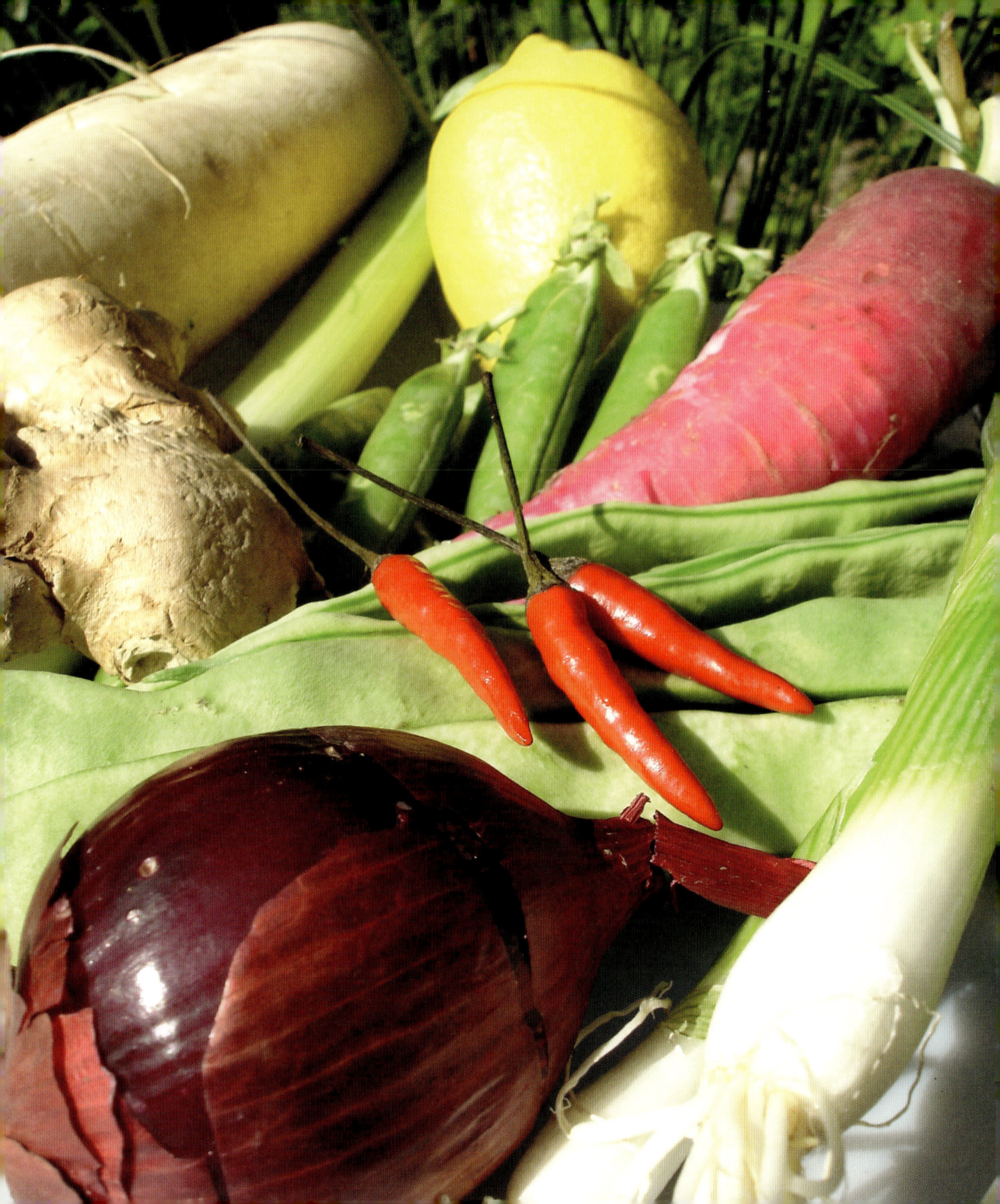

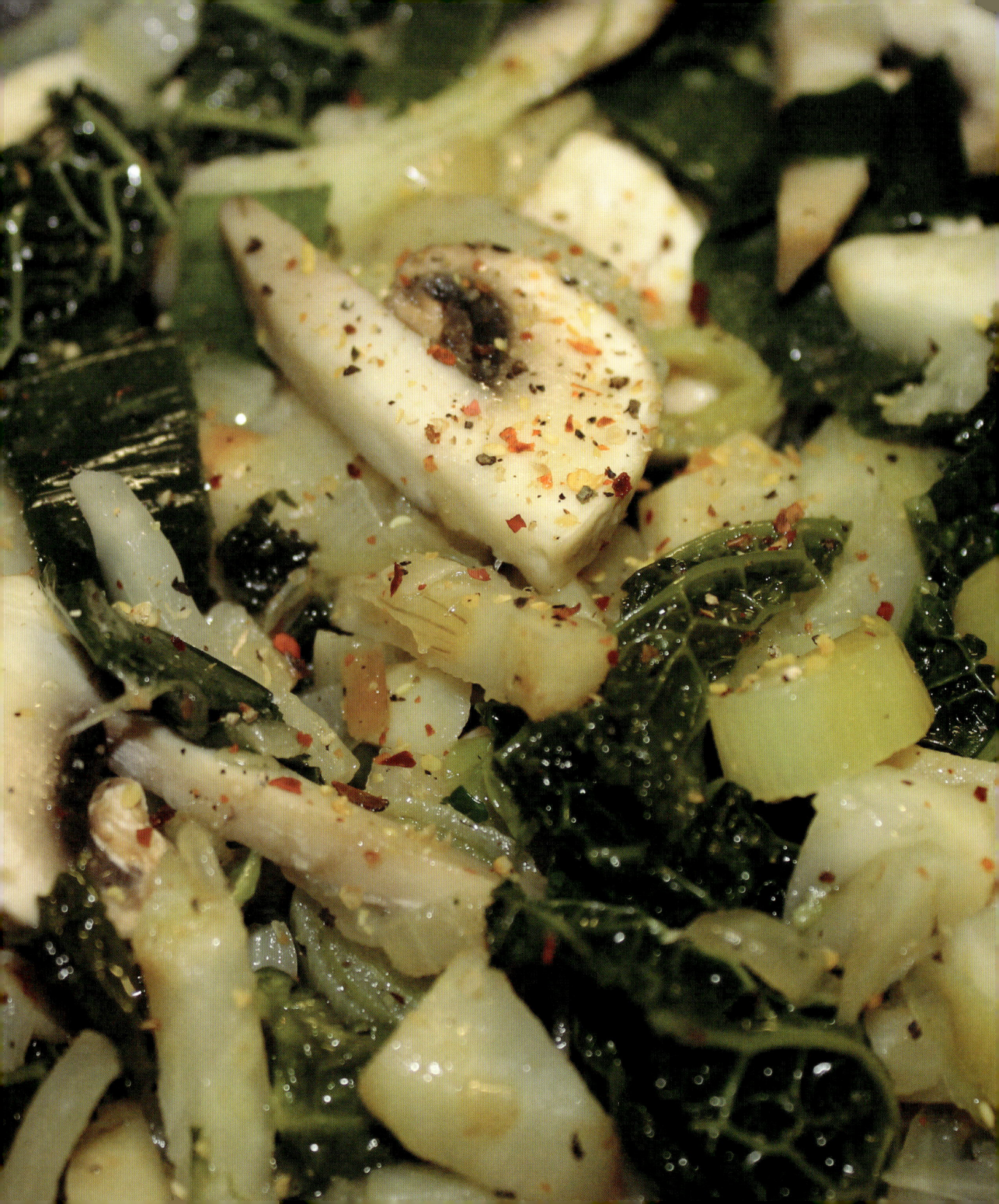

# Wintergemüse

### Zutaten
2 EL Ghee
2 Zwiebeln
¼ Sellerie
¼ Wirsing
1 große Stange Lauch
1 Fenchel
100 g Champignons
1 EL Sesamsamen

1 TL Salz
½ TL gemahlener roter Pfeffer
1 - 2 EL Oystersauce

### Zubereitung
Die Zwiebeln in Ghee anbraten. Kleingeschnittene Sellerie- und Fenchelstreifen hinzugeben und dünsten.

Nach 7 Minuten Wirsing und Lauch hinzufügen, nach weiteren 5 Minuten Champignons und Sesamsamen hinzufügen. Mit Salz und Pfeffer würzen, bissfest dünsten und mit Oystersauce abschmecken.

# Tofu-Schnitzel mit Sellerie-Mandel-Gemüse

### Zutaten
400 g Tofu

**Marinade:**
Evtl. 1 EL Fischsauce
1 EL Tamarindensauce
2 TL Sesamöl
Geriebener Ingwer
2 EL Ghee
1 Pepperoni (fein geschnitten)

2 Zwiebeln
2 EL Ghee
1 Sellerieknolle
1 rote Pepperoni

½ TL Steinsalz, 1 TL Pfeffer
16 Mandeln

4 Bananen
1 EL Sesamöl
20 Champignons
25 Himbeeren

### Zubereitung
Tofu in dünne Scheiben schneiden und mindestens 1 Stunde in der Marinade einlegen.
Die gut marinierten Tofu-Scheiben beidseitig in Ghee anbraten mit feinen Streifen Peperoni garnieren.
Zwiebeln in einem Topf glasig dünsten. Die in Streifen geschnittene Sellerie, die Mandeln und ein wenig der roten Pepperoni, Salz und Pfeffer dazu geben und gar dünsten. Gleichzeitig Sesamöl in einer großen Pfanne erhitzen, die Bananen und Champignons darin anbraten und etwas würzen. Tofu-Schnitzel, Sellerie-Mandelgemüse, Champignons und Bananen auf vorgewärmten Tellern anrichten. Himbeeren dazugeben und servieren.

# SCHLEIM
# Frühstück, Desserts & Getränke

## Gebratener Kräuter-Reis mit Tofu

### Zutaten
**1 Tasse Reis**
**2 Tassen Wasser**
**Etwas Salz**

**1 EL Ghee**
**1 Bund Frühlingszwiebeln (fein geschnitten)**
**200 g Tofu (gewürfelt)**
**12 große Basilikumblätter (grob geschnitten)**
**8 cm Ingwer (in Streifen)**

**2 Stangen Zitronengras (fein gerädelt)**
**2 Limonen geviertelt**

**4 EL Fischsauce**
**1 grüner Chili (geschnitten)**
**1 roter Chili (geschnitten)**

### Zubereitung
Frühlingszwiebeln, Tofu, Ingwer und Zitronengras in Ghee kurz anbraten. Den gekochten Reis und die Basilikumblätter dazugeben und kurz weiterbraten. Den gebratenen Kräuter-Reis in Glasschalen füllen auf je 1 Teller stürzen und je 2 Limonenviertel daneben legen. Kleine Schälchen mit je 1 EL Fischsauce sowie eingelegten roten und grünen Chilistreifen zum individuellen Würzen am Tisch dazu reichen.

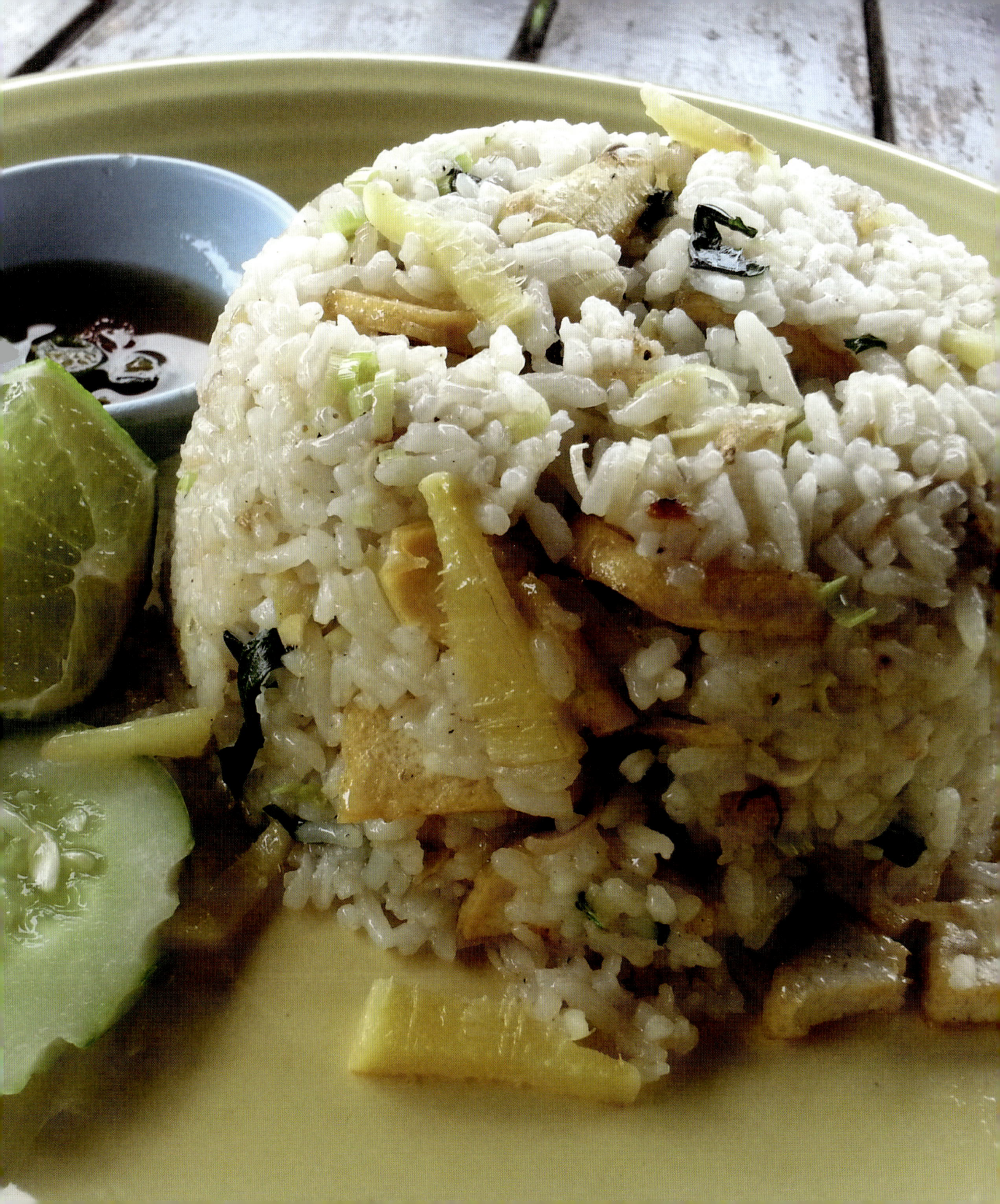

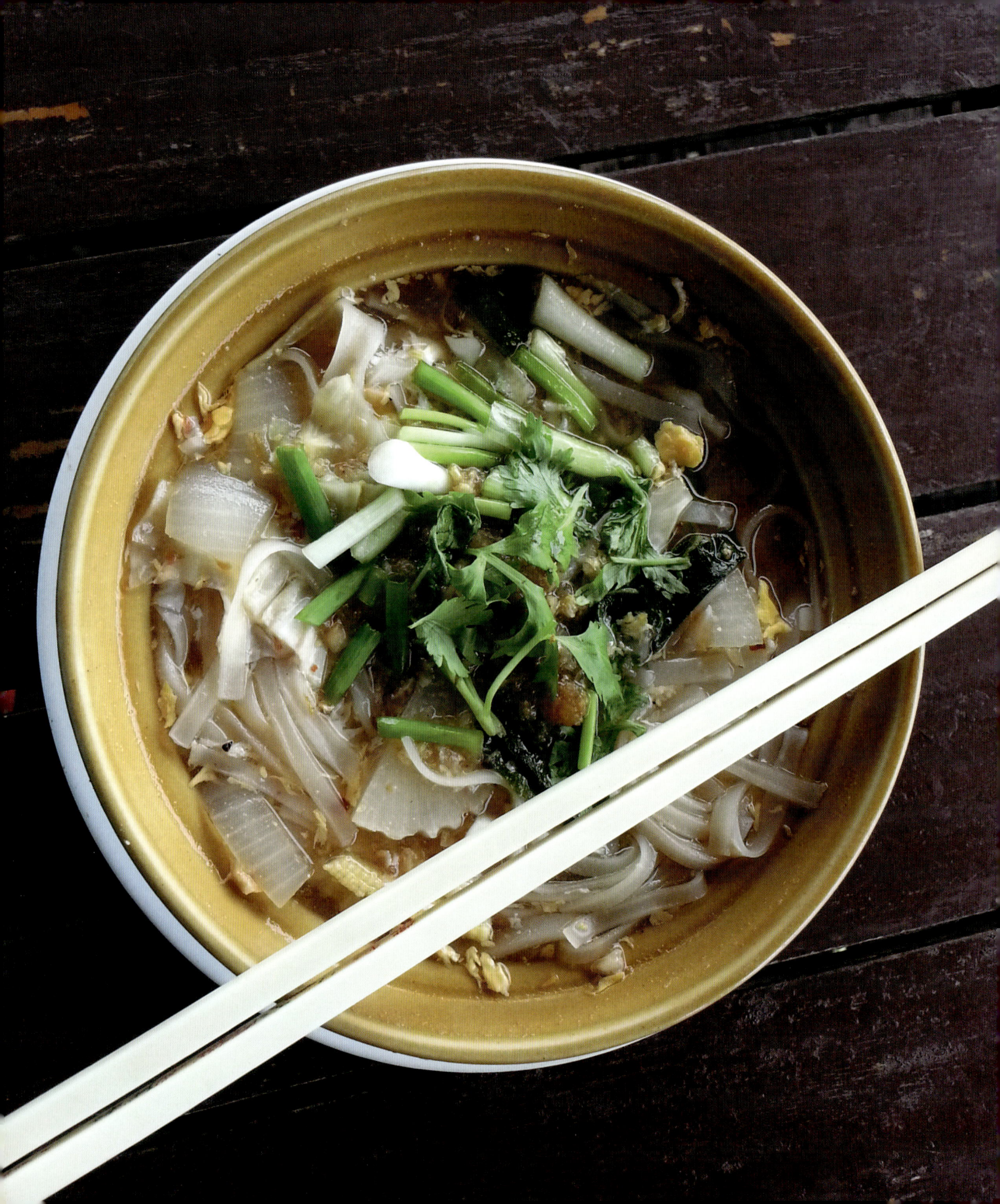

# Thailändische Nudelsuppe

### Zutaten
200 g Thai-Reisnudeln
2 Tassen Wasser
etwas Salz
Ingwer, Zitronengras
Weißkraut
1 Lauch
1 Lauch, Zwiebel
Currypaste rot
1 EL Ghee
1 Bund Frühlingszwiebeln (fein geschnitten)
200 g Tofu (gewürfelt)
1 Karotte
Mangold oder Basilikumblätter

1 - 2 l Gemüse- oder Hühnerbrühe
Geröstete Erdnüsse
4 EL Fischsauce
1 grüner Chili (geschnitten)
1 roter Chili (geschnitten)
Limonensaft
Prise Rohrzucker

### Zubereitung
Erdnüsse in kleiner Pfanne rösten. Feingeschnittene Frühlingszwiebeln, Ingwer und Zitronengras und Karottenstreifen in Ghee anbraten. Zerkleinerter Lauch, Weißkraut, Mangold (Basilikumblätter) und Tofu kurz mitbraten. Etwas rote Currypaste dazugeben und mit Hühner- bzw. Gemüsebrühe alles gar kochen. Beim Servieren die gerösteten Erdnüsse und die Reisnudeln dazu geben.

Kleine Schälchen mit je 1 EL Fischsauce, Rohrzucker sowie eingelegten roten und grünen Chilistreifen zum individuellen Würzen am Tisch dazu reichen.

# Dinkelbrot mit Butter und Sanddorn- oder Granatapfelmarmelade

### Zutaten
Dinkelbrot
Butter
Sanddornmarmelade
Granatapfelmarmelade

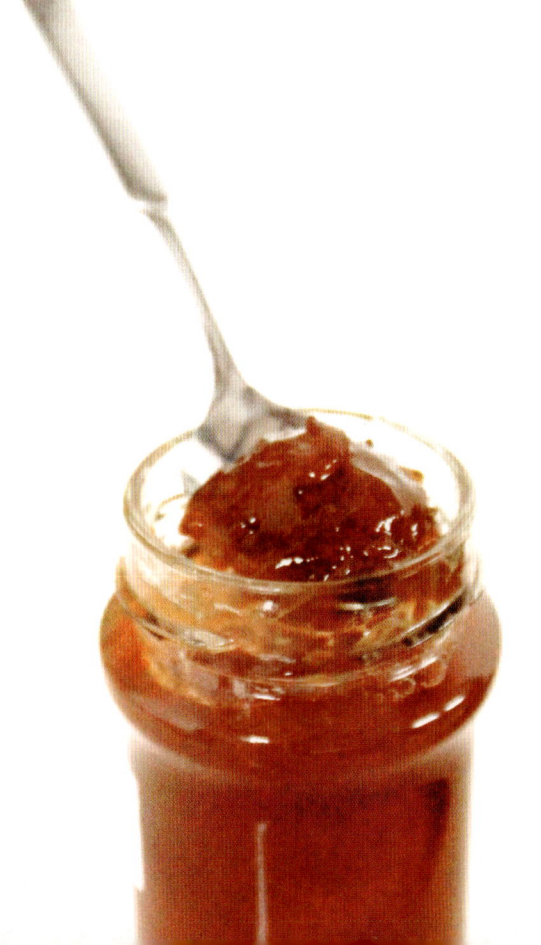

# Desserts

## Milchreis mit Reismilch und Obstkompott

SCHLEIM

### Zutaten
250 g Milchreis (Rundkornreis)
2 l Reismilch
½ TL Zimt
1 Prise Salz

Etwas Honig
200 g Sauerkirschen/Zwetschgen/
Pflaumen/Aprikosen eingelegt

### Zubereitung
Den Reis in der Reismilch weichkochen, mit Zimt, Salz und etwas Honig würzen. Mit eingelegten Sauerkirschen, Zwetschgen, Pflaumen oder Aprikosen servieren.

## Pfannkuchen mit karamellisiertem Ingwer-Rhabarber oder Marmelade

### Zutaten
400 g Reismehl
3 Eier
1 Tasse Reismilch
Prise Salz
2 - 4 EL Ghee

Füllung:
750 g Rhabarber
5 cm Ingwer

2 EL Ghee
4 EL Rohrzucker
Oder: Sanddorn- bzw.
Granatapfelmarmelade

### Zubereitung
Mehl, Eier, Milch und Salz zu einem Teig mischen. Jeweils eine Kelle Teig in einer erhitzten Pfanne mit Ghee von beiden Seiten goldgelb knusprig backen. Ingwer schälen und in ganz kleine Stücke schneiden, mit Ghee in einer Pfanne erhitzen und mit dem Rohrzucker karamellisieren lassen. Rhabarber waschen, putzen, in kleine Würfel schneiden, dann hinzu geben und leicht garen.
Den Pfannkuchen mit Ingwer-Rhabarber füllen und servieren.

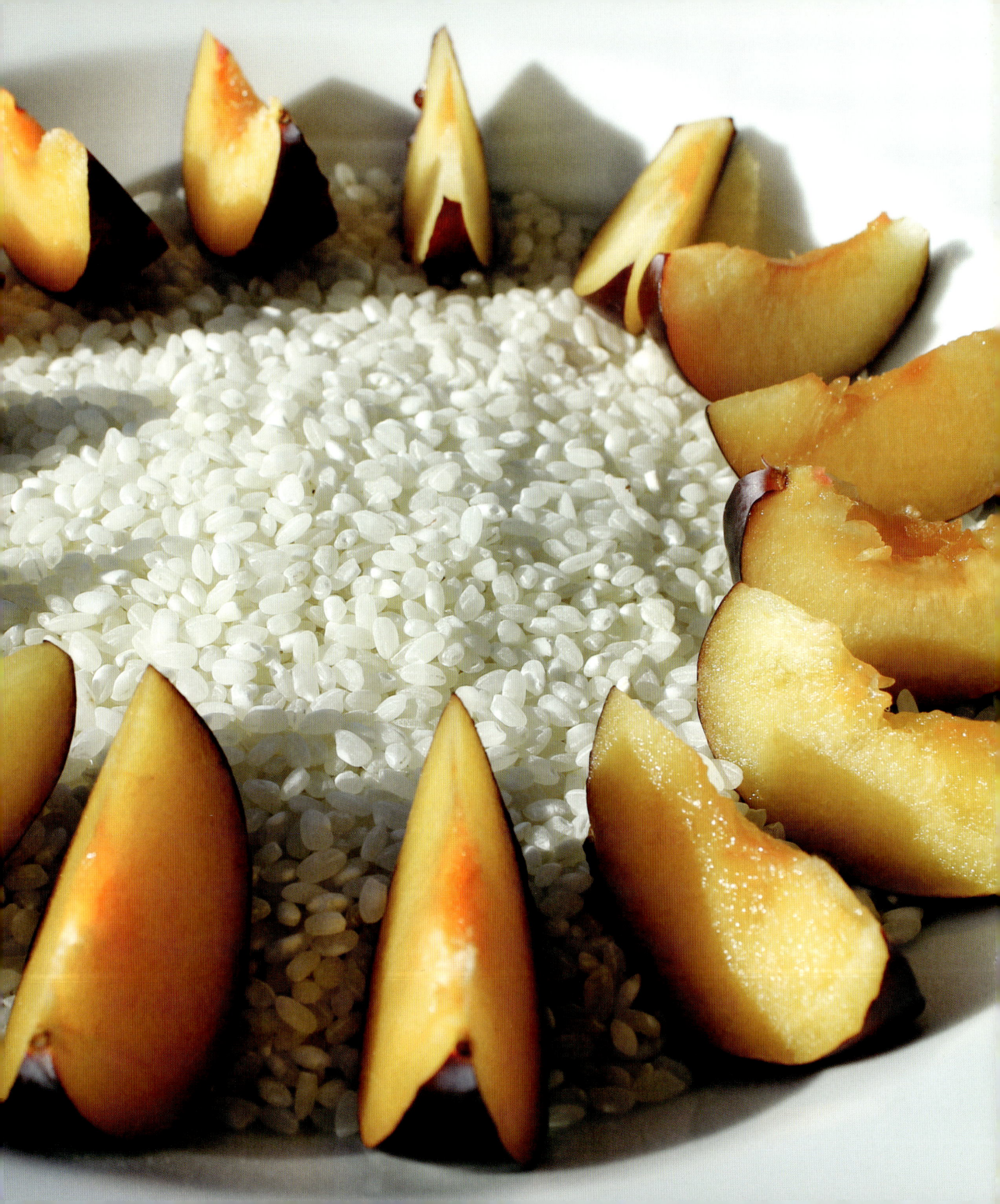

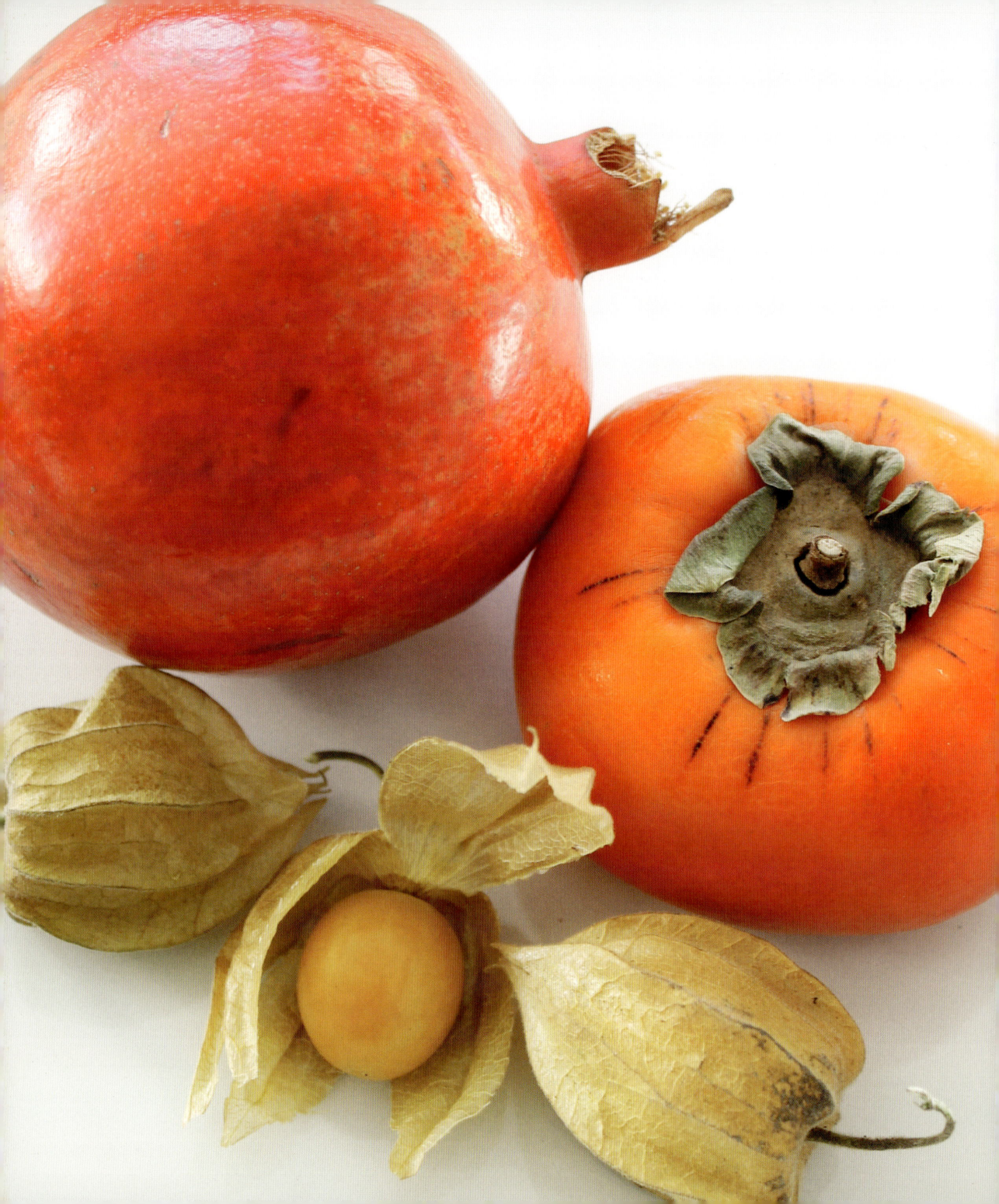

# Obstteller mit Granatapfel, Kaki und Physalis

Dieses Obst ist für den Schleim-Typ roh zum Nachtisch sehr gut geeignet.

# Getränke

## Chai

### Zutaten
**Schwarztee (Darjeeling)**
**600 ml Wasser**
**6 - 8 Scheiben Ingwer**
**1 - 2 gehäufte TL Zimt**
**Sternanis**
**2 Nelken**
**6 – 8 grüne Kardamon**
**Reis-Milch**
**Honig**

### Zubereitung
Schwarztee 3 Minuten kochen und den Tee abseihen. Sternanis, Nelke und grünen Kardamon mörsern, Ingwer hinzufügen und 15 Minuten köcheln und wiederum abseihen. Dann mit Reismilch und Honig abschmecken.

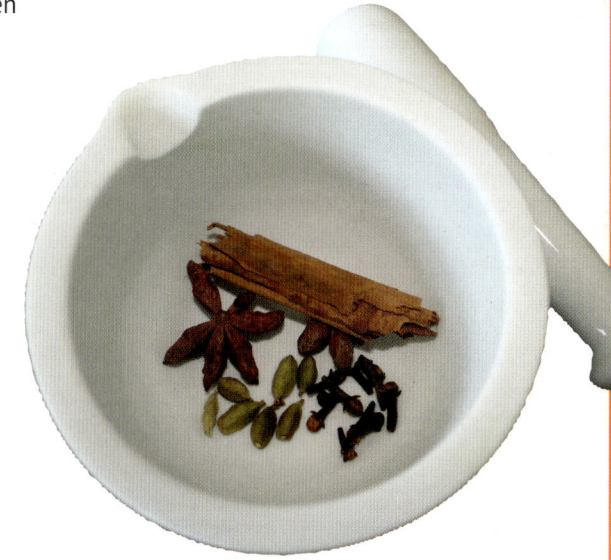

## Heißes Ingwer-Wasser

### Zutaten
**1 l Wasser**
**3 cm frischer Ingwer**
**6 grüne Kardamon**
**Zitrone**
**Honig**

### Zubereitung
Den Ingwer in kleine Scheiben schneiden, den Kardamon etwas zerdrücken, beides in das gekochte Wasser geben und mindestens 10 Minuten ziehen lassen. Dann mit Zitrone und Honig abschmecken und heiß trinken.

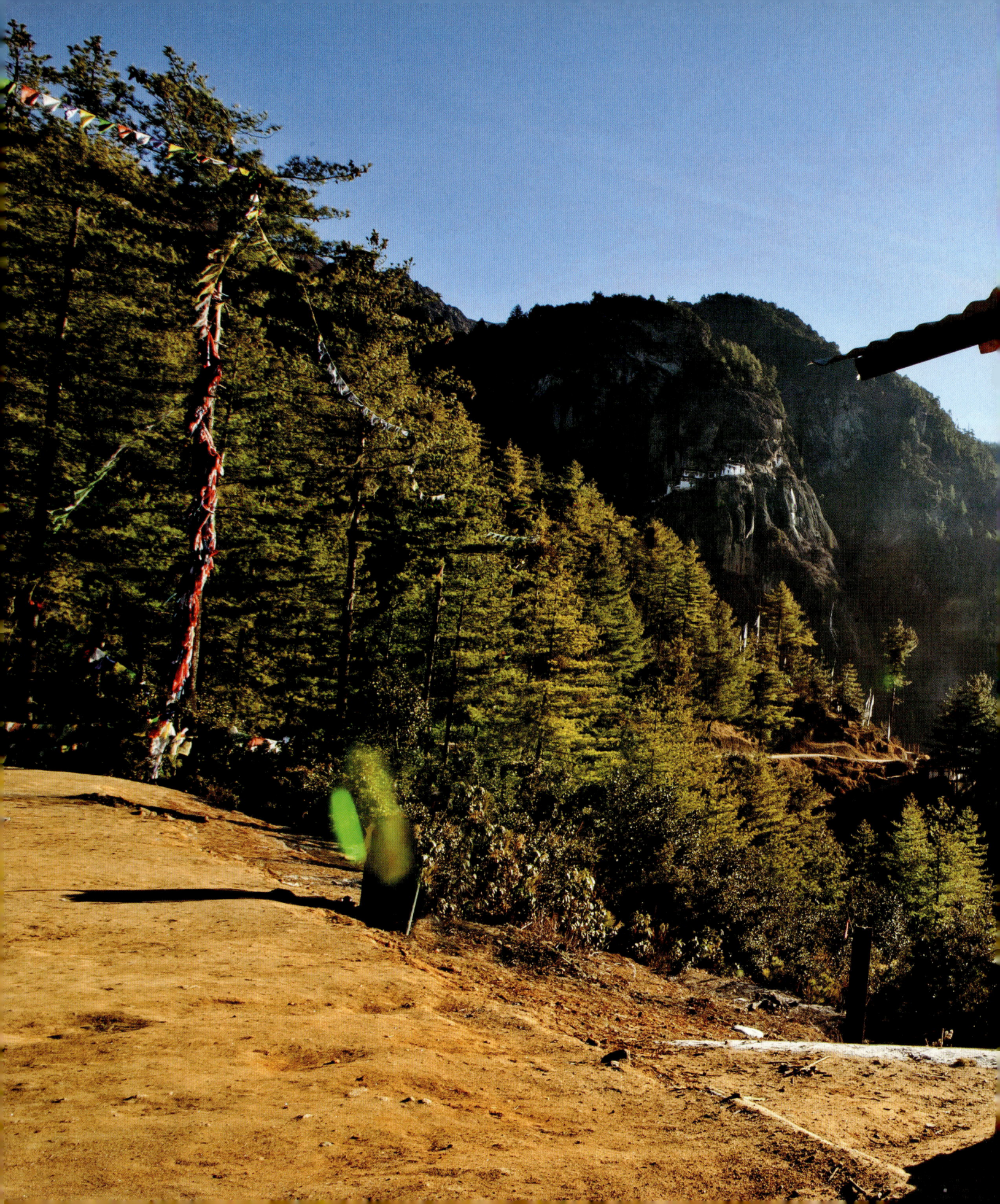

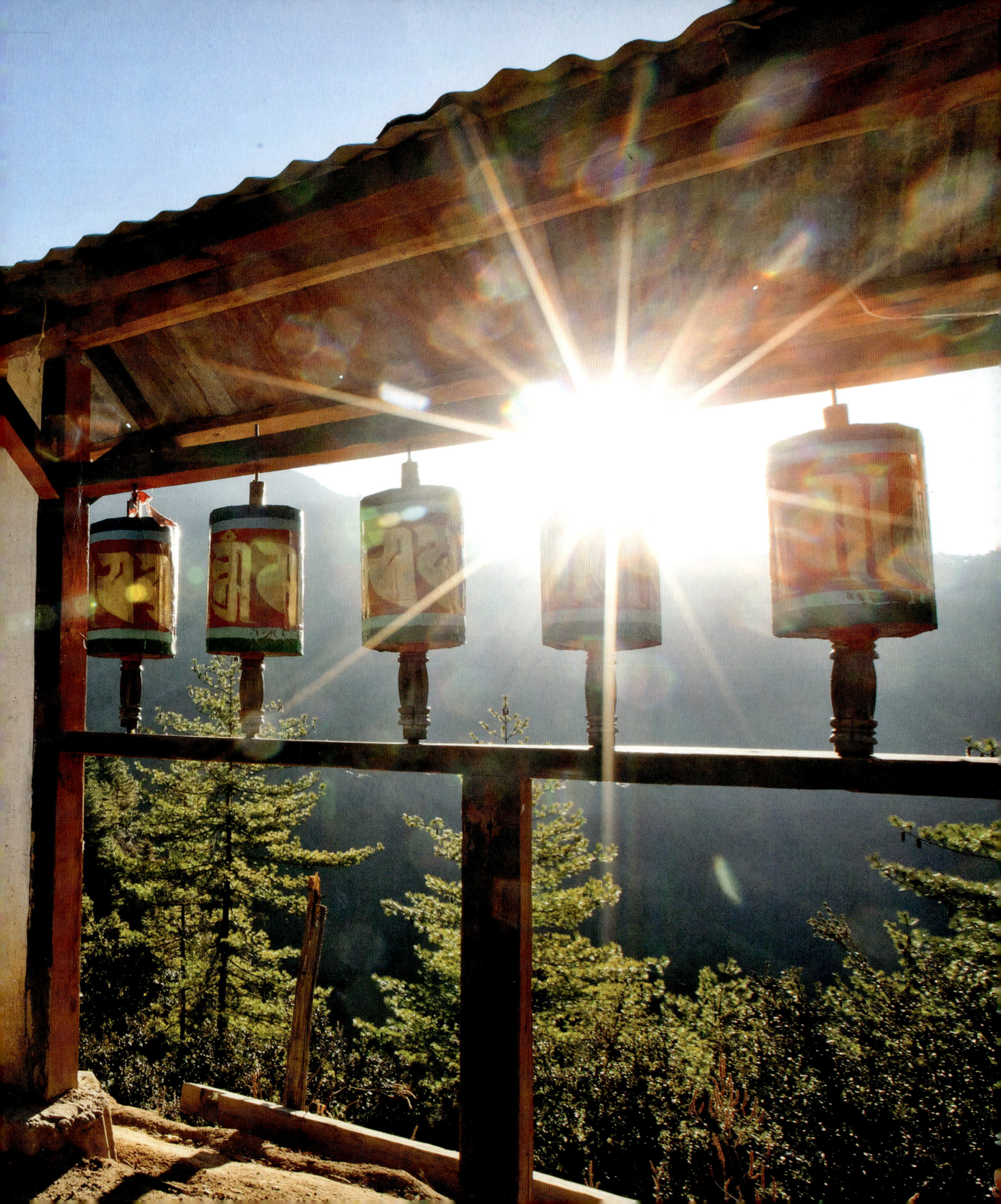

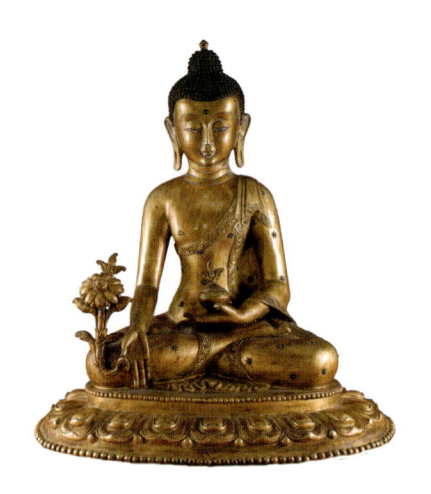

# Tibetische Medizin Nahrungsmittelliste

Die wichtigsten Nahrungsmittel sind hier in dieser Liste aufgeführt. Sie werden aufgrund ihrer positiven und negativen Wirkungen auf die drei Energien eingeteilt.

G= Galle   S= Schleim   W= Wind

## GEMÜSE & SALATE

| WIRKUNG | Positiv | Negativ |
|---|---|---|
| Artischocke | G S | W |
| Aubergine | S W | G |
| Bärlauch | W | G |
| Bittergurke | G S | W |
| Blattsalat | G | S W |
| Blumenkohl | G W | S |
| Brennnessel | S W | G |
| Broccoli | G W | S |
| Chicoree | G | W |
| Chinakohl | G | W |
| Endivie | G | S W |
| Feldsalat | G | S |
| Fenchel | S W | |
| Frühlingszwiebel | S W | G |
| Grünkohl | G | W |
| Gurke | G | S |
| Karotte | G W(gek) | S |
| Kartoffel | G | S |
| Kastanie, Marone | S W | G |
| Knoblauch | S W | G |
| Kohlrabi | G W | S |
| Kürbis | G S | |
| Lauch | S W | G |
| Löwenzahn | G | S W |
| Malvenblätter | S | |
| Mangold | G | |
| Okra (Lady´s finger) | G | S |
| Paprika (grün, rot) | G | S W |
| Pastinake | S | |
| Pepperoni | S | G |
| Petersilienwurzel | S | |
| Pilze | G S | |
| Radieschen | S W | G |
| Rettich | S W | G |
| Rhabarber | S | |
| Rosenkohl | S G | |
| Rote Bete | G | |
| Rotkohl | G | W |
| Rucola | G | W |
| Schwarzwurzel | S | |
| Sellerie (Stange und Blatt) | G | |
| Sellerie (Wurzel) | S W | G |
| Shiitake Pilze | G W | |
| Spargel | S | |
| Spinat | G | S W |
| Steckrübe | G W | S |
| Tomate | G | S |
| Weißkohl | G | S W |
| Wirsing | G | S W |
| Zucchini | G | |
| Zwiebel | S W | G |

## OBST & BEEREN

| WIRKUNG | Positiv | Negativ |
|---|---|---|
| Ananas | G | S |
| Apfel | G | S W |
| Aprikose | S W | G |
| Avocado | W | G |
| Banane | G W | S |
| Birne | G | S W |
| Brombeere | W | |
| Erdbeere | G | S |
| Feige | W | S |
| Granatapfel | S W | |
| Grapefruit | G S | |
| Heidelbeere | | G |
| Himbeere | W | |
| Holunderbeere | S W | |
| Holunderblüte | W | |
| Johannisbeere rote | G | |
| Kaki | S | |
| Kirsche | S | G |
| Kiwi | | |
| Limette | S | G |
| Litschi | G | |
| Mandarine | G | S |
| Mango | W | S |
| Maracuja | G | |

| | Positiv | Negativ |
|---|---|---|
| Maulbeere | W | S |
| Melone (Wassermelone) | G | S W |
| Melone (Zuckermelone) | G | S |
| Mirabelle | S | |
| Nektarine | S W | G |
| Olive | G W | |
| Orange | G | S |
| Papaya | G | S W |
| Pfirsich | S W | |
| Pflaume | S | G |
| Quitte | S | |
| Rhabarber | G S | |
| Rote Trauben | W | |
| Sanddorn | S | |
| Stachelbeere | S | |
| Wassermelone | G | S W |
| Weiße Trauben | S | G |
| Zitrone | S | G |
| Zwetschge | S | G |

## GEWÜRZE & KRÄUTER

| WIRKUNG | Positiv | Negativ |
|---|---|---|
| Anis (Sternanis) | S W | G |
| Asafoetida (Stinkasant) | S W | G |
| Basilikum | S W | G |
| Beifuß | G | |
| Bockshornklee | S | G |
| Bohnenkraut | S | |
| Cayennepfeffer | S | G |
| Chili | S W | G |
| Curry | S W | G |
| Dill | S W | |
| Estragon | G | |
| Fenchel | S | G |
| Galgant | S W | G |
| Gomasio (Sesam & Salz) | S W | G |
| Glutamat | | G |
| Grüner Kardamon | S W | G |
| Ingwer | S W | G |
| Kalmus (dt. Ingwer) | S W | G |
| Knoblauch | S W | G |
| Koriander | S W | G |
| Kresse | S | |
| Kreuzkümmel (Cumin) | S W | G |
| Kümmel | S W | G |
| Kurkuma (Gelbwurz) | G | |
| Liebstöckel | S W | G |
| Lorbeer | G | |
| Majoran | S | W |
| Meerrettich | S | G |
| Meersalz | W | G |
| Miso | S W | |
| Muskat | S W | G |
| Nelke | S W | G |
| Oregano | S | W |
| Petersilie | S | W |
| Pfeffer: Langer | S W | |
| Pfeffer: Schwarz/weiß | S W | G |
| Pfeffer: Szechuan | S W | G |
| Pfefferminze | G S | W |
| Piment | S | G |
| Rosmarin | S | |
| Safran | G | S |
| Salbei | G S | W |
| Salz (raffiniert) | S W | G |
| Salz: Black Salt | W | G |
| Salz: Meersalz, Steinsalz | W | G |
| Schnittlauch | S W | G |
| Schwarzer Kardamon | S | G |
| Schwarzkümmel | S | G |
| Senfsamen | S W | G |
| Süßholzwurzel (Lakritze) | S | |
| Thymian | S | W |
| Vanille | W | |
| Wacholder | S W | |
| Zimt | S W | G |
| Zitronengras | S G W | |
| Zitronenmelisse | W | |
| Zwiebel | S W | G |

## FLEISCH & FISCH & EIER

| WIRKUNG | Positiv | Negativ |
|---|---|---|
| Alaska-Seelachs | S | G |
| Dorsch | S | G |
| Eier | W | G |
| Ente | G | |
| Fisch | S | G |
| Forelle | S | G |
| Gans | G | |
| Garnelen | S W | G |
| Hase | S | G |
| Hirsch | G S | |
| Huhn | G W | |
| Kabeljau | S | G |
| Kalb | G W | |
| Kaninchen | G S | |
| Krabben | S W | G |
| Lachs | S | G |
| Lamm | S W | G |
| Muscheln | S W | G |
| Pferd | S | G |
| Pute | G | |
| Rind | G W | |
| Rotbarsch | S | G |
| Salami, Schinken, Wurst | | G |
| Schaf | S | G |
| Schwein | | S W |
| Reh | G S | |
| Tofu | G S | |
| Truthahn | G | |
| Wildschwein | S W | G |
| Ziege | G | W |

## GETREIDE

| WIRKUNG | Positiv | Negativ |
|---|---|---|
| Amarant (glutenfrei) | W | S |
| Basmati Reis (weißer) | S G W | |
| Brauner Reis | S G W | |
| Buchweizen (glutenfrei) | G | S W |
| Couscous | S W | |
| Dinkel | G | S |
| Gerste | G W | S |
| Grünkern | S | G |
| Hafer | G | |
| Hefe | | G |
| Hirse | G | S W |
| Kamut | G | S |
| Mais | G W | S |
| Maisgrieß | S | |
| Pizza | W | S |
| Quinoa (glutenfrei) | W | S |
| Reisnudeln/Glasnudeln | S G W | |
| Roggen | G W | |
| Sesam | S W | G |
| Tsampa | S W | |
| Vollkornmehl | G | S |
| Vollkornnudeln | G W | S |
| Weißbrot | G | S |
| Weißmehl | G | S |
| Weizen (Weißmehl) | G | S |
| Wildreis | G W | |

## NÜSSE & TROCKENFRÜCHTE

| WIRKUNG | Positiv | Negativ |
|---|---|---|
| Cashewnuss | W | G |
| Dattel | S W | G |
| Erdnuss | W | G |
| Feige | G | S |
| Haselnuss | W | S |
| Kastanie | S | G |
| Kokosnuss | W | S |
| Leinsamen | W | G |
| Mandel | W | G |
| Paranuss | W | G |
| Pekannuss | W | G |
| Pinienkerne | W | G |
| Pistazie | W | G |
| Rosinen | W | |
| Sesam | S W | G |
| Sonnenblumenkerne | S W | G |
| Trockenfrüchte | S W | G |
| Walnuss | S W | G |

## HÜLSENFRÜCHTE

| WIRKUNG | Positiv | Negativ |
|---|---|---|
| Adzukibohnen | G S | W |
| Dicke Bohnen | G S | W |
| Erbsen | G S | W |
| Grüne Stangenbohnen | G S | W |
| Kichererbsen | S | W |
| Kidneybohnen | G S | W |
| Leinsamen | W | |
| Linsen | G S | |
| Schwarze Bohnen | G | W |
| Sojabohnen | G S W | |

## ÖLE & FETTE

| WIRKUNG | Positiv | Negativ |
|---|---|---|
| Butter | W | G |
| Distelöl | S W | |
| Erdnussöl | W | G |
| Fett (tierisches) | W | S |
| Ghee (gereinigte Butter) | S W | G |
| Knochenmark | S W | G |
| Kokosöl | G | |
| Kürbiskernöl | W | |
| Leinöl | W | G |
| Maiskeimöl | W | S |
| Olivenöl | G S W | |
| Schafsbutter | W | G |
| Senföl | S W | G |
| Sesamöl | S W | G |
| Sonnenblumenöl | S W | G |
| Ziegenbutter | G | |

## MILCH & MILCHPRODUKTE

| WIRKUNG | Positiv | Negativ |
|---|---|---|
| Bergkäse | W | G |
| Butter | W | G |
| Buttermilch | G | |
| Frischkäse | W | |
| Ghee | S W | G |
| Kuhmilch | W | G S |
| Kuhmilchkäse | W | G S |
| Molke | G | |
| Parmesan | W | G |
| Quark | G | S |
| Ricotta | G | S |
| Sahne sauer | G | S |
| Sahne süß | W | G S |
| Schafskäse | S W | G |
| Yoghurt, Kefir | G W | S |
| Ziegenkäse | G | W |

## GETRÄNKE

| WIRKUNG | Positiv | Negativ |
|---|---|---|
| Wasser (gekocht & heiß) | S W | |
| Wasser (Regen, Schnee) | G | W |
| Wasser (gekocht & kalt) | G S | |
| Wasser mit Kohlensäure | | G W |
| Fruchtsaft | G | |
| Cappuccino | S | G W |
| Ingwerwasser | S W | G |
| Kaffee | S | W |
| Chai Tee | W | S |
| Earl Grey Tee | S | W |
| Eistee | | S W |
| Grüntee (leichter) | W | G |
| Jasmintee (Grüntee) | G | W |
| Kamillentee | W | |
| Schwarztee (leichter) | G S | W |
| Süßer Tee (Milch, Zucker) | W | S |
| Tibetischer Tee (Butter) | W | G |

| WIRKUNG | Positiv | Negativ |
|---|---|---|
| Buttermilch | G | |
| Eselsmilch | S | G |
| Frischmilch (direkt) | W | G S |
| Kokosmilch | W | S |
| Kuhmilch (!Unbehandelt!) | W | G S |
| Molke | G | |
| Reismilch | G S | |
| Sahne | W | G S |
| Schafsmilch | W | G |
| Sojamilch | G S | |
| Stutenmilch | S | G |
| Ziegenmilch | S | G |
| Bier | W | G S |
| Champagner | W | G |
| Chang (tib. Bier) | S W | G |
| Grappa | S W | G |
| Hefeweizen | W | G S |
| Liköre | W | G S |
| Rotwein | S W | G |
| Sekt | W | G |
| Spirituosen | S W | G |
| Weißwein | W | G |
| Whiskey | S W | G |

## SÜSSSTOFFE

| WIRKUNG | Positiv | Negativ |
|---|---|---|
| Agavendicksaft | W | |
| Ahornsirup | W | |
| Honig | S W | G |
| Rohrzucker/Melasse | W | G S |
| Schokolade | W | G S |
| Zucker | G W | S |

G - GALLE   S - SCHLEIM   W - WIND

Diese Nahrungsmittelliste können Sie unter www.buddhakocht.de als veredeltes DIN A2 Plakat bestellen.

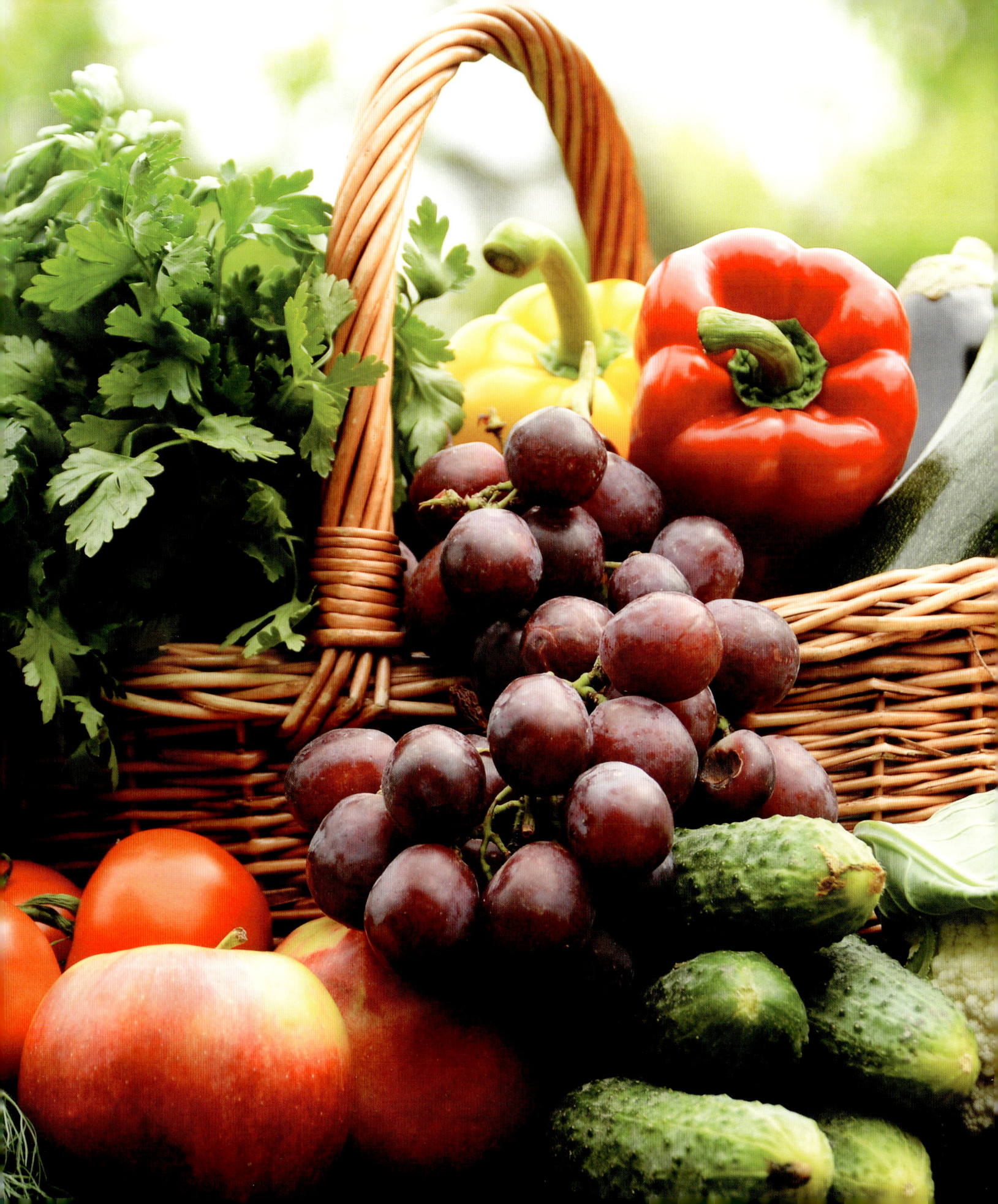

# Geschichte der Traditionellen Tibetischen Medizin

Die Tibetische Medizinwissenschaft des Heilens gilt als eines der ältesten Medizinsysteme. Sie bildet eines der fünf wissenschaftlichen Hauptgebiete in der tibetischen Ausbildung und gilt als Juwel der tibetischen Kultur

Die Tibetische Heilkunst wurde über viele Generationen hinweg bis in die Gegenwart direkt überliefert. Die Geschichte der TTM ist auf den historischen Buddha Shakyamuni zurückzuführen, der vor etwa 2550 Jahren in Indien gelebt und gelehrt hat. Im Alter von 72 Jahren wurde er von seinen Schülern gebeten Belehrungen über Medizin zu geben. So ergab sich in Varanasi im Bundesstaat Bihar in Indien die Gelegenheit sein Wissen an seine Schüler als „Buddhistische Medizin" weiterzugeben. Sie wird heute auch Sowa Rigpa, „Das Wissen vom Heilen" genannt. Diese Belehrungen wurden dann ab 500 v. C. über viele Jahrhunderte in Indien von Meister zu Schüler weitergegeben und neben dem Ayurveda praktiziert.

Bevor sich im 7. Jahrhundert n. C. in Tibet der Buddhismus verbreitete, wurde dort zu dieser Zeit eine Art Bön-Schamanismus und eine Art Naturmedizin praktiziert. Es wurden Kräutermedizin, heiße Mineralquellen, Aderlass, Moxibustion und auch Tieropferungen angewendet.

Erste Veränderungen zur Bön-Medizin in Tibet gab es unter dem König Songtsen Gampo (617-649). Um der Aggressivität seines Volkes entgegenzuwirken, verbreitete er den friedlichen Buddhismus in Tibet, ließ viele Tempel bauen und trat in friedliche Beziehung zu China und Nepal.

Zudem lud er viele Ärzte aus der weiteren Umgebung, aus Indien, China, Persien ein und ließ von Ihnen die wichtigsten Texte ihrer Medizinsysteme auf Tibetisch übersetzen. Dies waren also die ersten Ansätze.

Zur Zeit des großartigen tibetischen Dharma-Königs Trisong Detsen (742-798) kam es zur ersten Blütezeit. Frieden und Wohlstand breitete sich aus und er lud die großen indischen Meister wie Guru Rinpoche, Vairocana, Vimalamitra und Shantarakshita nach Tibet ein, um den Buddhismus zu etablieren und das Wissen und die Texte zu verbreiten. Das große Kloster Samye bei Lhasa wurde gebaut. Parallel dazu lud auch er die großen Ärzte der Zeit aus Indien, China, Persien, Nepal, Mongolei, Kaschmir und Mustang ein.

Neben der alten Volksmedizin etablierten sich zunächst so die Medizin aus Indien, China und Persien nebeneinander und es wurden auch Schulen errichtet, um all dies zu lernen. Letztendlich setzte sich die buddhistische Medizin aus Indien mit Teilen des Ayurveda durch und diese wird bis heute in Tibet praktiziert.

Der Haupttext und das Grundlagenwerk der Traditionellen Tibetischen Medizin wird „Gyushi" oder „Die 4 Tantras" genannt. Die 4 Tantras (Lehren) bestehen aus insgesamt 156 Kapiteln:

1. **Wurzeltantra** (Geschichte, Energien, Diagnose, Therapie, Medizinbäume)
2. **Erklärungstantra** (Anatomie, Physiologie, Embryologie, Ernährung, Materia Medica, Ethik)
3. **Tantra der mündlichen Übertragung** (Detaillierte Pathologie, Diagnose, Therapie)
4. **Abschließendes Tantra** (Diagnose, äußere Therapien: Massage, Moxibustion, Schröpfen etc.)

Diese Erklärungen von Buddha Shakyamuni wurden in Indien an den großen buddhistischen Universitäten immer weiter entwickelt (z.B. von Nagarjuna) und schließlich von dem buddhistischen Meister Vairocana ins Tibetische übersetzt und an Yuthok Yonten Gönpo den Älteren weitergegeben.

Yuthok Yonten Gönpo der Ältere (708-833) war wohl der berühmteste Arzt in Tibet zu seiner Zeit. Er reiste mehrere Male nach Indien, um die buddhistische Medizin zu studieren, lernte auch in Persien, China und Nepal. Er entwickelte die Tibetische Medizin weiter und schrieb viele Texte über Medizin und spirituelle Praxis. Guru Rinpoche (8. Jhdt.) riet später die Texte des Gyushi in den Säulen des Klosters Samye zu verstecken. So wurden diese wie andere „geheime Lehren" (Termas) dort versteckt und erst 150 Jahre später, nach der dunklen Zeit des Königs Langdharma, wieder entdeckt.

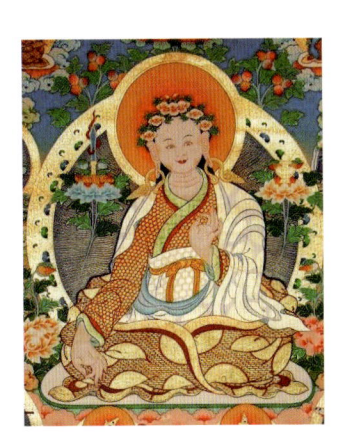

Der berühmte Tibetische Arzt Yuthok Yonten Gönpo der Jüngere (1126-1202) wurde direkt von seinem Vater ausgebildet und ging insgesamt sechs Mal von Tibet nach Indien, um sein Wissen zu vervollständigen. Neben vielen anderen Werken erneuerte er das „Gyushi - Die 4 Tantras". Zudem entwarf er die sehr wichtige spirituelle Praxis, das „Yuthok Nyingthik - Die Herzessenz der Lehren Yuthoks", ein Praxiszyklus, in dem der Arzt und auch der Patient in Meditation, Yoga und Mantras geschult werden, um die eigenen spirituellen und heilerischen Fähigkeiten zu schulen und um letztendlich Befreiung, einen Zustand von dauerhaftem Glück, zu erlangen. Er war ein außergewöhnlicher Arzt und Lama (Buddhistischer Meister) in seiner Zeit und wird in Tibet als Ausstrahlung des Medizinbuddhas angesehen. Sein Wissen und Können gab er an seine Kinder und viele Schüler weiter.

Die Tibetische Medizin hat sich im 12. Jahrhundert in ganz Tibet etabliert und war auf der Grundlage des Mitgefühls Grundbestandteil der Tibetischen Kultur geworden. Auch die Rolle des Arztes wurde als die eines Bodhisattvas im tibetischen Buddhismus gesehen. Ein Bodhisattva ist jemand, der sich vor allem um das Wohl der anderen kümmert.

In den folgenden Jahrhunderten entwickelten sich einige Traditionen der Tibetischen Medizin durch verschiedene herausragende Tibetische Ärzte. Zudem wurde der „Gyushi" nochmals neu verfasst und 1573 als offizieller medizinischer Text gedruckt und herausgegeben.

Zur Zeit des 5. Dalai Lamas (1617-1682) kam es zu einem weiteren Aufschwung der Tibetischen Medizin. Viele Texte wurden übersetzt und gedruckt, sowie neue Kommentare verfasst. Vor allem wurden auch verschiedene Medizinschulen zur Ausbildung von tibetischen Ärzten gegründet.

Eine ganz besondere Rolle spielte dabei Desid Sangye Gyatso (1653-1705). Unter der Aufsicht des 5. Dalai Lama genoss er zunächst eine hervorragende Ausbildung in Buddhismus, Wissenschaften und Tibetischer Medizin. Neben vielen anderen Werken verdanken wir ihm den Blue Beryl (Blauer Beryll), eine Sammlung von 80 Thangkas (Rollbilder), welche den Gyushi illustrieren. Diese Zeichnungen sind wie moderne Mind Maps und werden bis heute für die Ausbildung der tibetischen Ärzte verwendet.

Diagnose

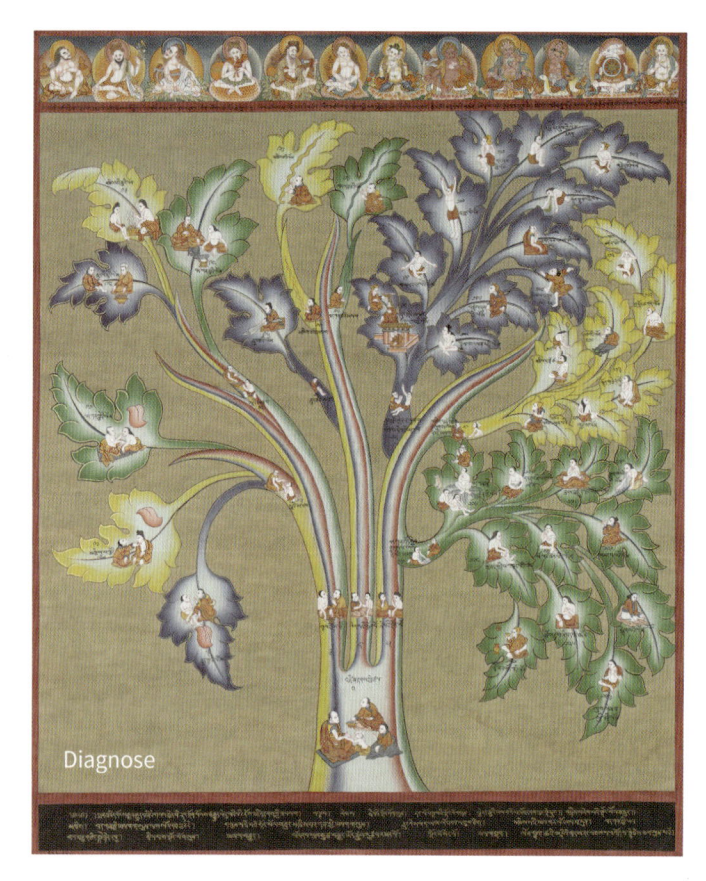

Außerdem begründete Desid Sangye Gyatso 1696 das Chakpori Institut auf dem Eisenhügel in Lhasa, vereinte die verschiedenen Medizin-Traditionen und verbreitete die Tibetische Medizin nicht nur in Tibet, sondern auch in China, Indien, Nepal, Buthan, Sikkim und der Mongolei.
Viele große Lamas (Buddhistische Lehrer) und Meister der Tibetischen Medizin folgten ihm und führten seine Arbeit weiter.

Ein weiterer Meilenstein der Tibetischen Medizin war die Gründung des Men-Tsee-Khangs, der Schule für Medizin und Astrologie, in Lhasa durch den 13. Dalai Lama (1876-1933) im Jahre 1916. Sowohl Laien und als auch Mönche hatten zu dieser Schule Zugang und erhielten eine hervorragende Ausbildung.

Durch die Kulturrevolution in Tibet ab 1959 wurde zunächst ein Großteil der tibetischen Medizinkultur zerstört. Doch in den letzten Jahren erkannte man den Nutzen der Tibetischen Medizin und baute in Tibet und in China wieder einige Men-Tsee-Khangs auf. Neben der Veröffentlichung von vielen Texten und Bildern wurden auch Ausbildungen und Konferenzen über Tibetische Medizin abgehalten.

Seit der Flucht des 14. Dalai Lama und vieler anderer Tibeter 1959 versuchten sie im Exil die Kultur, Religion und Bildung zu erhalten und wiederaufzubauen. In Dharamsala, dem Sitz des 14. Dalai Lama, wurde schon 1961 ein neues Men-Tsee-Khang gegründet, welches heute ein großes Institut mit insgesamt 54 Zweigstellen in Indien ist. Wichtige Tibetische Ärzte sind Dr. Yeshi Donden (geb. 1929) und Dr. Tenzin Choedrak (1922-2001).

Heute finden wir die Tibetische Medizin in Asien in Indien, Ladakh, Tibet, China, Nepal und in der Mongolei. Sie wird außerdem in Russland, der USA und in Europa, dort vor allem in der Schweiz, in Italien, Spanien und in Deutschland praktiziert.

In Italien lehrt heute der tibetische Arzt Prof. Dr. Arya Pasang, von dem wir den Großteil des in diesem Buch verwendeten Wissens gelernt haben.

Dieses Buch soll dazu beitragen, diese ganzheitliche Medizin im Westen weiter zu verbreiten und einen ganz praktischen Zugang zu geben. Möge es vielen Menschen von großem Nutzen sein!

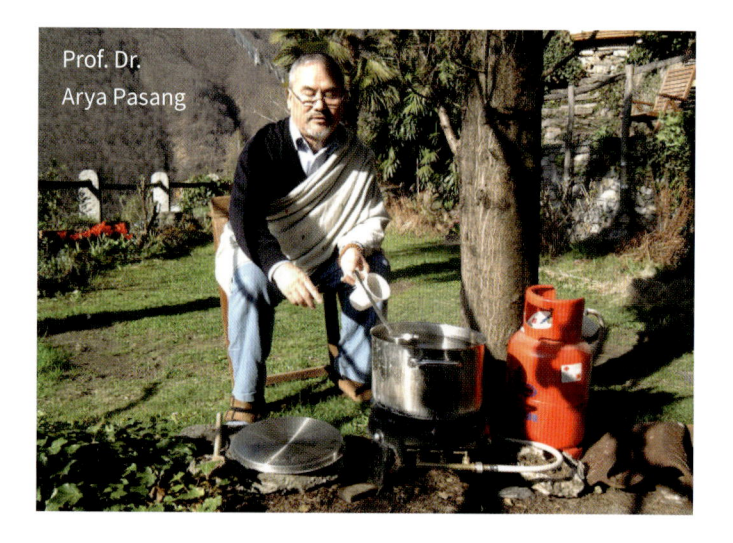

Prof. Dr. Arya Pasang

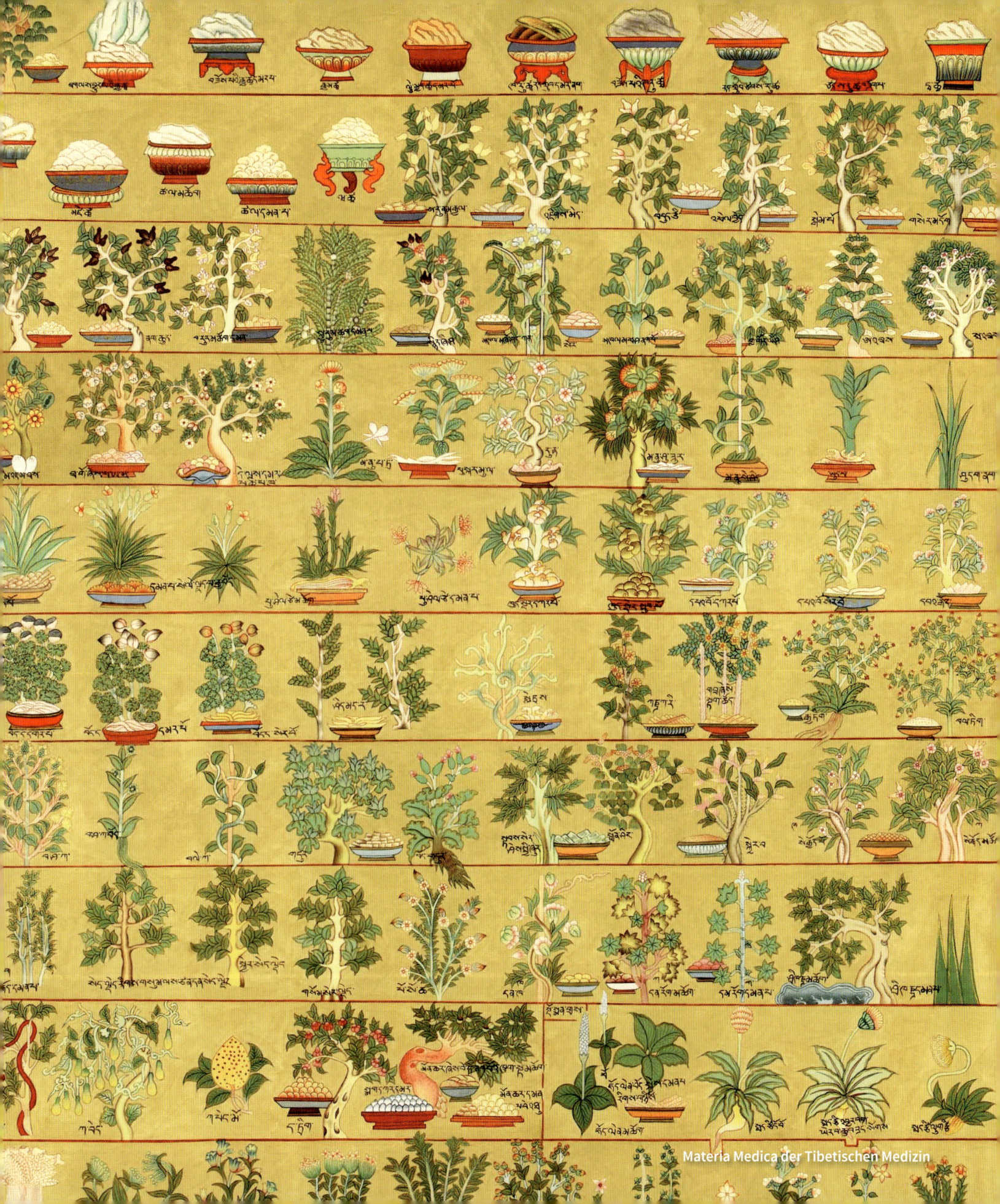

Materia Medica der Tibetischen Medizin

# Tibetische Kräuterrezepturen der Firma PADMA

Die Firma PADMA stellt in der Schweiz Kräuterrezepturen gemäss Traditioneller Tibetischer Medizin und unter Einhaltung der „Good manufacturing practice" (GMP), wie sie in der pharmazeutischen Industrie vorgeschrieben ist, her. Diese Rezepturen werden nach Tibetischer Auffassung zur Wiederherstellung des Gleichgewichts der drei Körperenergien Wind, Galle und Schleim eingesetzt.

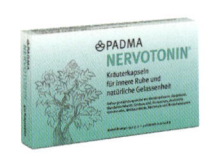

### PADMA NERVOTONIN

Padma Nervotonin basiert auf der Tibetischen Rezeptur „Srog`zin 10" und besteht aus den Inhaltsstoffen Nepalesische Mombinpflaume, Guajakholz, entsteinte Myrobalanenfrüchte, Indische Costuswurzel, Muskatnuss, Asafoetida mit Bockshornsamen, Gewürznelken, Malabarische Wollbaumblüten, Weihrauch und Kaolin.

Diese Kräuterrezeptur eignet sich sehr gut bei einem Überschuss der Wind-Energie. Sie hat beruhigende und wärmende Eigenschaften und wirkt hervorragend bei Winderkrankungen wie z.B. Störungen des (vegetativen) Nervensystems, Unruhe, Schlaflosigkeit, Ängste, Konzentrationsschwäche, Nervosität, Stress, Anspannung, Prüfungsangst und Herzrasen.

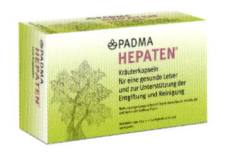

### PADMA HEPATEN

Padma Hepaten basiert auf der Tibetischen Rezeptur „`Bras bu 3 thang". Die Rezeptur hat eine kühlende Wirkung auf die Galle-Energie und ist damit bei einem Überschuss ebendieser förderlich. Sie dient als Unterstützung für die Leber und Gallenblase, zur Reinigung des Blutes, sowie zur Entgiftung.

Ihre drei Inhaltsstoffe sind entsteinte Myrobalanenfrüchte, Amlafrüchte und Terminalia-bellerica-Früchte.

### PADMA DIGESTIN

Padma Digestin entspricht der Tibetischen Rezeptur „Se`bru 5" und besteht aus den fünf Inhaltsstoffen Granatapfelsamen, Galgant, Langer Pfeffer, Kardamomsamen und Zimtkassia.

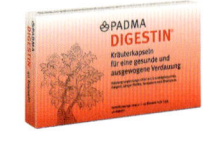

Alle Kräuter besitzen wärmende Eigenschaften und wirken einem Überschuss an Schleim-Energie entgegen. Padma Digestin sorgt insbesondere für eine Steigerung der häufig geschwächten Verdauungshitze (tib. „Medrö"), welche wiederum für ein funktionierendes Verdauungssystem unerlässlich ist. Nahrungsmittel werden dadurch leichter aufgeschlüsselt und aufgenommen.

Die Rezeptur wirkt appetitanregend und kräftigend und stärkt die Verdauungsorgane, das Immunsystem, die Nieren sowie die Fortpflanzungsorgane.

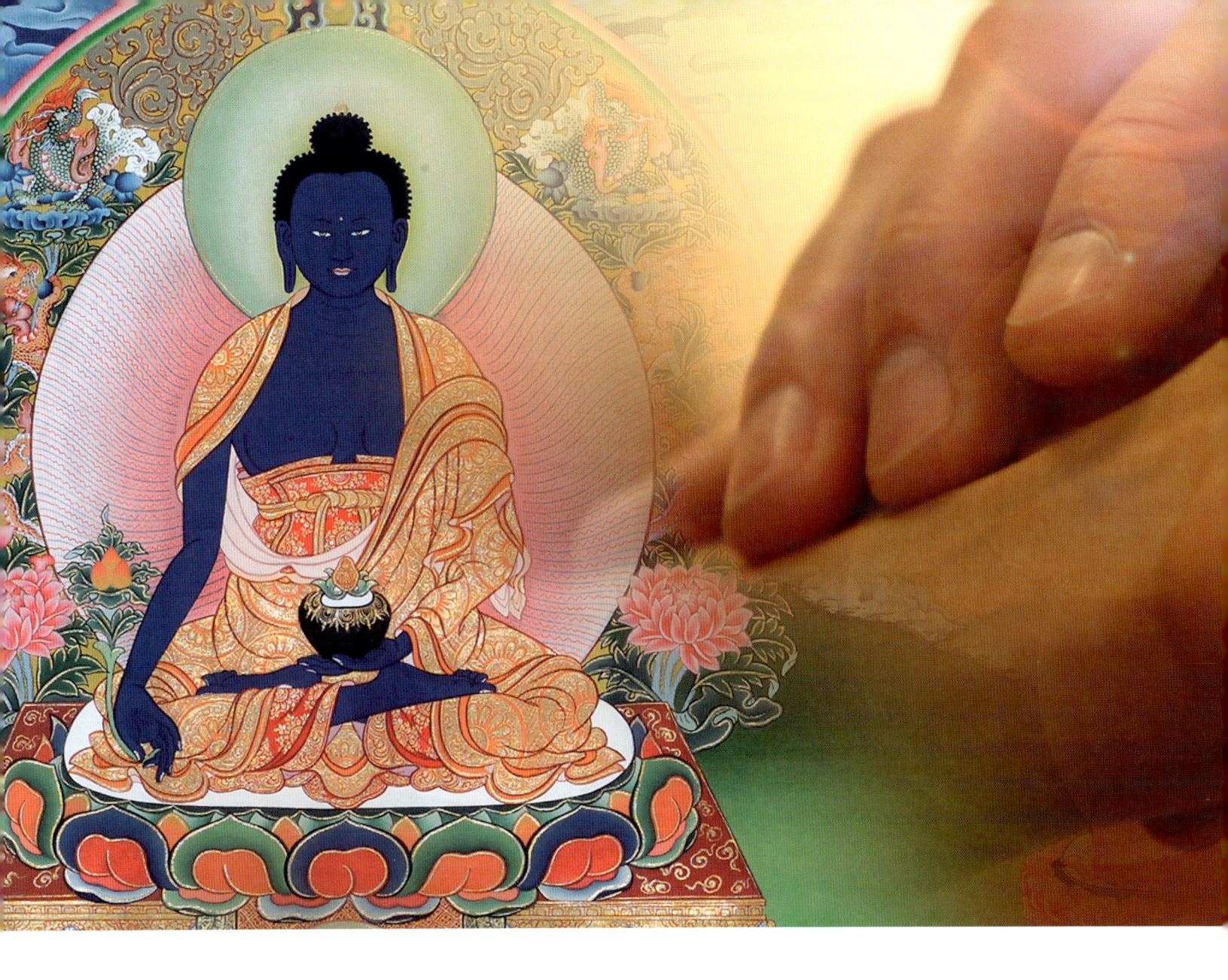

## AUSWAHL DER KRÄUTERREZEPTUREN

Idealerweise werden diese Kräuterpräparate nach gründlicher Untersuchung durch einen Tibetischen Arzt eingesetzt. Dieser kann auf Grund seiner profunden Kenntnis der Rezepturen ihr volles Potential ausnutzen und sie gezielt bei Ungleichgewichten der Energien einsetzen. Die oben beschriebenen Rezepturen der Firma Padma sind in verschiedenen europäischen Ländern ohne Rezept erhältlich und sind so konzipiert, dass sie auch vom Patienten selber angewendet werden können. Dabei ist die Packungsbeilage oder die Gebrauchsinformation zu beachten.

## ERHÄLTLICHKEIT

In Deutschland können die Rezepturen in Apotheken via Österreich bestellt werden. Weiterführende Informationen auf www.padma.at.
In Österreich sind die Rezepturen rezeptfrei in Apotheken erhältlich. Weiterführende Informationen auf www.padma.at.
In der Schweiz kann die Rezeptur Padma Digestin rezeptfrei in Apotheken oder Drogerien bezogen werden. Die Rezepturen Padma Hepaten (Padma Leber-Regulans) und Padma Nevotonin (Padma Nerven-Tonikum) sind in Apotheken des Kantons Appenzell Ausserrhoden rezeptfrei erhältlich. Weiterführende Informationen auf www.padma.ch.

# Spezialitätengeschäft „Safran"

Das Ladengeschäft „Safran" im Herzen von Tübingen bietet Ihnen eine Genusswelt aus wundervollen Zutaten und herrlichen Kräutern in besonders liebevoller und schöner Atmosphäre.

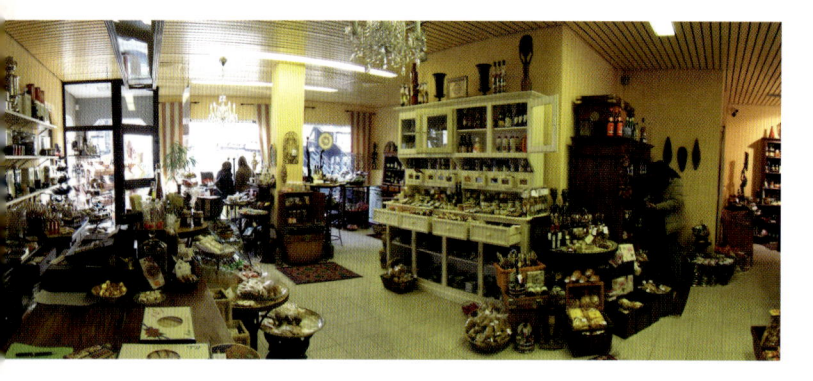

Safran: Metzgergasse 13, 72070 Tübingen
www.safran-tuebingen.de

Dort finden Sie neben dem vielfältigen Reichtum an Gewürzen und Duftnoten aus allen 5 Kontinenten, vor allem alle Gewürze und viele andere Zutaten, die Sie für das Kochen nach Tibetischer Medizin benötigen.

Dazu gehört natürlich Safran, aber auch alle Arten von Salz und Pfeffer, wie langer Pfeffer oder Szechuan Pfeffer, Asafoetida, Bockshornklee, verschiedene Chilis, Kurkuma, Kümmel, Kreuzkümmel und vieles mehr. Dieser Familienbetrieb im Herzen von Tübingen, in dem drei Generationen tätig sind, wird von manchen liebevoll als „Tübingens Wohnzimmer" benannt.

Sie können die Kräuter per Internet bestellen oder bei einem Besuch in die wohlige Atmosphäre des „Safran" eintauchen!

# Danksagung

Die jahrelange Arbeit an diesem Buch hat uns sehr viel Freude bereitet. Wir durften viele verschiedene Dinge aus den unterschiedlichsten Bereichen lernen.

Da wir alle Rezepte selbst gekocht haben, bedanken wir uns vor allem bei unserer Familie und den Freunden, die diese dann ausprobieren durften. Besonders froh sind wir über das Layout und das Buchcover unserer Freunde Meike Herzog, Bożena Sudnikiewicz und Stephan Böhme. Mit viel Herzblut, Kreativität und akribischer Arbeit konnte solch ein wunderschönes Kochbuch entstehen.

Ein spezieller Dank gilt auch den Lektorinnen Eveline Mollenkopf, Gertrud Schadwinkel und Desiree Reder für ihre Korrekturen und inhaltlichen Anregungen, sowie Maik Reder fürs Webdesign.

Schließlich bedanken wir uns noch für das übertragene Wissen und die Inspiration unserer Lehrer Prof. Dr. Arya Pasang und Lama Ole Nydahl, deren Vorbild uns täglich mit Freude, Tatkraft und Geduld ans Werk gehen lässt.

Möge die Weisheit der Tibetischen Medizin und die typgerechte Ernährung vielen Wesen von Nutzen sein!

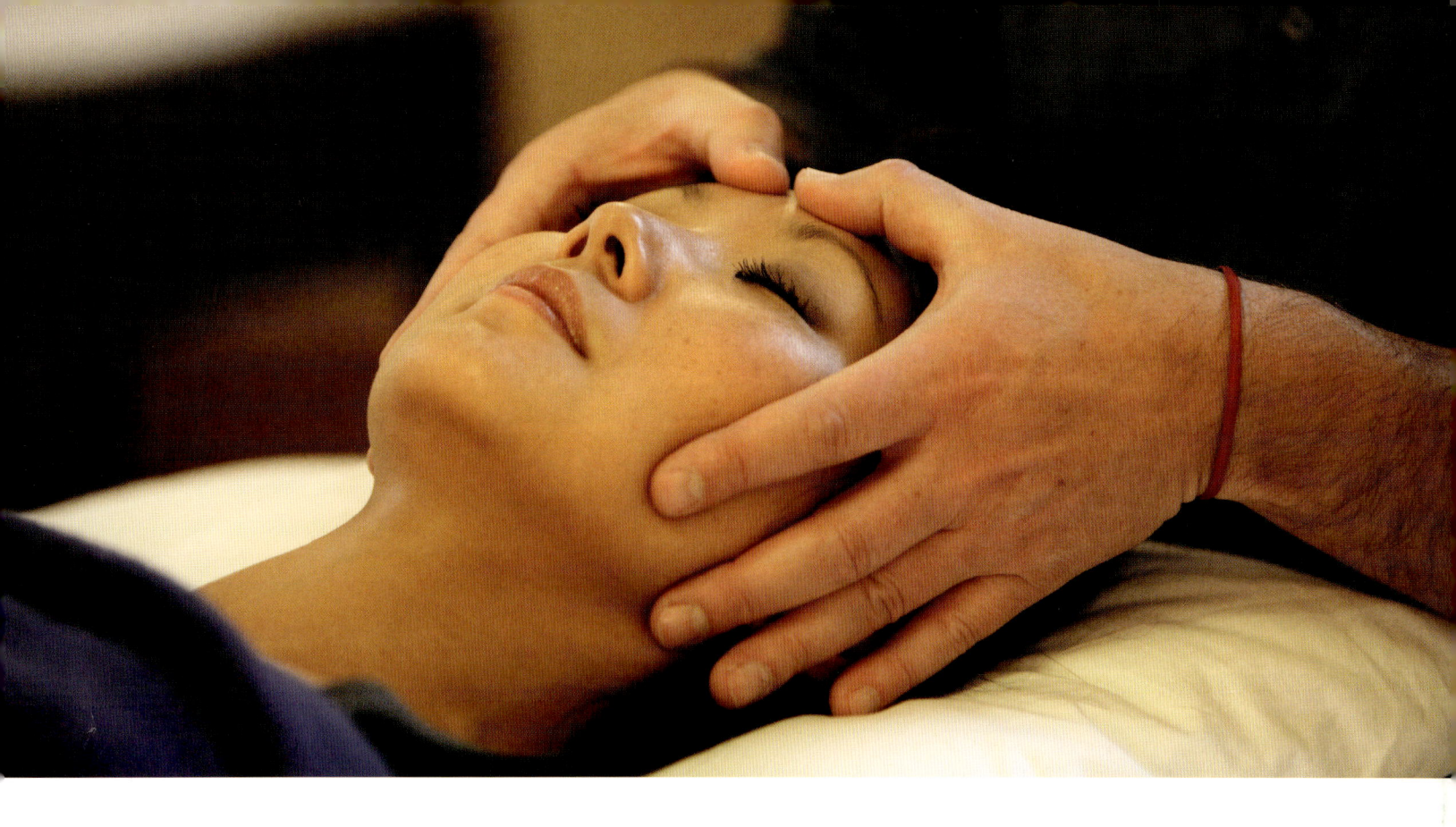

# Praxis für Tibetische Medizin
# Therapie, Seminare & Vorträge

### NATURHEILPRAXIS FÜR TIBETISCHE MEDIZIN
Klaus Herkommer - Heilpraktiker & Tibetischer Amchi

Christophstraße 2, 72072 Tübingen
Telefon +49 7071 367187 | Mobil +49 178 180 2 180
E-Mail: herkommer@tibetmedizin.de | www.tibetmedizin.de

### NATURHEILPRAXIS
Eleonore Michaele Hild - Heilpraktikerin, Kinesiologin & Coach

Vochezenholzstr. 27/1, 72762 Reutlingen
Telefon +49 7121 24853
E-Mail: praxishild@t-online.de | www.praxishild.de

### SEMINARE & VORTRÄGE

- „Die Weisheit der Tibetischen Medizin"
- Typgerechte Ernährung & Kochen
- Grundlagen der Tibetischen Medizin
- Tibetisches Yoga (Lu Jong Naropa)
- Tibetische Massage & Meditation
- Reinigung & Verjüngung

www.tibetmedizin.de
www.buddhakocht.de

# Rezeptregister

## WIND SUPPEN

Gemüsesuppe für Wind ........................................... 48
Fleischbrühe ............................................................. 51
Knochenbrühe .......................................................... 51
Markklößchensuppe ................................................ 52
Tomatensuppe für Wind ......................................... 52
Avocadosuppe ......................................................... 55
Flädlesuppe .............................................................. 55
Broccolisuppe .......................................................... 55
Milarepas Brennnesselsuppe ................................. 56
Maronensuppe für Wind ........................................ 56

## WIND HAUPTGERICHTE

Lamm Biryani mit Reis und Kochbananen ............ 58
Lamm-Karree mit Sesamkartoffeln und Kürbis ...... 61
Pad Thai ................................................................... 61
Casado Costa Rica ................................................... 62
Putenbrust in Bananen-Buttermilch mit Couscous ... 65
Chicken-Sahne-Curry .............................................. 66
Rinder-Bohnen-Curry mit Kurkuma-Kardamon-Reis ... 66
Schwäbischer Zwiebelrostbraten mit Spätzle und Soße ... 69
Gulasch mit Knöpfle ............................................... 70
Rindfleisch mit Zwiebeln und Ingwer .................... 70
Kaukasischer Schaschlik mit Mais .......................... 73
Rindfleisch in Weißwein-Senf-Marinade mit Pommes frites ... 73
K´s Momos für Wind ............................................... 74
Gebratene Maultaschen mit Ei und Zwiebeln ....... 77
Kalbshaxe (Ossobuco) mit Semmelknödel ............ 78
Überbackener Blumenkohl ..................................... 78
Gegrillter Schafskäse mit Mais und Folienkartoffeln .... 81
Coq a la biere mit Feigen und Rosmarinkartoffeln ... 82
Sarahas Rettichcurry ............................................... 84

## WIND FRÜHSTÜCK

Pilze-Käse-Omelette ................................................ 86
English Breakfast ..................................................... 88
Wärmender Getreidebrei – Porridge .................... 89

## WIND DESSERTS

Süßer tibetischer Reis ............................................. 91
Gebackene Kochbananen ....................................... 91
Zwetschgenknödel mit Karamelsauce .................. 92

## WIND GETRÄNKE

Holunderblütensaft ................................................. 95
Reismilch – Avocado – Walnuss - Drink ................ 95

## GALLE SUPPEN

Tomaten-Minze-Suppe .......................................... 100
Kürbissuppe ........................................................... 103
Kartoffelsuppe mit Estragon und Petersilie ......... 103
Gemüsesuppe für Galle ........................................ 104
Vegetarische Kokosmilch-Suppe .......................... 104
Broccoli-Frischkäse-Suppe mit Minze .................. 104
Löwenzahnsuppe ................................................... 107
Wilde Suppe aus dem Frühlingsgarten ............... 107
Erbsensuppe ........................................................... 108
Kalte Gurkensuppe ................................................ 108

## GALLE HAUPTGERICHTE

Argentinisches Rumpsteak, Artischocken, Safrankartoffeln . 110
Gegrilltes Rindfleisch mit Kartoffeln und Tomate-Mozzarella 113
Gebratene Leber mit Rosenkohl und Kartoffelpüree ............ 113
Wiener Schnitzel mit Kartoffelsalat ...................... 114
Rehbraten mit Spätzle und Blaukraut .................. 115

| | |
|---|---|
| Schäufele mit Sauerkraut und Kartoffelknödel | 117 |
| Reistaler mit Salat und Wassermelone | 118 |
| Gebratenes Hirschfilet mit breiten Nudeln und Wirsing | 118 |
| Wok-Gemüse mit Tofu und Spaghetti | 121 |
| Spaghetti Soja-Bolognese | 121 |
| Karotten-Quark-Bratlinge mit Mairübchen-Mousseline | 122 |
| Wok-Gemüse mit Safranreis | 122 |
| Gegrillter Ziegenkäse mit Gurkensalat und Fladenbrot | 125 |
| Tofu-Gemüse-Auflauf | 125 |
| Überbackener Chicorée mit Kartoffeln und Chicorée-Salat | 126 |
| Gebackene Sellerieschnitzel mit Endiviensalat | 126 |
| Kräuter-Kartoffelpuffer mit Champignonsoße und Rohkost | 129 |
| K´s Momos für Galle | 129 |
| Schwäbische Tellersülze mit frischem Holzofenbrot | 131 |
| Putenbrustsalat | 131 |

## GALLE FRÜHSTÜCK

| | |
|---|---|
| Getreidebrei – Porridge | 132 |
| Fruchtsalat | 135 |
| Brot mit Quark oder Frischkäse | 135 |

## GALLE DESSERTS

| | |
|---|---|
| Erdbeerquark | 136 |
| Quark mit Ananas oder Mandarinen | 136 |
| Joghurt mit Banane und Trauben | 136 |

## GALLE GETRÄNKE

| | |
|---|---|
| Löwenzahn-, Erdbeer-und Bananen-Buttermilch | 139 |
| Mango-Lassi | 139 |

## SCHLEIM SUPPEN

| | |
|---|---|
| Tom Kha Gai | 144 |
| Bohnensuppe | 147 |
| Hühnerkraftbrühe | 147 |
| Ungarische Fischsuppe | 148 |
| Gemüsesuppe für Schleim | 148 |
| Kürbis-Ingwer-Suppe | 151 |
| Scharfe Tomatensuppe | 151 |
| Maronensuppe | 152 |
| Linsen-Kokosmilch-Suppe | 152 |
| Thailändische Reissuppe (Kao Tom) | 155 |

## SCHLEIM HAUPTGERICHTE

| | |
|---|---|
| Lammcurry mit Dal | 156 |
| Lamm mit Couscous | 159 |
| K´s Momos für Schleim | 160 |
| Karibisches Calypso-Chicken in Rosinen-Limonenmarinade | 161 |
| Putenbrust in Erdnuss-Sauce mit Lauchgemüse | 162 |
| Hühnerbrust (Pollo con Mole) in Schokoladensauce | 164 |
| Paella Valenciana | 165 |
| Hühnchen-Gemüse-Spieße | 167 |
| Linsen mit Dinkelspätzle und Putensaiten | 167 |
| Wildschwein mit Serviettenknödel, Pilzen und Fenchel | 168 |
| Hirschgulasch mit Maronen, Wirsing und Granatapfelsoße | 171 |
| Gefüllte Pfannkuchen mit Mungosprossen | 172 |
| Hasenrücken mit Spätzle und Preiselbeeren | 172 |
| Lachsgratin mit Zitronenreis und Meerrettichsoße | 175 |
| Lachsfilet Grillmais und karamellisiertem Rhabarber | 176 |
| Seelachscurry | 179 |
| Forelle mit Maisgrieß-Schnitten | 179 |
| Gemüsecurry mit Grünkern | 180 |
| Wintergemüse | 183 |
| Tofu-Schnitzel mit Sellerie-Mandel-Gemüse | 183 |

## SCHLEIM FRÜHSTÜCK

| | |
|---|---|
| Gebratener Kräuter-Reis mit Tofu | 184 |
| Thailändische Nudelsuppe | 187 |
| Dinkelbrot mit Sanddorn- oder Granatapfel-Marmelade | 187 |

## SCHLEIM DESSERTS

| | |
|---|---|
| Milchreis mit Reismilch und Obstkompott | 188 |
| Pfannkuchen mit karamellisiertem Ingwer-Rhabarber | 188 |
| Obstteller mit Granatapfel, Kaki und Physalis | 191 |

## SCHLEIM GETRÄNKE

| | |
|---|---|
| Chai | 191 |
| Heißes Ingwer-Wasser | 191 |

ॐ मणि पद्मे हूँ

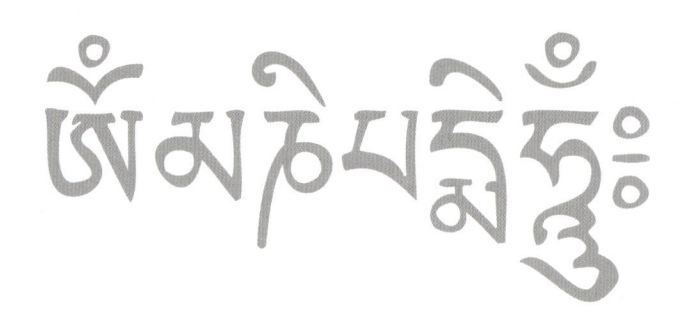

## IMPRESSUM

Die Deutsche Bibliothek verzeichnet diese Publikation in der Deutschen Nationalbibliographie; detaillierte bibliographische Daten sind im Internet über www.dnb.de abrufbar.

© Hild & Herkommer GbR, Reutlingen

1. Auflage 2015
ISBN 978-3-00-048905-1

Das Werk einschließlich aller seiner Teile ist urheberrechtlich geschützt. Jede Verwertung außerhalb der engen Grenzen des Urheberrechtsgesetzes ist ohne Zustimmung der Autoren unzulässig und strafbar. Das gilt insbesondere für Vervielfältigung, Übersetzungen, Mikroverfilmungen und die Verarbeitung in elektronischen Systemen.

**Buchcovergestaltung:**
Stephan Böhme, Klang & Bilder Welten

**Grafisches Konzept und Satz:**
www.alpsee-design.de
Meike Herzog, Bożena Sudnikiewicz

**Lektorat & Webdesign:**
Gerti Schadwinkel, Eveline Mollenkopf, Desiree und Maik Reder

Printed in Germany
ISBN 978-3-00-048905-1

Hinweis: Das vorliegende Buch wurde sorgfältig erarbeitet. Dennoch erfolgen alle Angaben ohne Gewähr. Die Autoren können für eventuelle Nachteile oder Schäden, die aus den im Buch vorgestellten Informationen resultieren, keine Haftung übernehmen.

## BILDNACHWEIS

**Alles eigene Photos außer:** S. 4 © Wolfgang Günter; S. 7 © Ginger Neumann; S. 27 Moxapunkte (Google Commons free public domain); S. 96, 140, 192 © Tom Lamm; S. 21, 25, 46 © SeaWave/bigstockphoto.com; S. 22, 25, 98 © Jag_cz/bigstockphoto.com; S. 23, 25, 142 valio84sl/bigstockphoto.com; S. 41, 53 © Yastremska/bigstockphoto.com; S. 20 © iko/bigstockphoto.com; S. 20 © Dirima/bigstockphoto.com; S. 20 © haveseen/bigstockphoto.com; S. 30 © kaewphoto/bigstockphoto.com; S. 31 © Lisa_A/bigstockphoto.com; S. 34 © klenova/bigstockphoto.com; S. 37 © Sofiaworld/bigstockphoto.com; S. 43 © fotografiche.eu/bigstockphoto.com; S. 60 © Gresei/bigstockphoto.com; S. 72 © evren_photos/bigstockphoto.com; S. 111 © HLPhoto/bigstockphoto.com; S. 116 © FomaA/bigstockphoto.com; S. 133 © bhofack22/bigstockphoto.com; S. 152 © Romariolen/bigstockphoto.com; S. 153 © matka_Wariatka/bigstockphoto.com; S. 160 © HLPhoto/bigstockphoto.com; S. 174 © Utima/bigstockphoto.com; S. 176 © bhofack22/bigstockphoto.com; S. 177 © og-vision/bigstockphoto.com; S. 197 © monticello/bigstockphoto.com; S. 200 Medizinbaum Diagnose (Google Commons free public domain); S. 201 blueberylherbs2 (Google Commons free public domain); S. 202 © Padma AG ; S. 208 © PiXXart/bigstockphoto.com